AF493800

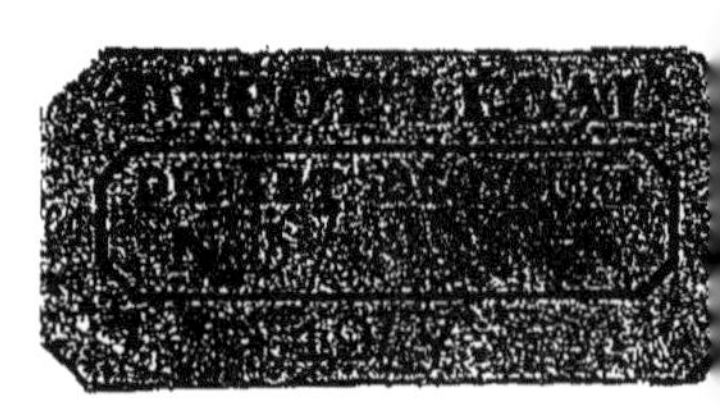

TRAITÉ PRATIQUE

DE

PSYCHOTHÉRAPIE

4765

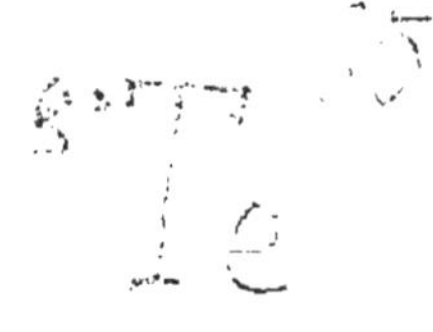

Copyright by Perrin et Cie, 1913.

DU MÊME AUTEUR

A LA MÊME LIBRAIRIE

La Lutte pour la santé. Essai de pathologie générale. 5e édition. Un volume in-16. . . . . 3 fr. 50

UN DANGER SOCIAL. **La Purgation**. 3e édition. Un volume in-16 . . . . 2 fr. »

CHEZ VIGOT

Traitement de la tuberculose par la créosote. Un vol. in-8°. (*Ouvrage couronné par l'Académie des Sciences*. PRIX BREANT).

Dr Charles BURLUREAUX
Professeur agrégé libre du Val-de-Grâce.

TRAITÉ PRATIQUE

DE

PSYCHOTHÉRAPIE

BIBLIOTHÈQUE NATIONALE

PARIS
LIBRAIRIE ACADÉMIQUE
PERRIN ET Cie, LIBRAIRES-ÉDITEURS
35, QUAI DES GRANDS-AUGUSTINS, 35
1914

Tous droits de reproduction et de traduction réservés pour tous pays.

A MA CHÈRE FEMME

C. B.

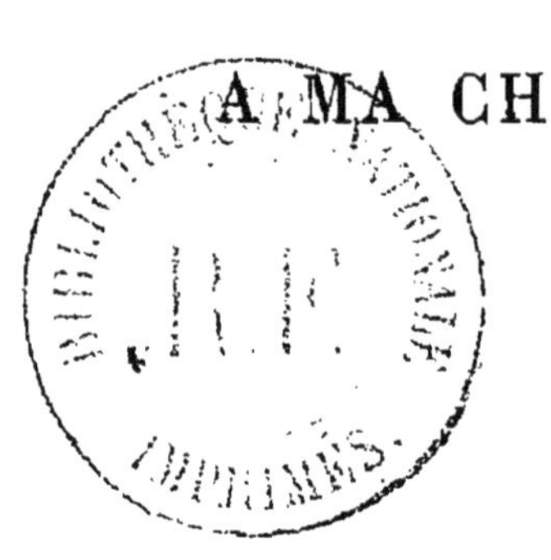
BIBLIOTHÈQUE NATIONALE
R.F.
IMPRIMÉS

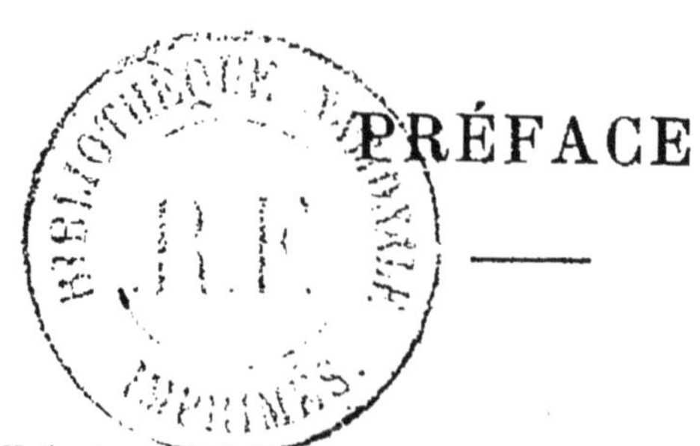

PRÉFACE

Offrir à mes jeunes confrères, et au public tout entier, un traité essentiellement « pratique » de psychothérapie : telle est l'unique fin que je me suis proposée en écrivant le livre qu'on va lire.

Et, tout d'abord, ce livre dérive d'un principe qui m'a été enseigné par une expérience déjà longue de notre profession médicale : à savoir, que, dans l'ensemble du bien qu'il nous est possible de faire aux malades, une grosse part revient à notre action personnelle sur eux. Le temps n'est plus où nous pouvions espérer que le génie et les savantes recherches de nos maîtres allaient nous pourvoir d'une médecine qui se chargerait par ses propres moyens, et presque automatiquement, de la guérison des diverses maladies, tandis que le rôle du médecin se bornerait à appliquer d'une manière plus ou moins « passive », dans tel ou tel cas déterminé, les règles immuables de diagnostic et de traitement dont la somme se trouverait ainsi déposée entre ses mains. Une nombreuse série de déceptions nous a forcés à reconnaître que toujours encore la médecine exigeait à un très haut point l'intervention « active » du médecin. Nous avons constaté que non seulement notre connaissance de la maladie dépendait, le plus souvent, de ce que l'on pourrait appeler notre connaissance du malade, mais que toujours aussi nous avions le devoir de varier à l'infini l'emploi de nos moyens thérapeutiques, d'après l'extrême diversité des natures, corporelles et morales, de nos clients. En d'autres termes, c'est pour nous chose dorénavant certaine, — plus certaine que jamais, — que l'efficacité curative de notre art se trouve subordonnée, tout ensemble, à l'observation du terrain particulier où nous devons l'exercer et à notre façon particulière, individuelle, de nous en servir. Pour considérable que soit la masse des notions scientifiques acquises par un médecin, il faut, en outre, que celui-ci y joigne une dépense immédiate de soi-même; et l'effet des notions utilisées par lui sera d'autant plus grand qu'il aura mieux contribué personnellement à les rendre fécondes en réussissant à créer, entre le malade et lui, un lien étroit de sympathie et de confiance réciproques.

D'où résulte que l'œuvre professionnelle du médecin ne consiste pas simplement dans l'usage qu'il fait de sa science pour définir et pour traiter les différentes maladies. Toute notre attitude vis-à-vis des malades, tous les sentiments que nous éprouvons à leur endroit et toutes les paroles qu'ils reçoivent de nous, cela aussi est capable d'avoir une influence réelle, et parfois très grande, sur leur guérison : de telle sorte que cela aussi relève de la partie strictement « médicale » de notre rôle.

Cette action personnelle du médecin sur le malade, c'est elle qui constitue à mes yeux la véritable « psychothérapie ». Quand un médecin affirme à son client que la maladie dont il est atteint n'a pas la gravité qu'il lui attribuait, et parvient de cette façon à réveiller ou à stimuler dans son âme la volonté de guérir, ce médecin fait d'excellente et très précieuse psychothérapie : tout de même qu'il en fait quand il réussit à « divertir » un malade de l'obsédante préoccupation de son mal, ou bien encore quand il a le bonheur de pouvoir lui faciliter sa guérison en arrachant de son cœur ou de son esprit tels penchants ou telles idées qui lui rendaient malaisé le retour à la santé. Il y a là un ensemble d'actes éminemment « thérapeutiques », dont chacun a pour le moins autant d'importance que les prescriptions plus spécialement « médicales » qu'il accompagne, et dont, par suite, chacun exigerait de notre part une préparation théorique et pratique approfondie.

Or, il n'est pas douteux que personne ne s'est encore sérieusement occupé d'assurer aux jeunes médecins cette préparation « psychothérapique » qui pourra leur permettre de revêtir, en quelque sorte, de son maximum d'efficacité leur action personnelle sur « l'âme » des malades. Toujours, jusqu'ici, l'on a regardé cette partie de leur tâche comme plus ou moins

« facultative », ou en tout cas comme dépendant entièrement de leur inspiration individuelle : ce qui est, à mon sens, une erreur aussi grave que si l'on s'en remettait à la fantaisie individuelle de nos futurs confrères du soin d'ordonner aux malades un régime accommodé à leur état. Il y a là, dans notre enseignement médical, une lacune des plus regrettables, mais qui d'ailleurs, j'en suis certain, ne saurait plus tarder bien longtemps à être comblée. Car j'ai la conviction que, d'année en année, la psychothérapie telle que je viens de la définir apparaîtra plus manifestement à tous les yeux ce qu'elle est en réalité : un art possédant son domaine propre et ses propres lois, — un art à la fois très important et très difficile, méritant d'être enseigné aux praticiens novices avec autant et plus de soin que les autres grands modes de notre profession médicale.

Après quoi l'on entend bien que le présent ouvrage n'a nullement la prétention de tenir lieu d'un tel enseignement méthodique et complet. J'ai simplement voulu, dès maintenant, mettre à la disposition de mes lecteurs les quelques règles élémentaires de psychothérapie qui m'ont été suggérées, à moi-même, par ma vieille habitude professionnelle d'avoir affaire à des malades de toute catégorie. Parmi ces malades, il s'en trouvait un bon nombre qui étaient atteints de l'affection multiforme et indéfinissable que j'ai cru devoir appeler, d'un terme tout général, la

« maladie »; et comme il m'est apparu que, dans le traitement de cette classe particulière de clients, la psychothérapie était à même de jouer un rôle capital, — un rôle plus important à beaucoup près que dans tout le reste de notre pratique médicale, — j'ai consacré à ce traitement psychothérapique de la « maladie » plus d'une moitié de mon livre. Mais en dehors même de ces états morbides, que tout le monde regarde à bon droit comme le champ principal et quasi privilégié de la psychothérapie, mon expérience m'a appris qu'il n'y avait pas d'affection, si purement « organique » et matérielle qu'on la supposât, où l'application délibérée et suivie des diverses méthodes psychothérapiques ne fût à même de produire des résultats d'une utilité très réelle. A l'exception peut-être des maladies d'ordre purement « psychique », — et cela pour des raisons que j'aurai l'occasion d'indiquer dans le premier chapitre de mon livre, — il n'est pas, dans toute notre profession, un seul cas où le médecin ne trouve un avantage sérieux et incontestable à faire en quelque sorte un emploi « scientifique » de ses moyens d'action sur l'âme des malades; et aussi ai-je consacré toute la première partie de mon livre à l'étude de ces moyens examinés en soi, tels qu'ils peuvent et doivent convenir au traitement de toutes les maladies, — depuis celles où nos paroles suffisent, presque à elles seules, pour amener la guérison, jusqu'à celles où elles ne font qu'assurer ou renforcer l'effet curatif de nos autres remèdes.

Mais avant tout et par-dessus tout, je le répète, j'ai voulu que ma modeste étude eût un caractère foncièrement « pratique ». M'efforçant de défricher un terrain pour ainsi dire inculte, de labourer un sol où je ne crois pas que personne eût jusqu'à présent promené la charrue, — encore bien que les fondements et l'essence de la psychothérapie fussent, naturellement, aussi vieux que la souffrance humaine, — je ne serais pas étonné que mon livre présentât une foule de lacunes ; et sans cesse d'ailleurs l'on y lira que j'ai dû me borner à poser tel ou tel problème, à ouvrir tel ou tel chemin, à suggérer des recherches possibles, en laissant à d'autres le soin de compléter ma tâche ou de l'améliorer : mais j'ose affirmer que dès maintenant, malgré toutes ces lacunes, mon livre est en état de rendre service aux lecteurs en vue desquels je l'ai composé.

J'ose affirmer qu'en premier lieu mes jeunes confrères, médecins ou chirurgiens, lorsqu'ils iront voir un malade après avoir lu ce livre, modifieront et corrigeront sur bien des points leur ancienne manière d'agir « psychothérapique ». Ils se rappelleront qu'ils sont tenus d'être « médecins » aussi bien dans leurs discours que dans leurs prescriptions pharmaceutiques ou leurs opérations ; que l'expression de leurs traits et leurs moindres mots doivent tendre quasi professionnellement à dissiper les craintes du malade, et que souvent même celui-ci profitera pour le moins autant d'un entretien habilement ménagé que de toutes les « ordonnances » qui lui seront délivrées. Ils se pénétreront de la nécessité pour eux d'examiner l'âme du malade tout de même que son corps, avec un égal souci d'observation minutieuse et sûre ; et puis, leur examen achevé, ils utiliseront ses résultats pour nuancer ou pour doser au malade ces assurances de guérison dont je ne saurais trop redire qu'elles sont capables d'accomplir de vrais prodiges, à la condition d'être choisies, préparées, et énoncées avec une maîtrise d'appropriation psychologique plus malaisée à acquérir, d'ordinaire, que la possession d'aucun autre des secrets de notre art de guérir. Je ne mentionne là que les grandes lignes de tout traitement psychothérapique : mais, au-dessous d'elles, combien de moyens spéciaux de renforcer la valeur « vitale » du malade, qui, déduits par mes jeunes confrères des quelques indications sommaires dont les aura pourvus la lecture de mon livre, leur permettront de substituer désormais, dans leur traitement psychothérapique, une intervention mûrement délibérée aux élans, trop souvent maladroits, de l'inspiration du moment !

Et ce n'est pas seulement aux médecins que s'adresse ce livre, avec la portée toute pratique dont je me suis efforcé de le revêtir. Les malades aussi et tout leur entourage, et tous ceux qui connaissent l'importance de cet incomparable bienfait d'en haut qu'est pour nous la santé, tous ceux-là, pour peu que j'aie réussi à réaliser mon intention, trouveront profit à la lecture d'un ouvrage qui leur apprendra, tout ensemble, et l'obligation où ils sont de faciliter au médecin le libre accomplissement de son œuvre psychothérapique, et de quelle manière ils peuvent eux-mêmes accomplir une œuvre semblable, aussi bien sur soi que sur d'autres personnes qui leur tiennent au cœur. Car il va sans dire que chacun peut et doit, dans la limite de ses moyens, se regarder comme investi d'un rôle psychothérapique correspondant à celui dont se trouve chargé, « professionnellement », tout médecin soucieux de ne rien négliger de sa noble tâche ; et il n'y a pas en vérité un seul des divers conseils pratiques énoncés dans ce livre qui n'ait de quoi permettre à tout le monde, — depuis le médecin susdit et ses assistants plus ou moins officiels jusqu'aux visiteurs les plus fortuits, — de substituer désormais à une attitude improductive, ou parfois même funeste, vis-à-vis des malades, les très précieuses qualités d'un consolateur et d'un guide charitable, d'un « guérisseur » au sens le plus élevé et le plus « chrétien » de ce mot.

Luchon, ce 15 septembre 1913.

C. B.

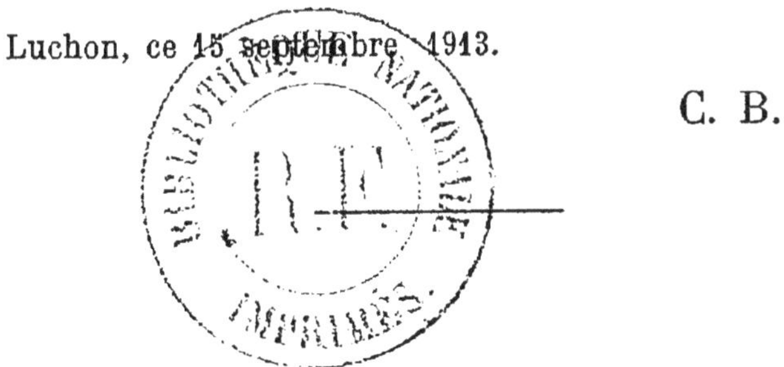
BIBLIOTHÈQUE NATIONALE R.F. IMPRIMÉS

TRAITÉ PRATIQUE

DE

PSYCHOTHÉRAPIE

B. N. IMPRIMÉS

INTRODUCTION

I

Le mot de « psychothérapie » est devenu désormais d'un usage si courant, et tout le monde a si nettement l'impression d'en comprendre le sens qu'une définition exacte de ce mot semblerait ne devoir nous offrir aucune difficulté. Et cependant cette définition exacte, scientifique, de la « psychothérapie » reste encore à trouver. Il en est de ce mot comme de maints autres termes nouveaux qui, longtemps après avoir été « lancés » dans notre vocabulaire familier et s'y être installés, continuent à comporter, dans leur signification, une part de flottement et d'incertitude. Tout en n'ayant aucun doute sur leur sens général, chacun est enclin à étendre ou à réduire ce sens d'après son tour d'esprit individuel, et à y rattacher ou bien à en exclure nombre d'acceptions plus ou moins importantes. Sans compter qu'une définition vraiment complète et décisive de la « psychothérapie », en particulier, nous est rendue d'autant plus malaisée que le domaine d'une science comme celle-là, à supposer même qu'on soit entièrement d'accord sur sa nature, ses limites, et ses propriétés, ne s'accommode guère d'être résumé en une brève formule. Personne n'ignore ce que signifient la sociologie, ou la biologie, ou l'hygiène : mais qui donc se flatterait sérieusement de pouvoir les définir ?

Je sais bien que plusieurs de mes confrères ont bravement tenté l'aventure. C'est ainsi que le professeur Grasset a défini la psychothérapie : « le traitement des maladies par les moyens psychiques », en ajoutant qu'on devait se garder d'accueillir une autre définition, suivant laquelle la psychothérapie serait à la fois « le traitement par l'esprit et le traitement de l'esprit »[1]. « En effet, disait-il, il est possible de traiter l'esprit et les maladies de l'esprit par tout autre chose que des moyens psychiques (hydrothérapie, médicaments) ; et par l'esprit, au contraire, par les moyens psychiques, on peut traiter des maladies non psychiques. » Et certes M. Grasset a raison au point de vue théorique ; mais, en pratique, il est bien difficile de « traiter par l'esprit » si l'on ne commence pas par « traiter l'esprit ». Pour le professeur américain Hugo Münsterberg[2], la psychothérapie est « le traitement des maladies qui se fait en influençant la vie mentale » ; et l'on voit que cette définition est toute proche de celle du savant français, excluant, elle aussi, plus d'un problème qui s'impose forcément au médecin « psychothérapeute ». Mieux vaut, décidément, renoncer à chercher une définition formelle, tout au moins jusqu'au jour où une longue expérience aura

[1] La *Psychothérapie*, dans la *Revue des Deux Mondes* du 15 septembre 1905.

[2] *A. Handbook of Psychotherapy*, 1 vol. in-8°, Londres, Fisher Unwin, 1910.

plus nettement délimité le champ d'une science encore trop récente.

Et cependant, pour ne pas être susceptible d'une définition précise, le mot n'en comporte pas moins, dès maintenant, une signification générale sur laquelle tout le monde est à peu près d'accord. Conformément à son étymologie, *psychothérapie* signifie « guérison » ou plutôt « traitement » de « l'âme », c'est-à-dire toute la partie de la thérapeutique qui s'adresse, en nous, à l'élément intellectuel et moral. Lorsque, par exemple, un médecin persuade à un cancéreux que sa maladie n'a point la gravité qu'il redoute, ce médecin, en agissant sur « l'âme » de son malade, fait déjà de la psychothérapie ; et pareillement il en fait lorsque, chez une personne dont les fonctions digestives se sont ralenties ou altérées à la suite d'un excès de fatigue ou d'émotion, il rétablit l'équilibre dans ces fonctions au moyen d'une cure d'isolement, ou d'un changement de milieu. Tout ce qui, dans l'art de guérir, ne consiste pas en une action directe sur les organes corporels, tout ce qui s'élève au-dessus de l'intervention physique ou chimique, tout cela ressort du champ de la psychothérapie.

C'est donc à tous les malades que s'adresse la psychothérapie : mais, naturellement, avec des degrés infiniment divers. Et que l'on ne s'imagine pas que les malades qui en sont le plus justiciables soient ceux dont la maladie est d'espèce toute « psychique » ! Il est bien vrai que les médecins aliénistes ont été les premiers à s'occuper du « traitement moral », longtemps avant que le mot de « psychothérapie » eût été inventé. Mais, en fait, il n'y a point de malades sur qui ce traitement produise moins d'action que sur les aliénés. Rien n'est plus difficile que d'obtenir de l'aliéné cette collaboration qui est, peut-être, la première condition de tout succès psychothérapique : son pauvre esprit égaré se raidit, se cabre, et tous les raisonnements du monde échouent contre les idées qui s'agitent en lui. Comment persuader à un homme qui a des hallucinations, qui entend distinctement des paroles de menace ou d'injure, que ces paroles ne sont prononcées par personne ? Et il en est de même quand le cerveau est atteint d'une lésion organique, ou quand une grosse tare héréditaire en a fait un instrument auquel il manque des cordes. Car le médecin psychologue pourrait être comparé justement à un accordeur de pianos, qui réussirait à tendre ou à détendre des cordes donnant des notes fausses, à en faire vibrer d'autres qui ne rendaient aucun son, mais qui n'aurait pas le pouvoir d'ajouter des cordes neuves à l'instrument détraqué.

De telle sorte qu'on est en droit de dire sans paradoxe que les maladies mentales occupent le rang le plus bas dans l'échelle des affections qui rélèvent du traitement psychothérapique. Au-dessus d'elles, l'échelle comprend un nombre infini d'échelons, depuis le cas du mourant qu'il s'agit de préparer à la catastrophe prochaine jusqu'à celui de l'artérioscléreux imaginaire, qui sort guéri du cabinet du médecin après une conversation de quelques instants.

II

Mais, dira-t-on, est-ce donc là une science nouvelle, et les médecins n'ont-ils pas, en tout temps, fait de la psychothérapie sans le savoir, comme M. Jourdain faisait de la prose ? A cela je répondrai : oui et non. Assurément la psychothérapie, telle que je viens de la définir, a toujours été connue des médecins. En tout temps, depuis Hippocrate, les médecins ont apprécié l'importance de l'élément moral ; et il y a même eu certaines écoles qui ont exagéré cette importance, tout à fait comme le font aujourd'hui certains fanatiques de la psychothérapie. En tout temps, aussi, les médecins ont recouru au traitement moral, ne serait-ce que sous la forme de consolations prodiguées à leurs malades. Mais, avec tout cela, il n'en demeure pas moins vrai que, jusqu'ici, les médecins n'ont considéré cette partie psychothérapique que comme accessoire, ou du moins comme devant être laissée à l'inspiration personnelle de chacun, sans se rendre compte de la nécessité d'en faire une étude suivie. Il en est de la psychothérapie comme des autres parties de la médecine : la chirurgie, par exemple, ou l'oculistique, qui certes ont existé depuis l'origine, mais qui n'ont fait des progrès considérables qu'à partir du moment où elles se sont constituées en « spécialités ».

Resterait à chercher pourquoi cette partie de la médecine s'est ainsi « spécialisée », et obtient aujourd'hui la faveur dont nous la voyons entourée. Serait-ce parce qu'un génie puissant aurait trouvé des lois nouvelles, de ces lois profondes qui transforment l'ensemble de nos conceptions ? Hélas ! il n'en est rien ; et les lois de la psychothérapie, en tant que science, sont encore à découvrir, dans la mesure du moins où l'on peut parler de lois générales quand il s'agit de phénomènes aussi subtils, aussi déconcertants, que ceux qui se rapportent à la vie psychique de l'homme, sain ou malade. Diverses tentatives se sont produites, en vérité, pour donner un fondement scientifique à la psychothérapie : mais ni les hypothèses du professeur Grasset sur les « polygones supérieur et inférieur », ni les théories philosophiques du professeur Dubois sur le déterminisme ne me semblent susceptibles de servir d'appui à la science nouvelle.

Le crédit croissant de la psychothérapie ne serait-il donc qu'une affaire de mode ? Est-ce par une sorte de *snobisme* ou de *dilettantisme* que nous voyons aujourd'hui les médecins se lancer dans ces régions privilégiées de la thérapeutique ? Il ne faut pas se le dissimuler : la mode a toujours joué un grand rôle dans les choses médicales. De trente en trente ans à peu près, l'orientation des esprits s'y renouvelle complètement, sous l'influence de courants passagers ; les théories succèdent aux théories, semblables à des vagues qui, toutes, finissent par venir se perdre misérablement sur le rivage. Que, dans le champ de la psychothérapie, cette influence de la mode existe et contribue à la vogue présente, personne à coup sûr ne saurait le nier ; mais sûrement aussi il y a des causes plus profondes, qui légitiment l'intérêt nouveau s'attachant à cette partie de la thérapeutique.

Et tout d'abord, il est certain que les médecins un peu expérimentés sont aujourd'hui d'accord pour se rendre compte des lacunes et des défaillances de la thérapeutique ancienne par les pilules, les purgations, les agents chimiques, etc. Les agents physiques eux-mêmes, dont on avait beaucoup espéré, — l'eau froide, l'électricité, la lumière, etc., — ont été loin de répondre toujours à l'attente qu'on avait de leurs bons effets. D'autre part, le traitement par les sérums et par l'absorption d'organes d'animaux en est encore à la période de tâtonnements ; et l'on comprend sans peine que la psychothérapie ait profité de cet état de crise pour s'installer en maîtresse dans un domaine où l'on a été trop heureux de pouvoir l'accueillir.

Mais ce n'est pas tout. Il faut bien dire que, de nos jours, l'élément nerveux tend à jouer, dans l'origine comme dans les manifestations de toutes les maladies, un rôle bien plus considérable que par le passé. L'agitation fiévreuse de la vie quotidienne, avec ses exigences tous les jours plus grandes, les besoins factices, l'absence de quiétude intellectuelle et morale, mille influences diverses que je n'ai pas à énumérer, ont donné désormais au système nerveux une vulnérabilité exceptionnelle : par où s'explique assez la nécessité d'un traitement s'adressant de préférence, en nous, à l'élément nerveux — dont on sait les rapports très intimes avec l'élément moral.

Enfin l'on peut ajouter que la faveur universellement accordée aujourd'hui à la psychothérapie correspond à une tendance générale de la pensée contemporaine, qui est en train, sous les formes les plus diverses, de réagir contre le matérialisme excessif de la génération précédente. Qu'il s'agisse de littérature, d'histoire, ou de science, partout se révèle à présent la même réaction, conséquence fatale de la catastrophe où ont abouti les belles promesses de ce matérialisme positiviste d'il y a quarante ans. De toutes parts, force nous a été de constater que le système des lois physiques, en premier lieu, ne se laissait point saisir aussi pleinement qu'on l'avait espéré, et, en second lieu, que ce système ne suffisait point à tout expliquer. Et de même il en est en médecine : il n'y a plus aujourd'hui personne de nous qui, plus ou moins confusément, ne sente l'impossibilité d'expliquer les phénomènes de la santé et de la vie corporelle par les seules lois physiologiques que l'on nous a enseignées à l'Ecole de Médecine. Nous avons tous l'impression que, au-dessus de ces lois, d'ailleurs bien peu sûres, se cache un élément étranger et supérieur : cet élément mystérieux que nous appelons le « moral », et dont l'influence sur le « physique » nous apparaît tous les jours plus considérable. Jusque dans les maladies qui semblent relever exclusivement de l'ordre physique, nous nous apercevons que certaines influences mentales sont capables de produire des effets aussi profonds qu'inattendus et inexplicables. Les quelques résultats positifs obtenus dans les séances spirites, les phénomènes hypnotiques, les guérisons qualifiées de « miraculeuses », tout cela achève de nous mettre en défiance contre l'ancienne conception « organiciste » de la médecine ; et il est tout naturel que nous nous soyons ainsi trouvés amenés à prendre beaucoup plus au sérieux qu'on le faisait avant nous le rôle de cette âme, de cet élément « psychique », à qui s'adresse précisément la psychothérapie.

Au reste, la fortune même du mot, lorsqu'il a été lancé dans le monde médical, suffirait déjà à prouver que la chose devait correspondre à un besoin réel et durable. Si l'expression de « psychothérapie » n'était pas venue à son heure, dans le langage médical de notre temps, elle n'y aurait pas survécu, et ne serait pas maintenant sur toutes les lèvres. Mais, après cela, il n'est pas douteux que l'introduction du mot ait eu pour effets de contribuer, à son tour, au progrès de la science que ce mot désignait. Maintes fois il arrive ainsi que l'apparition d'un terme, réussissant à fixer un groupe d'idées, exerce une influence salutaire sur l'éclosion et la propagation de ces mêmes idées ; et c'est ce qui s'est produit dans le cas présent. A partir du jour où le mot de « psychothérapie » est entré dans la langue courante, nous avons vu se multiplier les travaux traitant des rapports du moral et du physique, des moyens « psychiques » d'agir sur les maladies du corps, et de toutes les autres questions qui dépendent du domaine de la science nouvelle.

Et que l'on ne dise pas non plus que, nouvelle ou non, la psychothérapie ainsi entendue est avant tout une simple affaire de conscience et de tact individuels, aussi peu faite pour être « codifiée » que le serait, par exemple, l'action personnelle d'un commerçant sur sa clientèle ! A cela je répondrai que, tout d'abord, il n'y a pas jusqu'à cette action personnelle du commerçant qui ne gagnerait beaucoup à être plus ou moins « codifiée », et à se trouver revêtue d'un certain caractère « scientifique ». Les Américains, qui sont incontestablement nos maîtres en cette matière, ont aperçu depuis longtemps l'énorme avantage qu'il y a précisément pour un commerçant à ne pas se laisser guider par son seul instinct, ou même par sa seule éducation d' « honnête homme », dans sa conduite professionnelle à l'égard de ses clients ; et bien souvent déjà des hommes d'une intelligence remarquable m'ont dit combien ils s'estimaient heureux d'avoir pu, en quelque sorte, prendre naguère des leçons de succès commercial, des leçons où des maîtres expérimentés leur ont enseigné non pas à tromper ou à voler leurs clients, mais à se gagner leur confiance, à deviner les meilleurs moyens de les satisfaire, et, par-dessus tout, à adopter pour soi-même certains principes généraux qui les missent à l'abri de tout risque d'impulsion irraisonnée. Sans compter qu'il n'y a aucune comparaison à établir entre l'attitude du commerçant ou de l'industriel, qui ne concerne qu'eux-mêmes en dernier ressort, et celle d'un médecin qui doit n'avoir en vue que l'intérêt d'autrui.

Encore une fois, le dédain à l'égard d'une étude approfondie de la psychothérapie pouvait être de mise autrefois, lorsqu'on négligeait de se rendre compte de l'énorme influence du moral sur le physique. On s'imaginait alors que la médecine parviendrait tôt ou tard à découvrir, pour chaque état morbide, des remèdes matériels appropriés, qui iraient pour ainsi dire jusqu'à dispenser le médecin de toute autre relation personnelle avec son malade que le simple soin d'instituer son diagnostic. Aujourd'hui, cette conception du rôle et des pouvoirs de la médecine, comme je l'ai dit déjà, nous est devenue impossible ; et force nous est bien de constater chaque jour un peu plus clairement l'impuissance où nous nous trouverions réduits, dans un grand nombre de cas, si nous n'avions à notre portée que les ressources du traitement physico-chimique. Il ne s'agit plus pour nous de considérer simplement nos clients comme des gens du monde avec qui nous avons à nous entretenir le plus agréablement possible, après avoir donné nos soins à tel ou tel de leurs organes en mauvais état. C'est surtout de notre conversation avec eux, de la nature des paroles que nous leur adresserons, c'est surtout de notre action sur leur « moral » que résultera le véritable secours corporel dont nous sommes capables à leur endroit. Et, cela étant, on voit assez combien il importe au médecin de veiller soigneusement sur les conditions où s'exerce cette grave partie de sa tâche professionnelle. Continuer de laisser celle-ci à la libre inspiration du médecin, c'est risquer trop souvent de priver le malade d'une partie des secours qu'aurait à lui offrir un traitement moral plus méthodique, et appuyé d'avance sur des règles d'une efficacité plus éprouvée.

J'ai eu tout récemment encore l'occasion de m'entretenir de ce sujet avec un jeune confrère des plus intelligents, qui m'avait fait l'honneur de m'appeler auprès d'un de ses malades. « Certes, me disait-il, je comprends fort bien l'importance et l'utilité que doit avoir notre action psychique sur les malades dans la plupart des cas, et tout particulièrement dans ces névroses mal définies dont le nombre s'accroît d'année en année, jusque parmi notre clientèle d'ouvriers des faubourgs, et contre lesquelles je connais trop désormais l'impuissance, pour ne pas dire le danger, des moyens thérapeutiques que l'on m'a enseignés à l'Ecole. C'est sans l'ombre de conviction, je vous assure, qu'il m'arrive tous les jours de prescrire des pilules ou des gouttes, et il n'y a pas jusqu'à mes belles illusions sur les ressources fameuses de l'hydrothérapie et de l'électricité dont je ne commence à revenir quelque peu. Pourtant, je ne suis pas un sceptique, croyez-le bien ; non seulement je ne le suis pas de nature, j'ai encore très vivement l'impression positive que le médecin peut quelque chose, dans les cas de ce genre, qu'il peut même beaucoup, en agissant sur l'élément moral des malades. Oui, mais comment exercer cette action ? Mon expérience personnelle est, naturellement, trop novice pour avoir de quoi me diriger sur des chemins aussi complexes et aussi périlleux. Et, d'autre part, j'ai beau interroger tous mes livres, y compris ceux qui prétendent expressément m'offrir des leçons de psychothérapie : nulle part je ne trouve de ces indications vraiment pratiques, adaptées de tous points à notre usage quotidien, comme en contiennent tous nos traités pour ce qui regarde les soins matériels à donner aux malades ! »

C'est pour répondre au désir ainsi exprimé par ce confrère, et non moins profondément ressenti de nos jours par un très grand nombre d'autres praticiens, que je vais essayer d'étudier, de plus près et avec plus de détails qu'on le fait communément, une telle application pratique de la psychothérapie aux divers cas particuliers, autant du moins que pourra me le permettre la variété infinie de ces cas. Après avoir exposé les principes généraux qui doivent guider l'action personnelle du médecin, je tâcherai à montrer, par un certain nombre d'exemples, de quelle manière cette action peut être exercée dans telles ou telles circonstances, à l'égard de telle ou telle catégorie de malades, avec son maximum d'efficacité. Et tout en faisant de mon mieux pour que ces modestes leçons aient de quoi transmettre aux médecins, mes confrères, les résultats d'une longue expérience professionnelle, je serais presque tenté de dire que c'est plus encore aux malades eux-mêmes que je m'adresserai, aux malades et à leur entourage, au grand public tout entier.

Car si mon jeune confrère n'avait que trop raison de déplorer l'absence, jusqu'ici, d'un véritable enseignement clinique de la psychothérapie, peut être est-il plus nécessaire encore de refaire, à ce point de vue, l'éducation du public, dont la coopération m'apparaît absolument indispensable pour permettre chez nous le progrès régulier et suivi d'un enseignement de ce genre. Les médecins, eux, ainsi qu'on l'a vu par les paroles que je citais tout à l'heure, s'accordent du moins déjà à sentir ce qu'un tel enseignement aurait de précieux, et combien, en tout cas, l'ancienne conception plus ou moins « organiciste » de la médecine exige désormais d'être remplacée par une conception nouvelle, accordant à l'élément moral — et, sous la forme de l'action personnelle du médecin sur l'esprit de son malade, — la grande place qui lui est due dans l'ensemble des moyens thérapeutiques ; mais le public a encore besoin d'être initié à ces vérités nouvelles. Il continue à s'imaginer que l'unique rôle du médecin consiste à prescrire un régime, des exercices corporels, mais surtout des produits pharmaceutiques ; et quant au reste, c'est-à-dire aux relations individuelles du médecin avec ses malades, à cela les parents et amis de ces malades attachent si peu d'importance qu'ils ne se font pas faute, en toute occasion, de gêner ou de contrecarrer l'influence morale du médecin, rendant ainsi impossible toute psychothérapie un peu sérieuse et utile.

C'est vers le grand public qu'il faut se tourner tout d'abord, pour obtenir de lui qu'il se représente sous un aspect nouveau cette partie « morale » du rôle du médecin, et prenne désormais l'habitude de la faciliter, non seulement en s'abstenant de contre-suggestions éminemment funestes sur l'esprit des malades, mais aussi en facilitant au médecin la tâche d'imposer à cet esprit toutes les suggestions qu'il jugera salutaires. Pour que les médecins puissent appliquer avec profit les méthodes pratiques de psychothérapie que je vais m'efforcer de leur exposer, il faut d'abord que les malades eux-mêmes soient préparés à en subir l'application, et ne risquent pas de rencontrer autour d'eux d'autres influences s'opposant à la seule qui soit vraiment revêtue d'une autorité légitime. De tous les principes comme de tous les conseils qu'on va lire, il n'y en a pas un seul qui n'ait à être approuvé par le public, avant de pouvoir porter ses fruits entre les mains du médecin.

III

La psychothérapie comme je viens de le dire constitue un ensemble de procédés curatifs qui peuvent et doivent s'appliquer absolument à tous les malades, quels qu'ils soient, par tempérament ou par condition sociale, et quelle que soit la nature de leur maladie.

Il est vrai que beaucoup de médecins ont aujourd'hui une tendance à restreindre le domaine propre de la psychothérapie, en la considérant comme réservée au seul traitement de cette catégorie d'affections, qui, après avoir reçu toute sorte de noms forcément trop vagues, ou au contraire trop précis et trop limités, — neurasthénie, hystérie, etc. — s'intitulent maintenant « psychonévroses » — sauf pour ce mot à risquer d'être lui-même supplanté, un jour ou l'autre, par un terme nouveau, non moins insuffisant à embrasser une multiplicité tout à fait insaisissable d'états morbides différents. Mais pour ample que soit la signification d'un nom comme celui-là, j'estime que le champ de la psychothérapie le dépasse encore. Ce n'est pas seulement dans les « psychonévroses » que le médecin a chance d'améliorer l'état maladif de son client en agissant, chez lui, sur l'élément « moral » ; toujours, dans toutes les maladies du corps ou de l'esprit, l'existence de profondes relations réciproques entre le « physique » et le « moral » ouvre à la psychothérapie la possibilité d'intervenir efficacement. Certes, ainsi que j'aurai l'occasion de le montrer plus tard, le rôle de la psychothérapie est très grand et très précieux dans ces « psychonévroses » où l'on peut dire que tout autre mode de traitement est condamné à demeurer impuissant s'il ne s'accompagne pas d'une action « morale » du médecin sur l'esprit et le cœur du malade; mais, en dehors de ces états morbides particuliers, où une telle action morale est indispensable, j'affirme qu'il n'y a pas une maladie où la même action n'ait chance d'être employée avec des avantages sensibles pour la santé du malade.

La vérité est seulement, comme je l'ai dit encore,

que l'emploi de cette action psychothérapique comporte une foule de degrés, depuis les cas où son rôle se borne à assister et à compléter heureusement les progrès d'un traitement pharmaceutique ou chirurgical, jusqu'à ceux où c'est d'elle surtout que dépend la guérison d'un malade. Et, bien que le nombre de ces degrés soit évidemment illimité, et que l'utilité des moyens psychothérapiques ne soit nullement subordonné à l'importance de l'élément psychique dans les diverses maladies, je vais essayer ici, pour la commodité de mon étude, de répartir en deux grandes catégories les états pathologiques dans lesquels la psychothérapie trouve son emploi : 1° les états où l'élément physique prédomine, et 2° les états où l'élément psychique et l'élément corporel se trouvent atteints à peu près également. En d'autres termes, j'examinerai d'abord ce qu'on pourrait appeler la psychothérapie générale, celle qu'il convient d'appliquer au traitement de toutes les maladies, et notamment de ces maladies organiques où, le principal effort du médecin étant tenu de porter sur l'élément corporel, l'emploi du traitement « moral » ne saurait venir qu'en second lieu, à titre d'auxiliaire du traitement « médical » proprement dit. Après quoi, dans une seconde partie, j'étudierai l'application des mêmes méthodes générales de la psychothérapie au traitement particulier d'états morbides où, les deux éléments psychique et corporel se trouvant atteints à un degré plus ou moins égal, il va de soi que le rôle de l'action psychothérapique, de son côté, égale ou même surpasse en importance celui de l'action proprement « médicale ».

PREMIÈRE PARTIE

LA PSYCHOTHÉRAPIE DES MALADIES ORGANIQUES

CHAPITRE PREMIER

LES MÉTHODES GÉNÉRALES

I

L'EXAMEN PSYCHOTHÉRAPIQUE

I. Cette première partie de mon étude a pour objet, d'une façon générale, toutes les maladies communément appelées organiques, depuis celles qui résultent de la lésion de tel ou tel organe particulier, — affections du cœur, du foie, du rein, de la moelle, etc., — jusqu'à celles qui sont le produit d'une intoxication, microbienne ou autre, — fièvre typhoïde, pneumonie, rhumatisme, etc. En d'autres termes, il s'agit là de tout ce qui constitue l'occupation ordinaire du médecin d'hôpital. Comment et pourquoi les maladies de ce genre relèvent du domaine de la psychothérapie, c'est ce que j'ai déjà eu suffisamment l'occasion d'expliquer ; et j'ai dit aussi pourquoi, à mon avis, il n'y a pas à tenir compte de l'objection suivant laquelle le rôle de la psychothérapie, à ce premier degré de son application, ne se laissait pas codifier en des règles définies. Oui, assurément, tout bon médecin praticien trouve d'instinct, dans son cœur et dans sa raison, le secret de rendre utile aux malades l'action personnelle qu'il exerce sur eux : et je dirai même qu'il y a un certain sens psychothérapique inné dont la possession est absolument indispensable, sinon pour être un bon médecin, en tout cas pour apparaître tel aux yeux des malades, et pour exercer sur eux une influence bienfaisante. Mais ce que mes devanciers considéraient comme une partie simplement accessoire de leur tâche commence, de nos jours, à être tenu pour l'un de ses éléments les plus essentiels; et si l'enseignement classique de notre art continue encore aujourd'hui à négliger cet élément, ou du moins à l'abandonner à la libre inspiration de chacun, on peut être bien sûr qu'un jour viendra, tôt ou tard, où la partie psychothérapique de la médecine générale forcera l'accès des programmes, pour y figurer désormais au même rang, tout au moins, que la physiothérapie ou l'étude des régimes. Ne voyons-nous pas, dès aujourd'hui, se constituer à côté de la médecine régulière des sectes ou des officines soi-disant médicales dont l'unique succès, et d'ailleurs incontestable, tient précisément à ce que les guérisseurs qui en font partie se sont livrés à une étude assidue de ces secrets de la psychothérapie que d'éminents professeurs s'obstinent à dédaigner très inopportunément ? Non seulement, ainsi qu'on va le voir, il existe pour le médecin des moyens d'action d'ordre psychique qui ont expressément besoin d'être enseignés, tout à fait comme les autres méthodes de la thérapeutique, — ou du moins, qui ne peuvent être connus qu'à la suite d'une longue expérience professionnelle, — mais les préceptes même les plus simples et les plus évidents, toutes ces méthodes que nous avons l'impression de connaître d'avance, on ne saurait imaginer à quel point leur emploi nous est facilité, ni surtout à quel point leur efficacité se trouve accrue, lorsque nous avons réussi à les faire passer en nous de l'état de sentiments vagues et désordonnés à celui de principes scientifiques fixes et stables, dirigeant notre conduite au milieu de la complexité infinie des cas pathologiques qui s'offrent à nous.

Quels sont donc les moyens qui peuvent permettre au médecin d'exercer une action bienfaisante sur l'esprit des malades de cette première catégorie ? Ces moyens sont de deux sortes : les uns généraux, pouvant convenir à tous les cas, tandis que d'autres moyens, au contraire, sont d'ordre tout particulier, et diffèrent suivant la diversité des malades ou de leurs affections. Il en est de la psychothérapie, sous ce rapport, comme de la thérapeutique proprement dite, qui comporte, elle aussi, un certain nombre de prescriptions d'hygiène pouvant être d'usage dans tous les cas, et d'autres prescriptions applicables expressément dans tel ou tel cas déterminé. A quoi j'ajouterai cependant que, tout au moins dans l'état présent de la science psychothérapique, ces prescriptions particulières nous sont encore très difficiles à formuler avec précision, et c'est donc sur les moyens généraux que je vais surtout m'efforcer d'attirer l'attention du lecteur.

II. Encore l'emploi de ces divers moyens psychothérapiques, généraux et particuliers, ne sera-t-il possible au médecin que si celui-ci, tout d'abord, est arrivé à bien connaître le corps et l'âme de son malade, de façon à ne rien ignorer, autant que possible, des conditions parmi lesquelles pourra s'exercer son action personnelle. Nulle psychothérapie n'est concevable sans un examen approfondi de l'état physique et moral du malade ; et il va sans dire que cet examen ne doit jamais être considéré comme terminé, et que sans cesse, au cours de ses relations avec son client, le médecin est tenu de compléter ou de corriger la notion première qu'il s'en est formée. Mais il n'en reste pas moins que, dès avant le début du traitement, l'acquisition de cette notion première s'impose à tout praticien qui admet l'efficacité des moyens psychothérapiques, et se propose de les employer pour le plus grand profit de son patient.

Pour ce qui est de l'examen de l'état physique du malade, cet examen nous est recommandé de tout temps par les traités classiques de séméiologie médicale. Tout médecin a appris à l'Ecole que son devoir est toujours d'adjoindre à l'examen particulier et local de tel ou tel organe expressément lésé une exploration générale de l'organisme entier du malade. Mais force nous est bien d'avouer que trop souvent, faute d'un loisir suffisant, nous négligeons d'accorder à cette exploration générale l'importance et le soin qu'elle mériterait, ne fût-ce qu'au seul point de vue de la thérapeutique organique. Nous examinons, en vérité, tous ceux des organes du malade que nous croyons pouvoir subir le contre-coup de la lésion principale : mais toujours notre examen, pour ainsi dire, porte plutôt sur la maladie que sur le malade. Toujours il y a des organes ou des fonctions dont nous ne prenons point la peine de nous enquérir, tandis qu'une telle enquête aurait chance de nous fournir maintes indications précieuses, même sous le simple rapport du traitement corporel. Et combien plus précieux et plus indispensable encore nous apparaîtra cet examen général de l'état physique du malade si nous songeons à toutes les ressources qu'il nous offrira pour son traitement psychothérapique ! Comment arriverons-nous par exemple, sans un examen physique général, à reconnaître si un malade appartient, par sa nature, à l'une ou à l'autre de ces deux grandes catégories de « tempéraments » dont j'aurai bientôt à montrer l'extrême importance au point de vue de toute cure psychothérapique ? Et puis, pour résumer en deux mots une infinité de motifs, comment le médecin pourra-t-il exercer sur son malade une action personnelle efficace s'il n'a point tâché avant tout à le connaître tout entier, comme aussi à lui faire sentir qu'il possède cette connaissance approfondie de chacun de ses organes ?

Il faut donc que, dans la mesure du possible, tout malade nouveau soit soumis d'abord à un examen physique général qui nous révélera, tout ensemble, l'état présent de son organisme et ce que j'appellerais son état normal. Il faut que le médecin s'informe en détail de son tempérament, de ses maladies passées, de toutes les particularités de sa conformation. Mais à cet examen physique doit s'ajouter, dès le début, une exploration non moins minutieuse de l'état psychique du malade ; de son état psychique présent, tel qu'il se trouve déterminé chez lui par la maladie dont il est atteint, et de son état psychique habituel, tel qu'il résulte en lui de l'hérédité, de l'éducation, des circonstances de sa vie entière. Pour que, en plus des remèdes de toute espèce que nous prescrirons à notre client, nous ayons chance encore d'améliorer son état corporel, ou même simplement de le lui rendre moins pénible, en utilisant cette influence que son « moral » est capable d'exercer sur son « physique », il est nécessaire que, dès l'abord, nous nous renseignions le plus complètement que nous pourrons sur toutes les ressources et toutes les lacunes de ce « moral » : car c'est chose trop certaine que, pour être constante et universelle, une telle influence varie d'une personne à l'autre, suivant la diversité des tempéraments et des caractères.

Ai-je besoin d'ajouter, après cela, que cet examen psychique, tout de même que l'examen général de l'état corporel, comporte une infinité de degrés, d'après la gravité de la maladie, comme aussi d'après le plus ou moins de possibilité, pour le médecin, d'exercer vraiment sur son malade une action personnelle prolongée ? Mais soit qu'il s'agisse d'un client de passage ou d'un malade qui se remet totalement entre nos mains, une conséquence inévitable de ce que je viens de dire est que notre examen doit nous demander beaucoup de temps, beaucoup plus de temps que nous n'étions accoutumés à lui en accorder lorsque nous ne nous faisions pas encore une idée précise et systématique de la nécessité d'adjoindre au traitement physique un traitement psychique approprié. Le médecin devrait-il modifier toutes ses habitudes, j'estime que, de plus en plus, il se trouvera forcé de consacrer à chacun de ses nouveaux malades une longue séance d'exploration générale, qui d'ailleurs lui permettra de commencer tout de suite à établir avec son malade ce courant de connaissance et de sympathie réciproques qui est également, comme je le dirai bientôt, l'une des conditions indispensables de toute efficacité psychothérapique.

Se trouvant ainsi maître de son temps, avec l'assurance de pouvoir employer une heure entière ou davantage à l'examen de son malade, le médecin devra ensuite se livrer à cet examen suivant un plan qu'il aura adopté d'avance pour les explorations de ce genre, de manière à rendre celles-ci les plus complètes et fructueuses possible. Evidemment son attention devra aller d'abord au plus pressé ; et il va de soi qu'un médecin appelé auprès d'un client qui est atteint de fièvre typhoïde, par exemple, aura à établir d'abord son diagnostic particulier sur tout ce qui concerne cette affection, sauf même pour lui à ne commencer d'étendre vraiment son enquête que lorsque la première phase de la maladie sera terminée. Tout cela est, naturellement, affaire de nuances : mais il n'y a pas jusqu'aux cas les plus graves où certains renseignements sur le caractère et les habitudes morales du malade ne puissent, dès le début, permettre au médecin d'approprier en conséquence ces paroles d'encouragement qui constituent à la fois l'un des moyens les plus constants et les plus précieux de toute bonne psychothérapie. Même en présence d'un typhique ou d'un pneumonique, l'examen purement local gagnera toujours à s'accompagner d'un interrogatoire plus ou moins développé touchant l'état d'esprit particulier amené en lui par sa maladie. Suivant qu'il nous paraîtra accueillir celle-ci avec un excès d'indifférence ou un excès de frayeur, les paroles que nous lui adresserons viseront tantôt à le rassurer et tantôt à transformer son excès d'optimisme en une connaissance plus exacte de la gravité de sa situation, de manière à l'empêcher d'aggraver encore celle-ci par une imprudence. S'agit-il d'une crise d'appendicite, où le médecin constate la nécessité et l'urgence d'une intervention chirurgicale ? Des renseignements qu'il obtiendra sur le caractère du malade et son attitude présente à l'égard de sa maladie, dépendra le choix des arguments à employer pour lui faire accepter le projet de l'opération. Je dirai plus : dans bien d'autres cas où l'intervention chirurgicale n'est pas absolument urgente, c'est d'après ce que nous saurons du tempérament du malade, de son état nerveux et mental, de son attitude en face de la souffrance, que nous pourrons nous rendre compte de la proportion des inconvénients et des avantages que comportera, pour lui, une opération.

Mais il va sans dire que, dans les maladies aiguës, l'examen psychique n'a pas l'importance, et surtout n'exige pas le développement qu'il doit revêtir dans les cas où les relations du médecin avec son malade sont destinées à se prolonger suffisamment pour lui permettre d'exercer une action personnelle profonde et durable. Certes, comme je l'ai dit, il n'y a pas un seul cas où cette action ne trouve à s'exercer profitablement, ne serait-ce que sous la forme de telles questions adressées à l'entourage d'un malade touchant sa profession, son caractère, et son attitude habituelle à l'égard de la souffrance. Mais on comprend sans peine que ce n'est là qu'une exploration toute rudimentaire, en comparaison de celle qui s'impose à tout médecin psychothérapeute lorsqu'il se trouve amené à entreprendre le traitement d'une personne dont il prévoit qu'il aura l'occasion de la revoir souvent et pendant de longs mois, par exemple d'un tuberculeux pulmonaire, ou d'un gastralgique, ou d'un rhumatisant. C'est alors que, vraiment, le médecin aura besoin d'être aussi un psychologue, infatigable à explorer toute l'âme de son malade, afin de pouvoir ensuite agir sur elle avec plus d'efficacité. C'est alors que cette étude approfondie de tous les éléments psychiques du malade devra constituer pour lui une tâche à peine moins essentielle que l'observation minutieuse de son état physique, une tâche éminemment complexe et délicate, exigeant une sérieuse préparation pratique, et ne pouvant que gagner à être accomplie à l'aide d'une méthode et d'un plan préconçus.

III. Un jeune homme se présente chez moi, à l'heure ordinaire de ma consultation, me déclare qu'il est résolu à me remettre désormais le soin de son traitement, et me décrit aussitôt certains symptômes qui me laissent deviner un début de tuberculose pulmonaire. Si je sais que d'autres malades m'attendent et que je risquerais de ne pas disposer aujourd'hui du loisir nécessaire pour me livrer à un examen complet tel que je l'entends, je tâche de mon mieux à deviner, d'après la figure, les manières, les paroles du malade et le ton de sa voix, s'il est homme à me faire crédit de vingt-quatre heures sans qu'il en résulte aucun dommage pour l'intimité de nos relations futures. Suivant qu'il m'apparaît confiant et d'humeur facile ou bien nerveux, inquiet, pressé de connaître mon opinion sur son état, je l'ajourne tout simplement au lendemain, ou bien je me livre sur lui à un premier examen sommaire, destiné tout ensemble à me renseigner sur l'exactitude de ma supposition première au sujet de sa maladie et à me permettre de mieux justifier à ses yeux les affirmations rassurantes que j'ai résolu de lui adresser. Mais, en tout cas, je me garde soigneusement de lui donner le moindre conseil médical, et toutes mes paroles ne tendent qu'à l'unique objet de le faire consentir, de son plein gré, à cet ajournement de mon véritable examen.

Le voici donc revenu chez moi, le lendemain, à un moment où je me trouve entièrement libre de lui consacrer tout le temps nécessaire. Naturellement c'est encore à l'examen physique que je procède en premier lieu, m'enquérant des origines et de l'évolution du mal, fouillant le passé pathologique de mon client, examinant de près chacun de ses organes. Mais déjà à cette première reconnaissance j'entremêle certaines questions qui pourront m'éclairer sur le tempérament de l'homme à qui je vais avoir affaire, comme aussi me permettant de gagner sa confiance et de le rendre plus malléable à l'action que je me propose d'exercer sur lui. En un mot, je m'efforce sur-le-champ de le deviner, et d'établir un lien de sympathie entre lui et moi. Et puis, lorsque je me crois assez renseigné au point de vue proprement médical, des mots d'encouragement me servent de transition pour entamer avec lui un long entretien d'ordre tout différent, où, sous prétexte de mieux préciser les conditions du traitement que je vais lui prescrire, je m'efforce d'obtenir de lui qu'il me fasse la confidence de tous ses sentiments et de toutes ses pensées. Je l'interroge sur sa profession, afin de connaître les habitudes d'esprit qu'elle a pu lui donner ; sur sa situation de fortune, dont dépendent, également, une foule de particularités psychiques à peu près constantes ; je lui demande s'il a encore ses parents et s'il vit avec eux, s'il est marié ou célibataire, s'il a ou non des enfants, parce que chacune de ses réponses à ces diverses questions doit inévitablement me renseigner, elle aussi, sur tel ou tel aspect de sa vie morale. Et déjà le ton de ses réponses, par ailleurs, m'a révélé bien des choses précieuses à connaître : j'y ai entrevu plus ou moins nettement si mon nouveau client avait chance de penser plus volontiers à soi-même ou aux autres, s'il attachait plus d'importance à ses devoirs ou à ses plaisirs, s'il prenait l'existence en bonne ou en mauvaise part. Après quoi, par degrés, mon interrogatoire devient plus intime. Guidé par les premiers renseignements généraux ainsi obtenus, je demande au malade quels sont ses goûts dominants ; et il n'y a pas jusqu'à ses sentiments philosophiques et religieux que je ne sonde le plus discrètement possible, non point certes avec l'intention de les modifier dans tel ou tel sens qui me paraît préférable, mais parce que c'est peut-être sur ce terrain-là que s'exprime le plus complètement la qualité foncière de l'âme de chacun. Plus discrètement encore, je m'ingénie à découvrir la vraie nature des rapports de mon malade avec son entourage habituel. Marié, en quels termes est-il avec sa femme, ses enfants, ses beaux-parents ? Célibataire, a-t-il une maîtresse, et dans quel milieu social est-il allé la chercher ?

Il va sans dire que je ne procède à chacune des phases successives de cet interrogatoire qu'avec une prudence et une discrétion extrêmes, m'efforçant toujours de ne faire un pas en avant qu'après m'être assuré de la solidité du terrain où je pose le pied : car c'est chose essentielle que mon malade ne risque pas de se cabrer devant une de mes questions, ce qui m'obligerait ensuite à une foule de précautions supplémentaires pour regagner chez lui la pleine confiance qui m'est indispensable. Que si, donc, je crois m'apercevoir d'une ombre de surprise ou de mauvais vouloir dans le ton d'une de ses réponses, je me hâte d'aborder un autre sujet, celui-là de tout repos, en remettant à plus tard la continuation des parties délicates de l'enquête commencée. Il peut arriver ainsi que cette enquête exige des semaines, des mois entiers, pour être menée à bonne fin ; et sans cesse, dans mes relations ultérieures avec le malade, je devrai garder présent à l'esprit le souvenir de ce supplément d'information qu'il s'agira pour moi d'obtenir tôt ou tard... Mais le lecteur comprend sans peine que je me borne ici à esquisser un schéma général d'une opération infiniment difficile et complexe, qui, dans la réalité, ne peut manquer de revêtir un très grand nombre de formes différentes, suivant la diversité des personnes et des situations.

Poursuivant donc mon examen, — dès la première entrevue ou peut-être après une longue période de préparation et de tâtonnements, — je tâche à découvrir s'il n'y a point, dans la vie ou dans le caractère de mon malade, une de ces plaies secrètes dont la présence constitue trop souvent une cause d'aggravation de l'état morbide, mais dont, au contraire, la révélation est toujours, pour le médecin, un appoint d'une portée considérable en vue de la réussite finale de tout traitement psychothérapique. Mon tuberculeux n'aurait-il point, par exemple, la préoccupation ou le remords d'un faux ménage, d'un enfant né autrefois de lui et que les circonstances actuelles l'empêcheraient de revoir ? Ou bien encore ne serait-il pas affligé d'un vice plus ou moins caché, de l'une de ces « tares » qui parfois se rencontrent, il faut bien l'avouer, jusque chez les natures les plus élevées, et dont la hantise mêlée d'angoisse devient alors un obstacle presque invincible au maintien de l'équilibre moral et physique ? Que si vraiment une plaie de ce genre existe au fond du cœur de mon client, combien la nécessité même où il est de la dissimuler contribuera fatalement à produire ou à développer en lui une inquiétude, une tristesse, une dépression qui le désarmeront contre les assauts de sa maladie ! Mais combien, d'autre part, le médecin acquerra plus de prise sur lui, combien il réussira mieux à s'en rapprocher de manière à exercer sur lui une précieuse action personnelle, s'il parvient à recevoir de lui la confidence de cette tare secrète !

Combien le traitement médical qu'il lui prescrira aura désormais plus de chances, à la fois, d'être docilement accepté et de porter de bons fruits : sans parler de toutes les ressources que lui offrira cette confidence pour le guider dans le choix des encouragements et des conseils moraux qu'il aura à lui donner!

Encore n'est-ce là qu'une partie, — la plus importante, il est vrai, et la plus délicate, — de la vaste enquête psychique à laquelle devra se livrer le médecin. Car en plus de l'état psychique habituel et normal de son malade, il aura également profit à connaître ce que j'appellerais son état psychique accidentel et provisoire, c'est-à-dire les changements amenés dans son intelligence et son caractère par la maladie spéciale dont il est atteint. J'aurai bientôt l'occasion d'insister avec plus de détail sur l'existence, infiniment probable à mes yeux, d'altérations morbides quasi « spécifiques », produites dans nos pensées et nos émotions par les divers modes particuliers des maladies corporelles, comme aussi sur l'intérêt qu'offrirait une connaissance un peu approfondie de ces altérations pour le médecin psychothérapeute. Mais, en tout cas, la réalité d'une influence sensible exercée par les souffrances physiques sur l'âme des malades ne saurait faire de doute ; et l'on comprend dès lors combien il importe au médecin d'en découvrir les effets, pour parvenir à une notion complète des ressources et des lacunes de l'âme sur laquelle il se propose d'agir. Parfois même la constatation de tel ou tel changement survenu dans les goûts, l'humeur, et tout le caractère d'un malade aura de quoi, tout de suite, l'aider à mieux établir son diagnostic. Sans parler d'affections locales du cerveau comme la paralysie générale, dont l'éclosion future se reconnaît bien souvent à de petits changements dans le caractère d'individus d'ailleurs parfaitement sains et vigoureux, il m'est arrivé plus d'une fois de deviner la présence encore latente de lésions du foie simplement à une certaine nuance de tristesse maussade, survenue désormais dans l'humeur d'un futur « hépatique ».

Et cette seconde partie de l'examen moral devra également porter sur un autre point des plus intéressants, dont j'ai eu déjà l'occasion de dire un mot tout à l'heure, à propos des renseignements psychiques qui peuvent faciliter le traitement des maladies aiguës. En présence d'un tuberculeux ou d'un syphilitique aussi bien qu'auprès du lit d'une personne atteinte de fièvre typhoïde, il est indispensable que le médecin parvienne à savoir ce que j'ai appelé l'attitude morale du malade par rapport à la maladie. Le nouveau client est-il de ceux qui « s'affectent », suivant l'expression populaire ? Se croit-il gravement atteint ou bien prend-il son état avec indifférence ? Et, dans le premier cas, de quelle façon envisage-t-il les sombres perspectives qu'il croit voir devant lui ? De la réponse que nous obtiendrons à ces questions, — ou plutôt que nous leur donnerons nous-mêmes, car nous ne devrons accepter que sous contrôle les affirmations des malades, — c'est de ces réponses que dépendra en partie la direction générale de notre traitement psychothérapique.

Ainsi le médecin devra s'ingénier, depuis le premier jour, à prendre connaissance non seulement des organes, mais aussi de la vie psychique de son malade, des traits généraux de sa personnalité morale et des manifestations particulières de son état moral présent, avec la double préoccupation de s'initier soi-même à la véritable nature de l'individu qu'il se sera proposé de guérir et d'inspirer à celui-ci la certitude d'avoir dorénavant près de soi, en même temps qu'un observateur attentif de sa situation corporelle, un confident et un ami entre les mains duquel il pourra s'abandonner sans l'ombre de réserve ni d'arrière-pensée.

Est-il nécessaire d'ajouter que le médecin devra s'aider également, dans son enquête, de toute l'information que pourra lui fournir l'entourage du malade, en s'attachant à contrôler la justesse de chacune des indications qu'il aura tirées de celui-ci, et à les dépouiller ainsi de l'élément inévitable de partialité ou d'exagération qui s'y trouve contenues ? Mais plus importante encore, peut-être, lui sera cette contre-enquête auprès de l'entourage du malade pour l'instruire de la nature véritable, et des sentiments et des habitudes de cet entourage lui-même, dont l'influence, dans bien des cas, risquerait de stériliser ou d'entraver fâcheusement la sienne, s'il négligeait de reconnaître à l'avance le danger qui résulte trop souvent, pour son action personnelle, je ne dirai pas de l'hostilité, mais simplement de l'indifférence ou de l'inintelligence de parents, d'amis, voire d'une domestique ou d'un garde-malade.

Voilà donc, en résumé, ce qui constitue proprement le premier stade, ou, si l'on préfère, la préface constante et inévitable, de tout traitement psychothérapique ! Avant de se préoccuper de choisir la manière dont il aura à exercer son action personnelle sur un malade quelconque, le médecin sera tenu de procéder à une exploration aussi complète et minutieuse que possible de tout le terrain sur lequel cette action pourra s'exercer. L'enquête à laquelle il se livrera sera, comme je l'ai dit, plus ou moins développée, suivant la diversité des circonstances ; et il va de soi que la description que j'en ai tentée ne saurait être considérée que comme une façon de programme idéal, dont il conviendra de tâcher à s'approcher dans la mesure permise, sans qu'il s'agisse pour nous, par exemple, de soumettre à un interrogatoire approfondi tel client de hasard qui n'aura que quelques instants à nous consacrer. Mais quelques instants même pourront nous suffire pour faire de bonne besogne, si nous gardons soigneusement présente à l'esprit la nécessité de nous renseigner toujours, en tout état de cause, sur les dispositions morales des personnes qui solliciteront nos conseils. Rapidement ou à loisir, en quelques mots ou par une longue exploration méthodique, nous viserons, pour ainsi dire, à nous rendre maîtres des éléments les plus secrets du caractère, des idées, et des sentiments de chacun de nos malades ; et alors seulement nous pourrons nous occuper d'appliquer à leur guérison, en plus du traitement médical approprié, les principaux moyens généraux de tout véritable traitement psychothérapique.

II

L'AFFIRMATION OPTIMISTE

I. De ces moyens généraux, l'un des plus importants consiste, naturellement, à entretenir ou à stimuler chez le malade l'espérance et la volonté de guérir. Pour qu'un malade guérisse, il faut, avant tout, qu'il croie la guérison possible et qu'il veuille guérir, qu'il le veuille activement, obstinément, avec une énergie que la faiblesse ou la souffrance ont trop souvent pour effet d'amoindrir chez lui. Non pas que nous devions attacher grande foi à ces affirmations découragées d'un bon nombre de patients qui sans cesse nous répètent, — et en s'imaginant être parfaitement sincères, — que désormais la santé leur est indifférente, qu'ils n'ont plus le courage ni la force de la désirer, et que de toute leur âme ils aspirent à mourir. Ceux-là même, pour gravement atteints qu'on les suppose, participent encore de la tendance universelle de l'être à persévérer dans son être. Selon une parole justement célèbre, tous les hommes savent qu'ils mourront, mais personne ne le croit pour sa propre part. Plus d'une fois même, si nous pouvions lire au fond des cœurs de ces soi-disant désespérés, nous aurions la surprise de découvrir que l'une des conséquences de la maladie a été d'accroître encore chez eux, plus ou moins consciemment, cet instinct de conservation qui ne s'éteint en nous qu'avec notre vie. Tel officier qui, bien portant, prenait un véritable plaisir à affronter la mort en toute occasion, le voilà qui, devenu vieux, infirme ou malade, attache un prix infini aux moindres précautions hygiéniques, et ne se relâche pas d'interroger les médecins sur la manière dont il pourra prolonger une vie dont il sait pourtant qu'elle ne peut plus désormais offrir d'utilité pour lui-même ni pour personne : ce qui ne l'empêchera pas, lui non plus, de nous assurer à toute heure que l'existence lui pèse, et que la mort serait pour lui une délivrance. Sous les élans momentanés d'aspirations au repos que nous traduisent ces paroles découragées des malades, il y a chez eux un désir permanent de retrouver la santé, ou, tout au moins, de rester en vie.

Mais ce désir risque toujours de demeurer impuissant s'il ne se transforme pas en espoir confiant et en volonté. Je dirai plus : bien loin de contribuer à leur guérison, ce désir à la fois passionné et inerte des malades a presque toujours pour conséquence d'aggraver leur maladie, en les accoutumant à concentrer toute leur attention sur leur propre personne. Ne s'intéressant plus qu'à leurs misères corporelles, ils perpétuent celles-ci et les multiplient : pour ne rien dire de la détestable influence qu'exerce sur eux la crainte qui les torture, en « sidérant » leur système nerveux, et en détruisant chez eux le ressort dont ils auraient besoin pour réagir efficacement contre le mal redouté. Précisément parce qu'ils sont trop possédés du désir de guérir, ils sont aussi possédés de la crainte que cette guérison ne soit impossible ; et ainsi, par leur propre faute, ils en ajournent ou en empêchent les progrès.

Les malades de cette espèce, il est vrai, pour nombreux qu'ils soient, ne constituent cependant qu'une exception ; et parfois même, comme je l'expliquerai bientôt, cette crainte excessive et funeste est remplacée, chez d'autres personnes, par un sentiment tout contraire. Il y a des malades qui, bien loin de s'affoler à l'excès, ne veulent pas se rendre compte de la gravité de leur mal, et mettent un véritable point d'honneur à « se traiter par l'indifférence ». Mais en réalité cette belle indifférence vis-à-vis de la maladie ne se maintient, le plus souvent, que jusqu'au moment où l'apparition d'un nouveau symptôme, plus significatif que les autres, contraint ces optimistes à se sentir atteints ; et depuis lors l'énorme majorité d'entre eux se conforment à la règle générale de notre nature humaine, qui nous ordonne de nous inquiéter et d'avoir peur aussitôt que la maladie a mis la main sur nous. Notre crainte, Dieu merci, n'a pas toujours le caractère égoïste, mesquin, et insupportable qu'elle revêt chez les malades dont je parlais tout à l'heure ; mais quels que soient le courage et la sagesse que nous lui opposions, toujours irrésistiblement nous sommes obligés de l'accueillir au fond de notre cœur, et toujours, à des degrés divers, elle exerce sur nous une influence déprimante et paralysante, qui ajoute son poids à celui de la maladie organique, et constitue un obstacle à la guérison.

D'où résulte assez clairement cette conclusion pratique : que *le premier devoir psychothérapique du médecin est toujours de dissiper les craintes du malade et de stimuler chez lui la volonté de guérir* en l'amenant à se pénétrer profondément de la possibilité de sa guérison. A la base de tout traitement moral se place nécessairement ce que j'appellerai l'« affirmation optimiste », l'assurance formelle donnée au malade qu'il peut et qu'il doit recouvrer la santé.

II. Mais, — s'écrieront là-dessus maints lecteurs, — ce que vous paraissez nous présenter comme une découverte nouvelle de votre psychothérapie est, en réalité, une pratique tellement universelle et constante, dans toute l'histoire de la médecine, depuis Esculape, que personne ne prend même plus la peine d'insister sur ce point ! Toujours, et en tous lieux, les médecins ont su qu'ils devaient cacher à leurs malades la gravité de leur état, et travailler autant que possible à les rassurer. A quoi je répondrai tout d'abord que, si même cette règle fondamentale était vraiment appliquée de la façon la plus parfaite par tous les médecins elle n'en constituerait pas moins, dans l'exercice de notre profession, un moyen essentiellement « psychothérapique », et, à ce titre, mériterait d'être spécifiée dans un ouvrage tel que celui-ci. Mais en outre il s'en faut de beaucoup que l'application de cette règle soit aussi générale, ni surtout aussi parfaite, qu'on se l'imagine. Il y a trop souvent des médecins qui, au secret de leur cœur, n'aiment pas à rassurer leurs malades, ou, plus exactement, n'apportent pas à cette tâche obligée l'énergie et l'ardeur passionnée qu'il conviendrait. Soit que la rigoureuse droiture de leur caractère répugne à ce que des promesses formelles de guérison leur paraissent impliquer de mensonge ou d'exagération, ou qu'un scepticisme naturel ou acquis les ait rendus ennemis de toute affirmation catégorique, ou bien encore qu'ils n'attachent qu'une importance médiocre à des procédés de « suggestion » vulgaire dont ils préfèrent abandonner l'usage aux « charlatans », diplômés ou non, de la médecine, le fait est qu'ils évitent manifestement d'ajouter à leurs conseils thérapeutiques les précieuses paroles de consolation et de réconfort qui, cependant, auraient chance d'accroître infiniment l'efficacité curative de ces savants conseils. Volontiers ils attendent que le malade les interroge pour lui adresser ces quelques paroles, et puis, quand ainsi ils se voient contraints d'exprimer un pronostic favorable, involontairement ils hésitent à y mettre le ton de conviction profonde et joyeuse qui, seul, aurait le pouvoir d'agir durablement sur une âme toujours plutôt portée à la crainte et à la méfiance. Leurs paroles suffiront peut-être à calmer un instant les alarmes de leurs patients; mais ensuite, le soir même ou le lendemain, dès la réapparition du premier symptôme inquiétant, comme l'effet de ces assurances trop discrètes aura vite fait de s'user !

Et à côté de ces médecins qui, avec les meilleures intentions du monde, ne parviennent pas à vouloir tranquilliser leurs malades, il y en a d'autres, bien plus nombreux, qui, tout en le *voulant*, ne *savent* pas le faire, faute d'un certain instinct naturel ou d'une suffisante habileté d'observation et de pénétration psychologique. Parmi ceux-là, les uns subissent la peine d'un invincible pessimisme natif qui, malgré tous leurs efforts pour le dissimuler, se trahit sous leurs assertions les plus encourageantes. Leur regard, l'accent de leurs lèvres, stérilisent la portée de leurs bonnes paroles. D'autres se laissent prendre aux ruses qu'inventent leurs malades pour découvrir leur opinion véritable ; et combien il en est qui simplement, comme je le disais, sont victimes de leur incompétence psychologique, qui les empêche d'approprier au caractère particulier de leurs malades de charitables formules condamnées, par là, à rester inutiles !

Sans compter que le dernier acte de la consultation médicale, — celui où le médecin, avant de renvoyer son malade, lui promet plus ou moins chaudement une guérison prochaine, — risque parfois d'arriver trop tard, si, au cours des actes précédents, en examinant son client et en le questionnant sur sa maladie, le médecin ne s'est pas suffisamment soucié de l'importance du point de vue psychothérapique. Il se peut qu'un de ses gestes, une de ses intonations, un mot imprudent, durant cet examen, ait éveillé ou ravivé, chez le malade, une inquiétude désormais fixée en lui si profondément que nulles affirmations rassurantes, ensuite, ne sauraient plus réussir à l'effacer : tandis que l'on ne se figure pas, au contraire, la singulière vertu réconfortante que peut avoir un examen pendant lequel le médecin a uni à sa science purement médicale une compétence psychologique un peu éprouvée.

Soutiendra-t-on que, malgré toutes ces imperfections de « l'affirmation optimiste » telle qu'elle est communément pratiquée, il y a chez le malade un besoin instinctif d'être rassuré qui, dans la plupart des cas, dispense le médecin de se mettre en frais, aussi bien pour ce qui est d'étudier à ce point de vue le caractère individuel de son client que pour ce qui est de varier et de multiplier l'expression de ses promesses de guérison ? Mais, s'il en est ainsi, ne comprend-on pas de quel immense profit serait une exploitation plus raisonnée et méthodique de ce besoin naturel qu'ont, effectivement, presque tous les malades ? S'il est vrai que quelques mots banals, négligemment accordés à un tuberculeux ou à un cancéreux, suffisent pour le confirmer dans ses espérances, combien un pouvoir de persuasion comme celui-là mériterait d'être développé, à la fois afin d'alléger les souffrances morales du malade et aussi, — j'aurai bientôt l'occasion de le montrer plus en détail, — afin d'empêcher ou de ralentir les progrès organiques de son mal ! Est-ce que la constatation sans cesse plus évidente de l'impuissance relative de notre thérapeutique à lutter directement contre les agents pathogènes ne nous impose pas l'obligation de consacrer de plus en plus notre intelligence et notre volonté à rendre plus actif cet incomparable moyen dont nous disposons pour servir vraiment le patient qui se confie à nos soins ? Et n'est-il pas certain que, là comme partout, l'intention la plus généreuse ne vaut pas à tenir lieu d'une expérience mûrement réfléchie, d'une préparation quasi « scientifique » à remplir le rôle qu'exigent de nous les circonstances ?

III. D'où il résulte que, pour universellement connue et appréciée qu'ait été de tout temps la nécessité de « l'affirmation optimiste », les médecins de demain trouveront un avantage très précieux à être instruits plus expressément de la manière dont ils pourront et devront, à chacune des étapes d'un traitement quelconque, diversifier l'application de ce procédé psychothérapique, et en tirer le maximum d'effet utile dont il est capable.

Et c'est ainsi que, en premier lieu, ces futurs médecins devront se pénétrer d'un principe sans lequel leurs discours les plus éloquents risquent de n'avoir qu'une portée très superficielle et très passagère. Ce principe fondamental pourrait être formulé de la façon suivante : *Toujours et partout, il importe que le médecin, s'il veut réussir à convaincre son malade de la possibilité d'une guérison, commence par ne rien négliger pour s'en convaincre soi-même.* A ce prix seulement il lui deviendra possible d'exercer une action décisive sur l'imagination et la volonté du malade. Ce n'est que dans sa propre confiance qu'il puisera la force de persuasion nécessaire pour imposer pleinement confiance au malade. En vain il s'ingénierait à déployer tous les artifices de la dissimulation la plus habile et la plus éloquente : si lui-même, au fond du cœur, croyait l'opposé de ce qu'il dit, ses plus belles paroles sonneraient faux, ou peut-être réussiraient bien à tranquilliser les craintes du malade, mais n'auraient pas le pouvoir de lui donner cette conviction active qui lui est nécessaire pour lui permettre, en quelque sorte, de travailler inconsciemment à sa guérison. De l'expression sincère de notre croyance se dégage toujours un certain magnétisme, mystérieux et indéfinissable, qu'échouerait à produire tout l'art du comédien, si parfait qu'on le suppose. En dehors même de la signification immédiate des paroles, c'est ce courant magnétique qui se transmet à nos malades lorsque nous avons le bonheur de pouvoir leur dire la vérité, — ou tout au moins ce que nous croyons vrai, —

en leur affirmant qu'ils recouvreront la santé. Aussi bien n'aurons-nous presque pas besoin de le leur affirmer : il suffira souvent de notre présence pour que le patient qui, tout à l'heure, s'inquiétait et se désolait, se sente dorénavant redevenu maître de soi, et se promette et s'ordonne de guérir. Toujours et partout, il faut que le médecin, avant de travailler à rassurer son malade, tâche par tous les moyens à se pénétrer soi-même de la possibilité de la guérison.

Par où je n'entends pas que le médecin doive se pourvoir, une fois pour toutes, d'un optimisme béat qui, tout en lui donnant plus de chances de tranquilliser son malade, l'exposerait à négliger les soins purement médicaux nécessaires à la guérison ! Si le pire de tous les médecins est le médecin « tant pis », qui, à force de pessimisme découragé, enlève à son client la volonté et le pouvoir de profiter efficacement de ses conseils, il convient également de redouter un médecin « tant mieux » qui, à force de croire et de répéter que son client ne court aucun danger, le laisserait tout doucement dépérir et s'éteindre sous ses yeux. Mais entre ces deux extrêmes se place le médecin tel qu'il doit être, c'est-à-dire alliant avec les craintes et les précautions du premier la salutaire espérance du second. Il faut que le médecin envisage aussitôt toutes les possibilités, et traite son malade en se mettant au point de vue des pires d'entre elles, mais cependant leur préfère les meilleures pour son propre compte, et fasse partager sa confiance à son client, ainsi qu'à l'entourage de celui-ci. Cela peut paraître singulier. En pratique, rien n'est plus facile. Il s'agit simplement de prendre le plus de précautions possible, avec la croyance et le ferme désir que, si vraiment la situation du malade doit les rendre utiles, leur emploi puisse produire le plus heureux effet dont il sera capable. Et puis, ces précautions prises, et toutes les hypothèses dûment envisagées, il faut que le médecin s'entraîne à choisir parmi ces hypothèses, pour les adopter soi-même et les présenter au malade, celles qui comporteront l'issue la plus favorable [1].

Ce choix exige, de notre part, une sorte d'auto-suggestion, où notre volonté doit naturellement tenir un grand rôle. Mais encore notre volonté ne saurait-elle se passer de motifs pour la diriger ; et ainsi il convient que le médecin psychothérapeute demande à sa raison ou à son expérience une foule d'arguments pouvant l'autoriser à concevoir cet espoir de guérison qu'il communiquera, ensuite, à son malade. Il se rappellera d'abord cette énorme influence du moral sur le physique, énorme et très incomplètement exploitée jusqu'ici, qui tous les jours permet à des malades gravement atteints de prolonger leur vie ou même de guérir tout à fait lorsqu'ils le désirent avec une énergie suffisante. Il n'oubliera pas non plus les limites, hélas! trop certaines, de sa science, et comment lui-même ou ses confrères ont commis des erreurs jusque dans les cas qui leur avaient semblé le plus nettement définis. Je dirai plus : quelle que soit la maladie que nous ayons à traiter il y a eu sans doute déjà, dans notre clientèle passée, des cas où cette maladie a tourné autrement que nous l'avions craint, pour aboutir soit à une guérison inespérée, soit du moins à des chances inespérées de survie et d'amélioration. C'est le souvenir de ces cas excep-

[1] J'aurai d'ailleurs à revenir bientôt sur cette nécessité de concilier parfois, avec la pratique constante de l'affirmation optimiste l'emploi d'avertissements plus ou moins rigoureux, ayant pour objet de contraindre les malades à s'abstenir d'imprudences dangereuses ou à employer des remèdes efficaces.

tionnels qui doit contribuer le plus fortement à nous inspirer la précieuse auto-suggestion dont je parlais tout à l'heure. Appelés auprès du lit d'un tuberculeux ou d'un autre malade, nous devons rechercher dans notre mémoire, aidée au besoin de toutes nos lectures, les diverses observations où des affections du genre de celle-là ont suivi un cours moins funeste que leur cours habituel ; et pour peu que l'image de cette merveilleuse aventure médicale s'évoque à notre esprit sous des couleurs vivantes, en elle nous puiserons l'encouragement requis pour pouvoir nous affirmer à nous-mêmes qu'une réussite analogue va être non seulement possible, mais probable et presque assurée, une fois encore.

IV. Abordons tout de suite une autre question des plus importantes. Cette auto-suggestion optimiste, il arrive trop souvent que toute notre bonne volonté échoue à la produire. Nous pouvons bien nous rappeler des cas où un cancer, par exemple, a conservé longtemps une allure très lente, et rien ne nous défend de nous entraîner à espérer qu'une grâce semblable sera accordée au cancéreux qui sollicite nos soins. Mais ce n'est point de la longueur possible de sa maladie que nous sommes tenus de persuader cet infortuné : il s'agit pour nous de lui affirmer qu'il guérira, et cela nous est malheureusement impossible à admettre. Force nous est donc, en maintes occasions, de nous priver de l'appoint de certitude communicative que nous fournit notre propre espérance de la guérison d'un malade. Pour pénibles que nous apparaissent et le mot et la chose, force nous est trop souvent de devoir recourir à ce que nos pères appelaient un « pieux mensonge ».

Encore cela n'est-il pas absolument sûr ; et il se

pourrait que notre morale médicale fût victime, depuis des siècles, d'une illusion, d'ailleurs infiniment respectable, en nous enseignant la nécessité de « mentir » aux malades que nous savons condamnés à mort. J'ai toujours eu l'idée qu'une telle tromperie, même inspirée des intentions les plus généreuses, comportait une part d'inconvénients pour le moins égale à la somme des avantages qui en résultaient. Nous épargnons, il est vrai, à nos clients l'angoisse de tenir pour certaine une catastrophe que nous ne pouvons, du reste, les empêcher de craindre, avec des alternatives de confiance et de désespoir de plus en plus douloureuses à mesure qu'augmentent les progrès du mal : mais en échange de cette angoisse que nous leur épargnons, ne risquons-nous pas de les entraver dans le libre exercice de leur personnalité, ce qui, d'après nombre de moralistes autorisés, constitue la définition même d'un manquement à l'égard du prochain ? Ce cancéreux ou ce phtisique au dernier degré, qui sait si, de l'autre vie où il émigrera, son âme ne nous reprochera pas de l'avoir mise dans l'impossibilité de se déployer tout entière avec l'ampleur et l'élan passionné que suscitent toujours les crises décisives de notre existence ? Qui sait si, averti de l'approche infaillible de sa mort, tel poète n'aurait point trouvé dans son émotion la source d'un chant merveilleux, ou si tel philanthrope, se sachant condamné sans appel, ne se serait pas résolu à une action magnanime qui vaudrait à son nom les bénédictions de la postérité ? Et je ne parle pas ici du point de vue religieux qui, lui, nous ordonne immanquablement de laisser à nos clients la faculté de se préparer à cette grave opération de règlement de comptes que constitue la mort pour tout chrétien authentique.

Il y a là un problème d'une portée considérable, et qui, j'en ai la conviction, devra s'imposer un jour à la réflexion des médecins comme du public. Mais, en attendant que nos mœurs sociales se soient transformées au point de rendre possible une révolution morale aussi profonde, il est bien clair que le médecin d'aujourd'hui se trouve souvent dans l'obligation de dissimuler à son malade la gravité du mal qui s'apprête à le tuer. Extrêmement discutable en théorie, la nécessité du mensonge médical nous est trop souvent imposée dans la pratique; et je n'ai pas besoin d'ajouter combien elle est toujours, pour nous, pesante et douloureuse, au contraire de la joie que nous éprouvons, dans d'autres cas, à pouvoir nous pénétrer nous-mêmes de l'heureuse espérance qui, exprimée à nos malades avec tout notre cœur, les aidera aussitôt à collaborer avec nous pour leur guérison.

Mais nous possédons un moyen d'adoucir, à la fois, pour nous-mêmes l'amertume de ce mensonge et de le rendre profitable à nos malades dans la mesure du possible. Ce moyen consiste à nous persuader du caractère éminemment *charitable* de la tromperie où nous sommes condamnés. Plus l'obligation de celle-ci nous apparaît comme un sacrifice, et plus il faut qu'au moins nous ayons le ferme propos de donner à ce sacrifice une utilité réelle. Dès l'instant où nous constatons l'impossibilité de toute auto-suggestion optimiste, il faut que nous nous employions de toutes nos forces à suppléer, par notre bonne volonté, à cette absence de l'énergie convaincante qui s'attache toujours à toute parole sincère. Réduits au rôle de comédien, il faut que nous acceptions ce rôle avec toutes ses charges, et tâchions à le remplir le plus parfaitement que nous le pourrons, en nous inspirant toujours, au moins, de la conviction d'avoir pour objet le seul bien du malade.

V. Mais j'ai hâte de revenir à des cas moins pénibles, et où le médecin peut pleinement se pénétrer soi-même des espérances qu'il est tenu de transmettre à son malade. Le voici donc, ce médecin, parvenu volontairement à la certitude que ses propres soins, et la force bienfaisante de la nature, et la volonté du malade, réussiront à vaincre la maladie dont celui-ci se trouve, provisoirement, accablé! Cette première étape franchie, que doit faire le médecin pour stimuler, chez son malade, cette précieuse conviction et volonté de guérir ? La réponse est bien simple : sauf dans certaines circonstances exceptionnelles dont je parlerai tout à l'heure, le devoir du médecin est, pour ainsi dire, d'implanter de force sa propre confiance dans l'âme du malade, en donnant à ses affirmations le plus de poids et d'énergie possible, en ne se fatiguant pas de lui répéter sur tous les tons qu'il est parfaitement capable de guérir, en écartant du pied ses objections même les plus spécieuses, — à moins toutefois qu'il découvre, dans la réfutation de celles-ci, un moyen supplémentaire de produire l'effet souhaité. Il est bien évident, par exemple, que le médecin aura profit à raisonner patiemment avec un malade instruit qui, plus ou moins frotté de connaissances médicales, lui opposera tels ou tels symptômes comme ne pouvant manquer de désigner chez lui une affection grave. Dans ce cas, un simple haussement d'épaules risquerait de ne point suffire à calmer l'inquiétude du patient et, au contraire, cette inquiétude se trouvera excellemment dissipée si le médecin peut démontrer au malade que les symptômes dont il s'est ému ou bien ne ressemblent pas à ceux de la maladie supposée ou bien s'accompagnent d'autres symptômes qui en modifient la signification. Mais à l'ordinaire, lorsque le malade ne possède pas ces demi-lumières médicales, — presque toujours déplorables, — ou encore lorsque la confiance qu'il éprouve à l'égard de son médecin peut dispenser celui-ci de motiver par des arguments positifs le dédain avec lequel il accueille ses objections, toutes les controverses un peu approfondies échouent à installer dans l'esprit la certitude salutaire que lui apportera une affirmation péremptoire, un verdict sans appel et sans considérants.

Il faut seulement que le médecin s'arme de patience, et ne craigne pas de revenir cent fois sur la même affirmation, sauf à en varier les termes autant qu'il pourra. En vain le malade s'efforcera-t-il de prendre en défaut, par un stratagème habilement préparé, cette assurance optimiste que lui témoignera son médecin. Si vraiment ce dernier s'est d'abord convaincu soi-même des chances d'heureuse issue de la maladie, tous les artifices resteront impuissants à le démonter; et toujours son sourire, et l'accent de sa voix laisseront au cœur du malade l'impression que les dangers qu'il a craints n'étaient que des chimères, des fantômes décevants dont il n'a plus maintenant à se préoccuper.

Il y a d'ailleurs, pour le médecin, un moyen très fructueux d'introduire et de confirmer en soi cette patience qui lui sera nécessaire pour répondre indéfiniment de la même façon à des questions toujours les mêmes. C'est de se rappeler que tout malade, fût-il par ailleurs l'homme le plus intelligent du monde, revêt l'état d'esprit à peu près fatal d'un malade, et ne garde plus rien de son intelligence ordinaire dès qu'entrent en jeu sa santé et sa vie. Voilà encore une de ces vérités psychologiques dont mes jeunes confrères n'ont peut-être pas une notion bien précise, tandis que toute expérience un peu prolongée de notre profession aboutit forcément à nous en pénétrer! Ayant affaire à un homme de génie qui est ou se croit malade, vous serez étonnés de la lucidité intellectuelle qu'il conservera souvent jusque parmi les souffrances les plus vives, aussi longtemps que vous l'entretiendrez de questions désintéressées. Mais à peine aurez-vous abordé avec lui la question de sa santé, qu'au lieu du subtil et original causeur de la minute précédente, vous verrez apparaître un malade pareil à tous les autres, exprimant avec la même ingénuité l'inquiétude qui le ronge, et s'accommodant de s'entendre redire, tous les jours, une formule invariable de consolation. Parfaitement égaux devant la mort, peu s'en faut que tous les hommes le soient aussi devant la maladie.

D'où ne résulte point, d'ailleurs, que le médecin doive négliger de varier l'expression de son optimisme lorsqu'il peut le faire sans risquer de rien perdre de son autorité. Au contraire, il y a toujours profit pour nous à renouveler le plus souvent possible la forme extérieure de nos affirmations, de façon à les rendre plus saisissantes par leur nouveauté; comme aussi il est bon que nous essayions toujours d'approprier nos paroles au caractère et à la situation particulière de nos divers clients. Tel d'entre eux a besoin que nous le grondions de ses vaines alarmes, tel autre que nous l'en raillions amicalement, tel autre que nous paraissions même entrer d'abord dans ses vues, pour ne lui opposer notre dénégation formelle qu'au moment propice.

Parfois encore, ainsi que je l'ai déjà laissé entendre précédemment, le médecin devra, en quelque sorte, inquiéter d'une main le malade qu'il tâchera à rassurer de l'autre ; et ceci est, à la vérité, un point assez délicat, sur lequel il convient que je m'arrête un peu plus longuement. Voici, par exemple, un malade chez qui, sans qu'il s'en doute le moins du monde, l'analyse des urines révèle un diabète plus ou moins accentué. Ce malade non seulement ne se doute pas de la présence du sucre dans ses urines : il n'a même aucunement la sensation d'être malade, se plaignant tout au plus d'un peu de fatigue, et parfois, se félicitant, au contraire, de l'exagération croissante d'un appétit dont il ignore le caractère morbide. Révéler à ce malade qu'il est atteint de diabète, c'est, tout d'abord, presque infailliblement, le condamner à une aggravation subite, et souvent durable, de cet état diabétique dont on sait l'étrange corrélation avec tous les chocs d'ordre mental; et c'est aussi, probablement, ajouter à sa maladie organique toute sorte d'inquiétudes et d'angoisses, pouvant amener des troubles nerveux pour le moins aussi funestes que cette maladie elle-même. Et cependant, d'autre part, sans aller jusqu'à admettre l'importance attachée autrefois par l'opinion médicale à tel ou tel régime expressément « anti-diabétique », il faut bien reconnaître que le malade en question aurait profit à introduire dans son régime certaines modifications. Il y a là, pour le médecin, une espèce de dilemme, dont l'issue est quelquefois assez embarrassante. Entre le danger d'une révélation capable d'aboutir aux conséquences les plus fâcheuses, et le danger d'un silence qui empêchera le malade de prendre telles précautions pouvant enrayer les progrès de son mal, il semblerait, à première vue, que le choix fût même à peu près impossible. Ou plutôt, dans le cas de ce diabétique, la différence des deux dangers est en vérité si grande, — je veux dire la différence de leur gravité aux yeux du médecin, — que celui-ci ne devrait pas se faire le moindre scrupule de préférer le danger du silence à celui de la révélation, si aucune solution intermédiaire n'existait qui lui permît de parer simultanément à l'un et à l'autre : mais d'autres cas peuvent se présenter où ces deux dangers apparaissent au contraire presque égaux, et où l'absence d'une solution intermédiaire aurait de quoi créer, pour le médecin, une incertitude et une hésitation infiniment plus pénibles. Que l'on imagine par exemple, au lieu de notre diabétique, un malade atteint d'une affection du cœur, qui, si nous lui en révélons la présence, peut amener pour lui les accidents les plus terribles, et qui, d'autre part, ne saurait manquer de s'aggraver si le malade ne se soumet pas de la façon la plus stricte à un régime et à un traitement appropriés. Le médecin, en présence de ce malade, n'aura-t-il pas l'impression cruelle de se trouver dans une impasse, avec l'affreuse perspective de compromettre l'avenir de son client aussi bien par son silence que par un franc aveu de la réalité ?

Heureusement il se trouve, en fait, que cette impasse n'est jamais sans issue. Toujours, dans le cas du diabétique comme dans celui du « cardiaque », il existe pour le médecin une solution intermédiaire comme celle dont je parlais tout à l'heure, lui permettant de parer à la fois aux deux dangers, et d'associer à l'emploi continu de l'affirmation optimiste celui d'une certaine part de révélation et d'avertissement, suffisante pour obliger le malade à se soigner autant qu'il convient sans le moindre risque de l'inquiéter trop sérieusement. Cette solution intermédiaire se fonde, elle aussi, sur une particularité psychologique de notre nature, qui consiste en un privilège éminemment providentiel que nous avons de nous alarmer aussi peu d'un péril « possible » que nous sommes toujours prêts à nous épouvanter d'un péril « certain ». Nous avons beau savoir qu'une promenade en automobile nous expose à des chances plus ou moins nombreuses de catastrophe : un instinct merveilleux nous affirme que ces chances, communes à tous les promeneurs de notre espèce, se trouvent pourtant faire exception dans notre cas particulier. Tel homme s'embarquera en souriant dans une automobile de course qui, à la moindre apparence d'un danger réel et prochain, s'affolera de la manière la plus pitoyable. Et pareillement il en est pour la maladie. Dites à un homme moyen qu'il a une certaine maladie grave, — fût-elle même curable comme la tuberculose ou comme le diabète, — capable de se concilier avec de longues années de survie : votre homme n'en aura pas moins fort à faire pour surmonter l'épouvante qu'aura produite en lui cette révélation. Mais, au contraire, dites-lui que son hérédité, son passé pathologique, son mode de vie l'exposent à devenir tuberculeux ou diabétique : cette perspective le laissera infiniment plus calme, et peut-être ne vous avouera-t-il pas, mais sûrement il pensera au fond de son cœur, qu'une Providence spéciale doit exister pour lui qui, s'ajoutant aux précautions qu'il prendra désormais, le préservera d'un danger qui, chez un autre homme, lui apparaîtrait beaucoup plus probable et plus menaçant. D'où se dégage pour nous cette conclusion pratique : que toujours, ou du moins très souvent, nous réussirons à obtenir d'un malade une soumission plus ou moins complète au traitement qui nous semblera nécessaire pour lui, en lui déclarant non pas qu'il se trouve atteint déjà de la maladie constatée chez lui, mais qu'il est ce que l'on appelle un « candidat » à cette maladie, c'est-à-dire qu'il est menacé d'en devenir la victime s'il néglige d'employer certaines mesures pouvant le mettre à l'abri du danger. Par ce subterfuge élémentaire, nous parviendrons sans trop de peine à sortir de l'apparent dilemme que j'ai signalé tout à l'heure : sauf pour nous à révéler au malade cette « candidature » imprévue avec plus ou moins d'insistance, suivant que nous le jugerons utile pour le contraindre à prendre sa situation au sérieux.

J'ai insisté sur ce cas particulier : je pourrais en citer vingt autres, ou plutôt une infinité d'autres où, semblablement, se posent à la conscience du médecin de véritables problèmes de casuistique psychothérapique, dont la solution dépend à la fois des circonstances de la maladie, de la personne du malade, et, — serais-je tenté d'ajouter, — de la personne aussi du médecin, suivant que l'emploi de l'affirmation optimiste lui est plus facile et plus fructueux sous telle ou telle forme déterminée. Tout cela exige naturellement un doigté très habile, qui ne saurait s'acquérir que par une longue pratique personnelle. Mais l'essentiel est que, toujours et sous toutes les formes, nos affirmations aient ce caractère péremptoire et catégorique que rien ne vaut à leur donner autant qu'une conviction intérieure bien sincère.

VI. Et que si l'on me demande, maintenant, à quoi peut servir cette affirmation optimiste du médecin, je répondrai que son utilité n'est pas seulement réelle, mais énorme, et capable d'amener des conséquences d'une portée merveilleuse. Je n'oublierai jamais une petite aventure dont j'ai été témoin durant mes premières années de praticien. Dans la cité provinciale où je demeurais, j'avais à soigner un riche industriel qui se mourait d'un cancer du pylore. Mon pauvre client, depuis longtemps déjà, avait l'estomac littéralement fermé par une tumeur devenue si volumineuse qu'on la sentait au seul contact de la main : inutile de dire que nul aliment ne pouvait plus pénétrer dans son intestin, et que le malheureux ne manquait point de rejeter jusqu'aux quelques gorgées de lait qu'on lui faisait absorber. Or, sa famille, un jour, pour le satisfaire, consentit à appeler de Paris, en consultation, un célèbre professeur, homme des plus savants, en vérité, mais qui se formait des devoirs de sa profession une idée tout à fait différente de celle des saints de la médecine tels qu'un Potain ou un Martin Roux. J'eus naturellement l'honneur d'assister à la visite de mon glorieux maître, visite longue et consciencieuse, je dois le dire, si consciencieuse que l'éminent professeur s'était même fait accompagner d'un interne, et avait procédé avec lui à l'examen le plus approfondi du suc gastrique du malade. Mais voilà que, son enquête achevée, et à l'extrême surprise du naïf petit débutant que j'étais, voilà que la figure du maître s'illumine d'un sourire ravi, et voilà que l'infaillible clinicien, se tournant vers moi, m'exprime son regret d'avoir à constater chez moi une erreur de diagnostic aussi singulière. « Hé ! me dit-il, mon cher confrère, comment avez-vous pu vous laisser aller à concevoir des inquiétudes dans un cas d'une bénignité parfaitement évidente ? Cette tumeur qui vous préoccupe, mais ce n'est rien qu'un amas de matières, un accident des plus communs, et sans la moindre gravité ! Un ou deux lavements bien donnés suffiront à en dissiper toute trace ! » Puis, s'adressant au malade : « Et quant à vous, cher monsieur, le seul conseil que j'aie à vous donner est de chasser de votre esprit le souvenir de ce bobo qui disparaîtra d'une heure à l'autre ! Mangez et buvez comme par le passé, et vous verrez bientôt combien vous avez eu tort de vous affoler ! Mais, au fait, je n'ai pas déjeuné, moi non plus, et voici qu'il est une heure ! Allons, descendons vite à table, puisque vous avez eu l'obligeance de m'inviter ! » Ainsi fut fait, et ma surprise s'accrut encore à observer que, en effet, mon malade rivalisait avec le rayonnant professeur pour se régaler de viande rôtie et d'excellent bourgogne. Je commençais à me demander si tout cela n'était pas un rêve : car, malgré l'autorité de mon glorieux confrère, pas une minute je n'avais pu douter de la valeur trop certaine de mon diagnostic sur un mal que j'avais vu évoluer et progresser depuis plusieurs mois ; et cependant ce ton d'assurance joyeuse, chez le professeur, et cet appétit incroyable, cette mine rajeunie chez mon client !...

Me retrouvant seul avec le maître, sur le chemin de la gare, je voulus lui énoncer respectueusement mes objections : mais lui-même prit les devants, et, de la façon la plus aimable, s'excusa de m'avoir plongé dans un embarras dont il était certain, d'ailleurs, que je n'aurais pas de peine à me tirer tout de suite. « Que voulez-vous ? me dit-il. Voilà un malheureux qui va mourir d'ici quelques semaines : à quoi bon lui proposer des remèdes dont il découvrira aussitôt l'inefficacité ? Ne vaut-il pas mieux profiter de mon crédit sur son esprit pour lui procurer, au moins pendant un instant, l'illusion complète et délicieuse de n'être pas malade ? »

L'éminent professeur avait-il vraiment été guidé, dans sa conduite, par une noble et géniale charité psychothérapique, ou bien avait-il trouvé cette explication un peu au hasard, pour se justifier à mes yeux d'une manière d'agir dont il sentait que j'avais peine à l'approuver pleinement ? Je l'ignore, et la chose n'a pas d'importance : mais ce qui est autrement important, dans cette aventure, c'est la suite qu'elle a eue, et l'impression produite sur notre malade par les assurances optimistes du « grand médecin de Paris ». Car lorsque je revis mon client, le soir de ce même jour, le charme prodigieux des paroles du professeur n'avait pas fini d'opérer. Je trouvai devant moi un homme transfiguré, un ressuscité, qui, dans l'excès de sa joie, ne songeait pas même à se souvenir de ma funeste erreur à son sujet. Il avait repris de l'entrain, des forces, de la vie. Et tout cela m'apparaissait déjà bien extraordinaire : mais comment définir la stupéfaction que je ressentis en découvrant que son corps n'avait pas moins profité que son esprit de l'affirmation rassurante du professeur, et que ce malheureux, qui depuis des semaines ne parvenait pas à s'assimiler le moindre aliment, avait réussi à digérer le solide repas que je l'avais vu prendre ! Pas une minute son déjeuner ne l'avait mis mal à l'aise ; et bien que ses vomissements aient recommencé dès le lendemain, — pour ne plus s'arrêter jusqu'à sa mort, très peu de temps après, — je serais presque tenté de croire que ce déjeuner-là n'a pas été rendu, — admis par un mystérieux sortilège à franchir la porte, hermétiquement close, de l'estomac du malade.

Hélas ! oui, les vomissements ont recommencé dès le lendemain, le miracle accompli par mon célèbre confrère n'a pas duré plus de vingt-quatre heures. Mais, d'abord, il y a ces vingt-quatre heures qu'il a duré, cette journée entière pendant laquelle un estomac fermé à consenti à se rouvrir sous le sésame magique du peu scrupuleux ou génial clinicien ; et cela est déjà étrangement significatif. Mais allons plus loin et transportons-nous dans une féerie où un malade comme celui-là pourrait faire venir, des quatre coins du monde, de nouveaux magiciens capables d'exercer sur lui, avec une égale autorité, le même pouvoir qu'avait exercé le professeur parisien. Dans le monde de notre réalité actuelle, une telle hypothèse est manifestement impossible : car si différents que soient les médecins qui viendront rassurer notre malade, et quelque variété qu'ils apportent dans l'expression de leur optimisme, il est fatal qu'un moment arrive bientôt où la confiance du malade s'atténuera, et puis s'usera tout à fait, en présence de formules dont il aura désormais constaté l'égale faillite à très bref délai. Mais imaginons que cette impossibilité devienne possible, et que pendant un mois, par exemple, des médecins nouveaux se succèdent dont chacun réussisse à restaurer complètement, dans l'âme du malade, la confiance ébranlée par la prompte non-réalisation des belles promesses de son prédécesseur : pendant un mois, le même prodige d'action psychothérapique se renouvellera infailliblement, par le seul fait qu'il a pu s'accomplir sous nos yeux une première fois.

Et, d'ailleurs, la vérité que nous prouve cette histoire n'a rien de trop surprenant si l'on songe que tous les jours, en réalité, nous avons l'occasion d'assister à des miracles de même ordre, sous des formes non moins inexplicables, et non moins significatives. C'est, par exemple, une chose bien connue de tous les médecins des stations hivernales et des sanatoria, que jamais, ou presque jamais, les tuberculeux ne meurent en chemin, si malades qu'ils soient, lorsqu'ils ont le ferme espoir que le soleil de Menton, ou l'air pur de Davos leur rendra la santé. Beaucoup meurent tout de suite après leur arrivée : cela résulte de la détente douloureuse qui se produit dans leur confiance et leur volonté, après le grand effort des jours précédents. Mais cet effort, aussi longtemps qu'il dure, les maintient en vie. Pareillement une mère moribonde, dont le fils revient d'Algérie ou d'Amérique, attend, pour mourir, qu'elle l'ait revu. Il y a là un effet absolument incontestable de l'élément moral sur la vie corporelle ; et rien n'est tel, pour continuer à vivre, que de vouloir vivre, avec l'énergie passionnée que nous voyons déployée par les malades dans des cas comme ceux dont je viens de parler.

Or, de la même façon, il est bien clair que l'énergique volonté de guérir doit être une des plus précieuses conditions de la guérison. Non pas certes que j'entende pousser à ses conséquences extrêmes la conclusion que l'on peut tirer de l'aventure de mon cancéreux ! Quoi qu'en pensent maintes personnes d'expérience et de bonne foi, — pour ne point parler d'illuminés comme les *scientistes chrétiens*, — je ne prétends pas qu'un effort de volonté suffise à faire disparaître une tumeur, ou à cicatriser des poumons ravagés par la tuberculose. Mais jusque dans les cas extrêmes, j'affirme hardiment qu'un tel effort peut ralentir les progrès ultérieurs du mal ; et puis, au-dessous de ces cas extrêmes, il y a d'autres cas de maladies moins graves, mais nettement et exclusivement organiques, où la puissance de la suggestion optimiste est, je le répète, incalculable. Combien de fois, d'ailleurs, tout médecin ou toute garde-malade expérimentée n'ont-ils pas eu l'occasion d'observer l'importance singulière de ce qu'on appelle familièrement « un bon moral » sur l'évolution favorable de maladies où il semblerait que le « moral » n'eût à jouer aucun rôle ? A la seule figure d'un malade, au seul ton de sa voix, nous reconnaissons déjà que notre tâche de « guérisseur » va nous être rendue plus ou moins facile.

Et c'est précisément à relever, à « améliorer » le « moral » du malade que doit servir l'affirmation optimiste telle que je l'ai définie. J'ai connu, je ne crains pas de le dire maintes personnes dont la guérison, — et dans des maladies tout organiques, — a résulté pour une très grosse part de la confiance que ces personnes voulaient bien avoir en moi, et de la façon dont j'y ai répondu en m'ingéniant de jour en jour à stimuler, par tous les moyens, leur volonté naturelle de guérir. Evidemment le régime et les remèdes que je leur prescrivais n'ont pas été sans contribuer à leur guérison : mais j'ai vu ces mêmes prescriptions échouer pitoyablement dans d'autres cas tout pareils. C'est que, dans ces derniers cas, on bien j'étais encore trop novice en psychothérapie pour connaître toute la puissance curative de l'affirmation optimiste, ou bien parfois j'avais affaire à des malades dont la caractère et la vie morale ne m'étaient pas suffisamment familiers pour que je pusse exercer sur eux cette action personnelle aussi pleinement que je l'aurais souhaité.

J'irai plus loin encore dans cette confession : je suis persuadé que tous les bons médecins du passé ont été, avant tout, des hommes à qui leur intelligence ou leur cœur a permis d'agir très profondément sur l'esprit de leurs malades. Car il serait absurde d'imaginer que nos devanciers, au long des siècles, aient ignoré ce que c'était de guérir les malades, ou même qu'ils les aient guéris, enfin de compte, beaucoup moins que nous avons le bonheur de le faire à présent ; et cependant leurs traités de thérapeutique, quand nous les parcourons aujourd'hui, sont remplis de recettes dont l'inefficacité nous paraît certaine.

Il y avait bien, pour collaborer avec eux, notre bonne mère Nature, qui continue à être pour nous la plus précieuse des collaboratrices : mais leur célébrité, la reconnaissance dont les entouraient leurs contemporains, tout cela suffit à prouver qu'ils étaient vraiment d'excellents praticiens; et tout porte à croire que leur excellence a consisté pour une bonne part dans l'habileté ou la charité avec laquelle ils savaient inspirer à leurs malades la volonté de guérir.

VII. Pareillement encore, de nos jours, il n'y a pas jusqu'aux « charlatans » de la médecine qui n'aient quelque chose à nous apprendre ; il n'y a pas jusqu'aux « scientistes chrétiens », malgré l'antipathie que ne peut manquer de nous inspirer une catégorie de charlatans comme ceux-là, trafiquant de sentiments aussi sacrés que nos croyances religieuses et notre besoin naturel de prier. Charlatans, je veux bien admettre qu'ils ne le soient pas tous, au mauvais sens du mot, et que l'on rencontre parmi eux des illuminés qui, le plus sincèrement du monde, croient à l'efficacité surnaturelle des pieuses pratiques de leur secte : mais la facilité avec laquelle ceux-là même consentent à se laisser payer leur intervention auprès des malades n'en a pas moins quelque chose d'éminemment fâcheux. Et cependant ces marchands de prières sont en train de se répandre à travers toute l'Europe avec une rapidité et un succès extraordinaires, à tel point que le jour approche où leur concurrence risquera de constituer pour nous un danger pareil à celui qu'elle constitue déjà, après une dizaine d'années, pour les médecins des Etats-Unis. A Paris, en particulier, plusieurs agences de ces « scientistes chrétiens » se trouvent aujourd'hui installées, sans compter nombre de « guérisseurs » isolés qui exploitent à leur profit la célébrité des doctrines médico-religieuses de la défunte Mme Eddy. Dans l'ombre, peu à peu, ces nouveaux venus travaillent par tous les moyens à se gagner la sympathie d'un petit public savamment choisi, dont la collaboration leur permettra ensuite de répandre plus haut et plus loin leur fructueuse activité. Dès maintenant, il existe à Paris une foule de domestiques, de couturières, de gardes-malades, comme aussi de dames du monde besoigneuses et de vieilles demoiselles sentimentales, qui, stimulées par des motifs divers, s'occupent à propager tout ensemble les théories de la secte et les adresses de ses représentants plus ou moins attitrés. Chaque jour, grâce aux efforts infatigables de ces propagandistes, tel ou tel de nos anciens clients consent à se priver momentanément de nos soins pour recourir à ceux d'une très savante et respectable élève de Mme Eddy.

Et, en effet, la « scientiste », après s'être minutieusement informée des symptômes et de l'évolution de la maladie, se fait fort de vaincre celle-ci sans l'ombre d'un remède, ni de changement de régime, simplement par ses prières unies à celles de son client. Encore ces prières sont-elles toujours précédées et entremêlées de petites instructions morales où la « guérisseuse », du ton le plus convaincu et le plus solennel, affirme au malade que « le péché, la souffrance et la mort » n'ont aucune réalité : d'où résulte que la maladie dont il se croit atteint n'est rien qu'une illusion, et qu'il lui suffira désormais de ne plus vouloir souffrir pour se voir définitivement affranchi de toute souffrance. « Vous allez donc, — dit-elle, — détourner soigneusement votre pensée de ce mal, imaginaire comme tous les maux ; et puis, au lieu d'abaisser vos yeux sur les prétendues lésions de votre corps, vous les élèverez avec moi vers notre Père commun, pour lui demander la force de persévérer dans votre résistance aux funestes chimères qui étaient en train de vous tuer ! » Après quoi, médecin et client se plongent en oraison, à moins pourtant que le client préfère abandonner à la « scientiste » toute la tâche d'invoquer en sa faveur la Bonté divine, — ce qui, naturellement, l'exposera à payer plus cher la cure merveilleuse ainsi opérée. Parfois, d'ailleurs, celle-ci est gratuite, et notre collègue ou rivale « scientiste » déclare à nos clients qu'elle se ferait un scrupule de profaner la sainteté de son ministère par de basses et prosaïques préoccupations d'argent : mais on m'a assuré que ces cures-là étaient précisément les plus coûteuses, en fin de compte, obligeant à remplacer les honoraires tarifés des « scientistes » plus mercantiles par toute sorte de menus cadeaux, d'offrandes pour la propagation de la bienfaisante doctrine, etc.

J'ai eu l'occasion de me renseigner assez exactement sur la manière dont procédaient ces « guérisseurs » d'un genre nouveau, encore ignorés d'une bonne partie du monde médical en attendant qu'ils le contraignent peut-être, un jour ou l'autre, à s'émouvoir des sourds et incessants progrès de leur industrie ; et, dans tous les cas qu'il m'a été donné de connaître, les choses se sont passées à peu près comme je viens de le dire. Une instruction morale sur la non-réalité de la maladie, une série de prières, et une dépense d'argent relativement assez forte : à ces trois actes s'est toujours bornée toute la comédie. Mais le dénouement de celle-ci ? me demandera-t-on. Les malades ainsi traités, comment se sont-ils trouvés d'une telle cure ? A cela je dois répondre en toute franchise que pas une fois, parmi les quelques cas en question, le résultat n'a réalisé assez pleinement les belles promesses des « scientistes » pour enlever à mes clients le désir de venir remettre leur santé entre mes mains. Tout au plus une dame souffrant de troubles nerveux assez vagues m'a-t-elle affirmé que sa visite chez la « scientiste » que lui avait recommandée sa couturière aurait été suivie, pour elle, d'une dizaine de jours où ses misères habituelles lui auraient paru quelque peu atténuées; tandis que, d'autre part, j'ai été témoin d'un cas où l'intervention d'une « scientiste » a eu les conséquences les plus désastreuses, en faisant ajourner une opération qui, pratiquée en temps opportun, aurait probablement sauvé la vie d'une malade atteinte d'un fibrome. Mais, encore une fois, mon scepticisme ne va pas jusqu'à me permettre de penser que le succès des « scientistes » chez nous, comme dans le reste du monde, repose uniquement sur une suite ininterrompue d'accidents funestes, ni même de cures n'ayant abouti à aucun effet appréciable. Aussi bien, à défaut d'une observation personnelle me démontrant l'efficacité curative de cette doctrine américaine, ai-je entendu raconter, et par des hommes d'une science et d'une bonne foi tout à fait incontestables, un petit nombre de faits significatifs qui m'ont absolument démontré, en pratique, la possibilité pour les « scientistes chrétiens » d'opérer des guérisons non moins certaines que celles qu'il nous arrive d'opérer par nos méthodes médicales ordinaires.

Et cela non pas du tout parce que les prières des « scientistes » possèdent le pouvoir mystérieux d'attirer sur leurs clients des grâces surnaturelles, mais seulement parce que ces charlatans d'une espèce nouvelle, tout de même que faisaient déjà, très probablement, leurs devanciers de tous les siècles, rachètent l'inanité de leur thérapeutique par une science et une puissance psychothérapiques supérieures à celles dont dispose aujourd'hui la majorité des médecins. N'ayant à nous offrir, en échange de notre argent, que de simples paroles, ils tâchent du moins à revêtir ces paroles de la plus haute somme possible d'efficacité curative ; et ainsi ils parviennent à guérir des malades sur qui tous les plus savants remèdes n'auraient pu agir avec autant de profit.

Que l'on songe, en effet, à tout ce que contiennent de précieux, sous ce point de vue de la suggestion psychothérapique, des traitements du genre de celui que j'ai trop sommairement essayé de décrire ! Tout d'abord, il y a la prière. Cette prière, je ne saurais trop le proclamer, est bien loin d'avoir les mêmes droits à notre respect que celle du croyant humble et sincère qui sollicite la compassion divine en sa propre faveur, ou plutôt encore en celle d'autrui. La prière du croyant est, avant tout, gratuite, et cesse d'avoir la moindre valeur religieuse aussitôt que viennent s'y mêler des questions de gros sous. Et puis la prière du croyant est timide, suppliante; elle demande, sans exiger que la Providence vers qui elle s'élève s'empresse aussitôt de l'exaucer. Lorsque le « scientiste chrétien » promet à un malade de le guérir en priant pour lui, il prouve d'emblée qu'il n'est ni « scientiste », — car il ignore à la fois et les principes de l'ordre naturel et ceux de l'ordre divin, — ni « chrétien », — car le chrétien même le plus saint n'implore l'intervention d'en haut qu'avec un profond sentiment de son indignité et du peu de chances qu'il y a pour lui d'obtenir un bienfait trop au-dessus de son faible mérite. Mais il n'en reste pas moins que, si la prière du guérisseur à gages ne peut être jamais qu'une parodie plus ou moins sacrilège, celle du malade, elle, a des chances d'être sincère, et, comme telle, de constituer pour lui, en quelque sorte, une condition d'hygiène morale éminemment salutaire. Tous les psychologues, croyants ou athées, s'accordent à reconnaître qu'une prière vraiment « active », émise du fond de l'âme, avec une concentration complète de toutes les forces de notre essence intime, a pour résultat d'accomplir en nous une véritable transfiguration psychique, où l'oubli absolu de nos souffrances et faiblesses corporelles nous rend exceptionnellement aptes à nous délivrer du poids de ces faiblesses et de ces souffrances. Les médecins eux-mêmes, pour peu qu'ils consentent à s'élever au-dessus de leurs préjugés contre tout ce qui touche de près ou de loin à la religion, les médecins les plus « libres-penseurs », à la condition d'avoir vraiment la pensée un peu « libre », admettent qu'il y a, dans l'atmosphère religieuse des lieux fortement imprégnés de prières, une influence curative de premier ordre, redevable surtout à un état d'exaltation mystique où se trouvent plongés les fidèles et qui, en leur faisant oublier leur corps, peut souvent déterminer chez eux une bienfaisante révolution organique, de manière à les débarrasser désormais de toute sorte de misères qui les affligeaient jusqu'alors. Rien n'est tel qu'une commotion très violente pour modifier durablement la combinaison chimique, éminemment instable, de notre vie corporelle; et, parmi les commotions que nous sommes exposés à subir, aucune n'est certainement plus saine, plus exempte de répercussions fâcheuses, et plus riche en effets heureux que celle que produit l'émotion religieuse portée à son degré suprême.

Si bien qu'il suffirait déjà, dans un certain nombre de cas, d'une prière imposée par le guérisseur « scientiste » à son client pour amener dans l'être entier de celui-ci un changement heureux. Tel névropathe qui toujours s'infligeait des maladies nouvelles à force de les redouter, le voilà qui, pour un instant, s'est détaché de l'angoissante préoccupation de son état morbide pour s'adonner à l'évocation du Maître tout-puissant qu'on lui a commandé d'implorer ; son âme s'est, pour ainsi dire, affranchie de la servitude de son corps, et il a goûté là un instant de béatitude dont le souvenir, depuis lors, pourra fort bien le maintenir sinon en pleine santé, en tout cas dans une situation moins lamentable que celle où il se laissait enfoncer, tous les jours davantage, par cette dépendance maladive à l'égard de ses organes. Ou bien voici un malade chez qui les phénomènes nerveux s'accompagnent d'autres phénomènes plus graves, d'une inflammation de l'intestin, par exemple, ou d'une tension exagérée des artères : celui-là, évidemment, ne sera point guéri par la prière : mais en l'élevant au-dessus de soi-même, la prière a pour conséquence d'éliminer chez lui toute la part d'éléments morbides purement nerveux qui s'y joignait à cette affection organique, et l'aggravait ou en empêchait la guérison. Grâce à l'exaltation morale dont il a été pénétré, ce malade retrouve une vitalité qui, dorénavant, lui permettra de lutter plus profiablement contre son mal, de s'abandonner plus librement au travail réparateur de la nature, et de recouvrer la santé dans la mesure où son organisme affaibli ou lésé demeure encore susceptible d'une guérison.

A cette influence bienfaisante de la prière s'ajoute encore, dans le programme habituel des pratiques « scientistes », un autre élément de succès qu'il serait trop puéril de vouloir contester. Souvent, comme je l'ai dit, les prétendus « guérisseurs » aggravent l'état de leurs clients en les empêchant de recevoir les soins médicaux qui leur rendraient la santé. Mais souvent aussi, dans d'autres cas, ils contribuent à la guérison des malades en leur évitant des soins médicaux intempestifs. Combien de fois, en effet, il nous arrive de voir des malheureux qui, à force de « se droguer » en toutes manières. ont transformé des affections plus ou moins bénignes en de véritables maladies désormais sans remède ! Ou bien, il faut l'avouer, ce sont les médecins qui, devant l'insistance passionnée avec laquelle leurs clients exigent de leur part une intervention active, se laissent, pour ainsi dire, « suggestionner » par eux, et se résignent à leur prescrire des remèdes non pas certes dangereux, mais inutiles, et constituant toujours pour l'organisme une fatigue regrettable. Dans tous les cas où ce travail réparateur de la nature dont je parlais tout à l'heure a besoin d'être stimulé et aidé, l'industrie des « scientistes chrétiens » ne peut manquer d'avoir une action funeste : mais au contraire, dans tous les cas où ce travail réparateur ne demande qu'à s'accomplir librement et sans entrave, il est sûr que les élèves de Mme Eddy se trouvent plus à l'aise que bon nombre de médecins pour le laisser s'accomplir favorablement.

Le « scientiste » possède, en effet, sur nous ce précieux avantage que, tout en ne délivrant à ses malades aucune ordonnance, tout en s'abstenant de la moindre tentative pour gêner l'œuvre réparatrice de la nature, il leur procure cependant l'illusion que *quelque chose* est tenté pour les guérir ! « Soyez parfaitement tranquilles, leur dit-il ; notre commune prière va vous dispenser de tout régime comme de tout remède ! » Et les malades, ingénument, se laissent guérir par la nature, tandis que le plus autorisé des médecins n'aurait pas eu assez d'empire sur eux pour les empêcher, tout au moins, de se fatiguer l'estomac par des purgations, ou le système nerveux par un changement trop soudain de régime.

Et puis enfin il y a, au compte des « scientistes », l'énergie avec laquelle ils usent, auprès de leurs clients.

de cette affirmation optimiste qui, je le répète, contribue toujours puissamment à améliorer l'état des malades en renforçant chez eux la volonté de guérir. Ici encore, ces guérisseurs risquent souvent de dépasser le but. L'excès même de la confiance qu'ils prétendent avoir dans la guérison de leurs malades risque de causer à ceux-ci un dommage irréparable, en leur enlevant le désir de se soigner comme ils le devraient ; mais dans d'autres cas, dans ceux où une profonde et intense volonté de guérir suffit non seulement pour permettre à la nature d'exercer librement sa tâche curative, mais aussi pour l'aider efficacement dans cette tâche, en vertu du pouvoir incontestable de l'élément moral sur notre vie corporelle, combien dans les cas de ce genre il nous est facile de comprendre que les instructions philosophico-religieuses des « scientistes » sur la non-réalité de la maladie, et l'assurance imperturbable avec laquelle ils garantissent le succès de leurs pratiques solennelles, et jusqu'à la solennité habilement accentuée de ces pratiques, la vague atmosphère de mysticisme surnaturel dont elles apparaissent enveloppées, que tout cela produise sur l'esprit de certains malades une suggestion presque irrésistible, une sorte d'état hypnotique où toute leur âme se trouve concentrée dans l'unique pensée, l'unique espoir, l'unique volonté de la guérison !

VIII. Oui, je suis d'avis que les « scientistes », en même temps qu'ils ont de quoi nous inspirer une juste méfiance, ont aussi pleinement de quoi nous instruire ; et de là vient que j'ai cru devoir m'arrêter quelque temps sur un sujet qui, si nous n'y prenons garde, finira peut-être par s'imposer très désagréablement à l'attention de notre corps médical. De ces trois méthodes que j'ai énumérées, il n'y en a pas une qui ne mérite d'être empruntée par nous aux « scientistes chrétiens », non pas pour être employée indistinctement et exclusivement dans tous les cas, ainsi qu'elle l'est par eux, mais pour nous offrir, dans tel ou tel cas déterminé, la dose d'utilité curative dont elle est capable. Et, tout d'abord, il faut que les médecins et le public s'accoutument de plus en plus à l'idée que certaines maladies, — je veux dire des maladies organiques, et non pas seulement d'ordre nerveux, — exigent, en quelque sorte, de n'être pas soignées, ou, si l'on préfère, d'être soignées sans ordonnances médicales et sans recours au pharmacien, afin que le travail reconstituant de la nature ne risque pas d'être gêné par une intervention extérieure inopportune. Tout de même que les « scientistes chrétiens » divertissent leurs clients du désir plus ou moins instinctif d'être « soignés » en les excitant à prier pour leur guérison, ou en leur permettant de prier à leur place, il faut que les médecins découvrent un moyen de s'imposer avec assez d'autorité à la confiance de leurs malades pour que ceux-ci ne s'étonnent plus ni ne se fâchent d'un traitement de simple observation expectante, se bornant tout au plus à aider discrètement la nature sans rien tenter qui puisse entraver son action.

A quoi j'ajouterai que la découverte d'un tel moyen deviendra singulièrement plus facile à mes confrères, le jour où ils se seront pénétrés de l'importance et de l'utilité de ce rôle de psychothérapeutes qui leur est dévolu du fait de leur profession, et dont l'exercice ininterrompu les mettra plus à l'aise pour restreindre parfois leur rôle de thérapeutes proprement dits. Au lieu de se croire toujours tenus de prescrire à leurs patients des régimes ou des remèdes que souvent ils seraient enclins à juger superflus sans cette obligation où ils imaginent se trouver de rassurer par là l'inquiétude des malades, les médecins pourront et devront tâcher à rassurer cette inquiétude par une intervention d'espèce purement « psychique » ; et, ici encore, ils auront grand profit à prendre exemple sur les prétendus guérisseurs de la secte « scientiste ».

La prière elle-même, ils ne devront pas craindre de l'emprunter à ces individus, qui en font un trafic impudent et grossier, mais fondé sur une très juste appréciation de ses ressources psychothérapiques. Non certes que je veuille conseiller à mes confrères de remplacer leurs ordonnances par des prières pour la guérison de leurs clients, ni même de recommander la prière à ceux de ces clients qui n'en éprouvent pas spontanément le besoin ! Mais lorsque l'un de nos malades se trouve, par ailleurs, pourvu de ces croyances religieuses qui se traduisent sous la forme de la prière, j'estime que le médecin le plus éloigné de ces croyances pour son propre compte doit encore savoir s'élever assez haut au-dessus de ses préventions personnelles pour que celles-ci ne l'empêchent pas d'utiliser, au profit de la santé corporelle de son client, le merveilleux appoint psychothérapique que constitue l'exaltation religieuse de toutes les forces d'une âme. Eût-il même l'idée que son client se trompe grossièrement en croyant ainsi qu'il fait, non seulement il est tenu de ne lui rien laisser voir de cette idée : il est tenu aussi de ne pas négliger le moyen qui lui est offert de rehausser et de concentrer tout l'être moral du malade en l'encourageant dans son désir naturel de prier.

Mais surtout la grande force des « scientistes chrétiens » est dans l'emploi qu'ils font de ce que j'ai appelé *l'affirmation optimiste ;* et ceci nous ramène à notre point de départ. S'il arrive vraiment à ces dangereux « guérisseurs » de guérir parfois les malades qui s'adressent à eux, c'est avant tout parce qu'ils élèvent à son plus haut degré de puissance un moyen curatif dont je crois avoir suffisamment démontré l'efficacité. Il est vrai que cette tâche leur est rendue facile par le prestige qu'exerce sur les âmes naïves le prétendu caractère surnaturel de leur intervention ; et certes notre autorité de simples médecins ne saurait songer à rivaliser avec celle dont se revêtent, aux yeux de leurs clients, des concurrents qui se targuent d'être les dispensateurs attitrés des grâces d'en haut. Mais à défaut de l'avantage que confère toujours aux charlatans et aux fripons leur absence complète de scrupules, nous disposons, pour notre part, d'autres éléments d'autorité bienfaisante, dont il faut seulement que nous sachions profiter. Est-ce que déjà notre sincérité et notre bonne foi, la conviction profonde que nous avons en nous de la possibilité d'une guérison, est-ce que cela seul ne pourrait pas nous permettre de lutter avantageusement avec des rivaux qui répandent leurs paroles rassurantes sur tous les malades indistinctement, et n'ont en vue que d'exploiter leur crédulité naturelle ? Et puis il y a pour nous bien d'autres moyens encore de nous gagner assez solidement la confiance de nos malades pour que nous n'ayons pas à craindre de nous la voir enlevée par les bruyantes et trompeuses manœuvres de tel ou tel charlatan. Nous avons pour nous la science et la conscience, deux sources d'autorité qui ne s'usent jamais, et finissent toujours par rester victorieuses ; et la supériorité qu'elles nous assurent, en dernier ressort, sur les « guérisseurs » de tout acabit se trouve encore décuplée si nous sommes en état d'ajouter à notre science et à notre conscience cette troisième source d'autorité que constitue une franche et tendre sympathie à l'égard de nos malades. Rien n'est tel que l'amour, dans toutes les circonstances de la vie, pour inspirer une confiance entière et durable. Que nos clients sentent chez nous une affection réelle à leur égard, une affection qui compatit à leur souffrance, en même temps qu'elle en souhaite la guérison : et aussitôt toutes nos paroles rassurantes prendront pour eux un prix, un pouvoir convaincant, un attrait infinis. C'est alors que nous pourrons user largement de notre prestige pour répéter sur tous les tons aux malades que leur guérison est possible, et pour les exciter énergiquement à faciliter cette guérison en la voulant eux-mêmes de toutes les forces de leur cœur. Et que nous importera, ensuite, la concurrence de soi-disant rivaux à qui nous aurons emprunté, — ou plutôt repris, — tout ce qui, naguère, leur avait permis d'appuyer sur un semblant de succès médicaux leur grossier appel à l'ignorance et à l'ingénuité du public [1] ?

IX. Il me reste maintenant, avant de dépasser ce premier stade de l'action personnelle du médecin qu'est

1. Il ne semble pas en vérité que, depuis le temps où ces pages ont été écrites, les « scientistes chrétiens » aient réussi à faire chez nous les rapides et inquiétants progrès que j'avais redoutés, d'après la manière dont ils propageaient et continuent encore de propager leur industrie en Amérique, comme aussi dans telles autres régions de l'Europe. Mais à défaut de cette forme particulière de « charlatanisme guérisseur », qui paraît décidément surtout réservée aux nations protestantes, il y a aujourd'hui deux ou trois autres « doctrines » analogues qui sont en train de nous envahir, et qui, dès maintenant, exercent en France des effets pour le moins aussi funestes que tous ceux que je craignais de la part de la secte de Mme Eddy. C'est ainsi que, jusque dans des coins réculés de nos provinces, des villages entiers se trouvent maintenant convertis à une certaine « religion » *antoiniste*, dont les dogmes dépassent encore de beaucoup ceux des « scientistes » américains en sottise puérile, mais dont, avec cela, l'incontestable efficacité curative dans certains cas possède tout à fait la même portée que celle des pratiques « scientistes », et dérive également des diverses causes examinées ci-dessus.

l'affirmation optimiste, à dire quelques mots des cas, d'ailleurs très rares, où cette affirmation ne trouve pas à s'employer profitablement, ou du moins ne doit être employée qu'avec des précautions et une réserve extrêmes. Ces cas sont de deux sortes, et qui doivent être examinées séparément : il y a d'abord certains malades sur qui l'affirmation optimiste, sous la forme particulière de ce que j'ai appelé le mensonge médical, risque toujours de demeurer inutile, ou peut même entraîner des conséquences fâcheuses, parce que ces malades se trouvent être aussi renseignés que leur médecin sur le véritable caractère de leur maladie ; et il y a également d'autres malades qui, eux, ou bien ne veulent pas guérir, ou bien désirent au moins qu'on leur laisse porter librement tout le poids de la souffrance, en vue d'une fin surnaturelle.

Voici, par exemple, un médecin d'une expérience consommée qui se voit atteint d'un cancer, ou d'une autre affection qu'il sait incurable! Essaierons-nous de le tromper charitablement sur la gravité de son état en lui affirmant qu'il s'inquiète à tort, et que les symptômes qu'il nous décrit n'ont pas forcément la signification pessimiste qu'il leur attribue ? Oui, certes, il convient que nous l'essayions dès notre première entrevue ; et très souvent nous aurons la joie de constater que, même sur ces « vieux routiers » de la médecine, nos pieux mensonges produisent un effet merveilleux, tant est infinie la faculté d'illusion qui résulte en nous de notre attachement naturel à la vie ! Combien j'ai rencontré de savants confrères qui, jusqu'au bout, s'aveuglaient plus ou moins volontairement sur des symptômes dont la présence chez leurs clients leur aurait fourni l'occasion d'un diagnostic infaillible ! Mais parfois la science de ces malades d'exception l'emporte en eux sur leur faculté d'illusion optimiste ; et dès nos premières paroles rassurantes nous avons l'impression que non seulement tous nos efforts pour les tromper ne servent de rien, mais encore qu'ils les énervent et les importunent. Si bien que nous sommes tentés, dans les cas de ce genre, de nous abstenir définitivement de toute intervention psychothérapique pour ne plus songer qu'aux moyens d'adoucir à nos malheureux confrères les souffrances corporelles dont ils sont menacés. Et cependant, il s'en faut que, même dans ces cas en apparence désespérés, la psychothérapie soit complètement impuissante à exercer son rôle bienfaisant.

Tantôt la suite de nos entretiens avec ces malades trop clairvoyants nous permettra de découvrir, en quelque sorte, une foule de petits moyens dont chacun contribuera à produire en détail, indirectement, l'heureux effet de consolation qu'il ne nous a point paru possible de produire en bloc, d'un seul coup ; et nous serons tout surpris de voir que notre pauvre sceptique s'accommode fort bien d'espérer telle rémission, tel ajournement dans les progrès de son mal. Mais surtout le précieux service que nous pourrons lui rendre sera de soutenir son courage et de le réconforter, parmi ses souffrances, en lui faisant sentir notre chaude et active sympathie. Ici encore, on ne saurait imaginer de quels miracles sont capables la pitié et l'amour. Je n'oublierai jamais la rare faveur qui m'a été accordée d'assister à la dernière maladie de l'un de mes maîtres les plus vénérés, et de quelle façon j'ai pu, tout en me pénétrant moi-même de l'incomparable leçon de courage et de beauté morale qu'il m'offrait chaque jour, contribuer efficacement, pour mon humble part, à éclairer d'un doux sourire le maigre visage ravagé de l'illustre mourant. Celui-là, à coup sûr, ne s'aveuglait pas sur son état, et ce n'est pas sur lui qu'auraient eu prise toutes les promesses de guérison qu'il excellait autrefois à faire entrer jusqu'au plus profond du cœur de ses malades, à force d'autorité sereine et de compassion. Dès le premier jour, il avait établi sur soi-même un diagnostic et un pronostic aussi sûrs que s'il avait eu devant soi un client étranger ; et depuis lors il n'avait plus cessé de suivre, d'étape en étape, la marche impitoyable du mal, se rendant compte, avec une lucidité admirable, de l'approche d'une catastrophe d'autant plus grave et cruelle pour lui que l'absence de toute foi religieuse lui faisait apparaître cette catastrophe comme un anéantissement total de son être. Je profitais le plus souvent possible de l'invitation qu'il avait bien voulu me faire de venir causer avec lui ; et je me souviens que, les premières fois, ces visites m'avaient laissé une impression de gêne mêlée de regret, devant l'impuissance où je croyais être d'apporter le moindre soulagement, matériel ou moral, à un maître dont il m'aurait été infiniment doux de pouvoir alléger l'épreuve d'une manière quelconque, ne fût-ce qu'en ouvrant son grand cœur à l'espérance d'une vie nouvelle par delà le tombeau. Mais bientôt il me sembla reconnaître que ces visites, que je croyais improductives, laissaient dans l'esprit du mourant une sensation réelle de détente et de réconfort, qui, chaque fois, se traduisait plus éloquemment dans son regard et toute l'expression de ses traits, au moment où je prenais congé de lui. Pourtant j'osais à peine lui parler de son état ; je me bornais à causer avec lui de choses indifférentes, avec tout au plus quelques mots pouvant lui témoigner ma profonde tristesse et la reconnaissante affection que je gardais pour lui : mais ces quelques mots, et le ton de ma voix, et ma seule présence suffisaient pour lui rappeler la grande place qu'il occupait dans mon cœur. Et c'est lui-même qui, un jour, presque à la veille de sa mort, a bien voulu confirmer en moi cette impression que j'éprouvais de l'effet bienfaisant de ma respectueuse sympathie. En des mots dont le souvenir ne finira jamais de m'émouvoir, il m'a remercié de l'attachement qu'il avait trouvé chez moi, et m'a avoué que bien souvent, lorsque l'acuité de sa douleur corporelle ou la perspective de son prochain retour au néant avaient été sur le point de vaincre son courage, il s'était ressaisi en songeant à cette tendre et compatissante affection que je lui portais. A mon insu j'étais arrivé, même dans ce cas exceptionnel et difficile entre tous, à accomplir fructueusement mon œuvre de psychothérapeute, de « guérisseur » ou de « soulageur » par des moyens moraux. Et si, peut-être, j'ai été amené surtout à évoquer ici ce souvenir personnel par la force même avec laquelle il continue de vivre en moi et de me toucher, j'ai pourtant voulu aussi, en m'y arrêtant comme je l'ai fait, montrer par un exemple caractéristique l'avantage qu'il y a toujours, pour le médecin, à ne point perdre de vue son action morale sur l'esprit et les sentiments de chacun de ses malades. Cette action peut avoir à s'exercer sous les formes les plus différentes : mais toujours l'une ou l'autre de ses formes réussit à produire les fruits les plus heureux ; et quant à ce qui est de choisir, dans les cas embarrassants, le mode d'action qui convient le mieux, c'est à quoi nous serons toujours assurés de réussir en nous laissant guider par l'élan spontané de notre sympathie.

La seconde catégorie des malades qui ne s'accommodent pas de l'emploi pur et simple de l'affirmation optimiste se subdivise à son tour, comme je l'ai dit, en deux groupes : les malades qui ne veulent pas guérir, et ceux qui entendent vider jusqu'au fond la coupe de la souffrance, afin de s'acquérir par là un mérite particulier. Mais je dois ajouter, tout de suite, que le second de ces deux groupes est le seul qui ait de quoi retenir sérieusement notre attention. Sur les malades qui ne veulent pas guérir, en effet, à supposer qu'il en existât, le médecin n'aurait guère l'occasion d'exercer son action personnelle : car le seul fait qu'un malade s'adresse à lui prouve déjà qu'il n'est pas bien profondément opposé à la perspective d'une guérison. Dira-t-on que tels désespérés peuvent se rencontrer qui, se voyant atteints d'une maladie grave, seraient trop heureux de l'occasion qui leur est offerte de se débarrasser du poids de la vie, si leurs parents ou des personnes de leur entourage ne leur imposaient l'obligation de se soumettre à la visite d'un médecin ? J'ai connu, en effet, des cas de ce genre, et qui comptent parmi les plus embarrassants de toute ma carrière. Les parents d'une jeune veuve, par exemple, me suppliaient de guérir leur enfant, tandis que je sentais chez celle-ci un désir obstiné de rejoindre au plus tôt le mari adoré qu'elle avait perdu. Mais ou bien les désirs de cette sorte finissent par s'affaiblir et s'éteindre, sous l'influence du temps ou sous les progrès de la maladie, et l'ex-désespéré rentre alors dans l'espèce ordinaire des malades qu'il faut rassurer et consoler, ou bien, si notre client persiste jusqu'au bout dans son funeste désespoir, son cas devient simplement pareil à celui de tous les malheureux qui cherchent à se délivrer de la vie ; et ce n'est point de ceux-là que je parle ici. Pour le moment, je ne considère que les cas de malades atteints d'une affection organique qui, tout en faisant appel à nos soins médicaux, nous déclarent que la guérison leur est indifférente, ou même qu'ils préfèrent ne point guérir ; et je dis encore que le prétendu désespoir de ces malades-là est rarement sérieux, et que le médecin ne doit pas craindre d'employer largement à leur endroit son affirmation optimiste, sauf à la nuancer de telle ou telle réserve pour ne pas choquer trop directement le parti pris, — ou plus exactement la pose, — de ces soi-disant stoïciens. Aussi bien ai-je déjà eu affaire à eux dans les premières pages de ce chapitre, en rappelant le caractère universel de ce désir de guérir et de vivre sur lequel s'appuient la nécessité et l'efficacité de l'affirmation optimiste. Essayez de faire entendre à l'un de ces philosophes que son désir de délivrance ne tardera pas à être satisfait : et vous verrez aussitôt combien cette prétendue philosophie est superficielle et fragile, et à quel point ce malade-là, de même que tous les autres, a besoin d'être soutenu et consolé par d'abondantes promesses de guérison !

Mais le problème devient autrement sérieux et difficile, lorsqu'il s'agit de ces malades, infiniment plus rares à la fois et plus intéressants, qui font appel à nous avec un désir bien sincère de retrouver la santé, et chez lesquels, cependant, nous découvrons un désir non moins ardent de ne pas être trompés sur le vrai caractère de leur maladie, afin de pouvoir supporter pleinement la part de souffrances qui doit leur revenir, — ayant en vue une récompense supraterrestre, ou encore une expiation, ou parfois un généreux sacrifice au profit d'autrui. Ces malades, — est-il nécessaire de l'apprendre au lecteur ? — sont toujours des personnes d'une foi religieuse très fervente, mais représentant un degré supérieur à celui des croyants, beaucoup plus nombreux, chez qui nous avons vu que le médecin devait utiliser amplement leur aptitude habituelle à la prière. C'est à cette catégorie de malades vraiment héroïques qu'appartenait, selon le témoignage de tous ceux qui ont pu assister à l'admirable spectacle de sa dernière maladie, le célèbre romancier J.-K. Huysmans, le plus grand écrivain catholique de notre temps. Atteint d'un cancer de la mâchoire, il s'est énergiquement refusé à tout ce qui aurait pu adoucir ses souffrances, afin de racheter par le moyen de celles-ci ses propres péchés et ceux d'amis qui lui étaient chers. Plus récemment encore, un prêtre, qui était en même temps un musicien remarquable, et qui surtout était un saint, a traversé la longue évolution d'une maladie du même genre en ne cessant point de répéter à son médecin : « Si les remèdes que vous me proposez ont chance de me guérir, je serai trop heureux de les accepter ; mais si leur seul effet doit être d'alléger mes souffrances, je vous supplie de m'autoriser à m'en abstenir, de manière à pouvoir comparaître devant Dieu avec une charge de douleur suffisante pour avoir le droit d'implorer Sa grâce en ma propre faveur et en celle de mes frères, les autres pécheurs ! »

En présence de malades tels que ceux-là, quelle attitude sied-il que prenne un médecin psychothérapeute ? Si ce médecin se trouve être lui-même un croyant, il n'éprouvera pas l'ombre d'un scrupule à respecter et à satisfaire un désir qui lui apparaîtra parfaitement légitime. Mais supposons, au contraire, que le médecin appelé auprès de l'un de ces héros de la foi ne partage aucune des croyances de son client, et soit même tenté de considérer cette soif de souffrance comme une aberration relevant du domaine de la pathologie mentale. J'ose dire que celui-là même, pour peu qu'il ait conscience de la dignité de sa profession, devra céder sans réserve au désir du pieux malade, et lui avouer expressément la gravité de son état, et s'interdire tout effort de soulagement entrepris à l'insu de son client ou contre sa volonté. Il sera tenu de faire, lui aussi, un sacrifice, celui de ces opinions qu'il prend pour des certitudes tout de même que son malade attribue une certitude pareille à des opinions opposées. En vain il se dira que les espérances supra-terrestres du malade ne sont qu'une illusion, tandis que les souffrances dont il est menacé constituent une réalité cruelle, et dont il aurait moyen de le dispenser : à cette première impulsion de son cœur répondra ensuite l'affirmation de sa raison, qui lui déclarera que sa propre certitude n'a pas le droit de se substituer à celle d'un autre être humain, toutes les deux étant sujettes à l'erreur, alors qu'il n'y a pour lui aucune erreur possible sur son devoir de respecter le libre arbitre d'autrui. Que le malade se trompe dans son attente d'une vie future, c'est là chez ce médecin une simple opinion, qui résulte chez lui de son tempérament, de son éducation, des circonstances de sa vie ; et certes il éprouverait une indignation légitime devant la conduite d'un autre homme qui voudrait le traiter lui-même suivant une opinion contraire, par exemple en l'obligeant à se confesser ou à réciter des prières avant de mourir. Mais cette manière d'agir, dont la pensée seule suffit à le révolter, est-ce que lui-même ne s'en rendrait pas coupable à l'égard du malade chrétien si, au nom de ses propres idées, il empêchait celui-ci d'accomplir un sacrifice que lui ordonne sa foi ? Si bien que, avec tout son mépris pour l'égarement de l'infortuné moribond, le médecin incrédule ne tardera pas à comprendre qu'il a pour obligation formelle d'accorder à ce client la satisfaction de son désir de souffrance ; et j'ajoute que, bientôt, ce médecin incrédule verra son mépris décroître, se changer en une pitié mêlée de respectueuse admiration, et que bientôt il se félicitera d'avoir sacrifié ses opinions personnelles à son devoir d'honnête homme, lorsqu'il sera témoin de la merveilleuse beauté d'une mort attendue et accueillie de cette façon héroïque. Si invétéré que soit son scepticisme, force lui sera de reconnaître que la foi religieuse ainsi entendue et mise en œuvre n'a rien de commun avec les aberrations pathologiques auxquelles il avait eu d'abord la tentation de la comparer ; et ce sera de jour en jour avec moins de scrupules qu'il s'abstiendra de tout mensonge charitable, comme aussi de l'emploi de tout palliatif, à l'endroit d'un malade que chaque crise nouvelle de souffrance laissera plus imprégné de sérénité et de noblesse d'âme, comme si le seul effet de ces crises était de lui faire vivre déjà, dans ce bas monde, l'existence transfigurée en laquelle il espère au delà du tombeau. Ainsi est mort, tout récemment, le vénérable prêtre dont je parlais plus haut ; et le médecin libre-penseur qui, à plusieurs reprises, avait eu l'occasion de le visiter, en compagnie d'un confrère plus jeune, pendant les derniers mois de sa vie, me disait que, lorsqu'après la mort de ce martyr volontaire une foule de pauvres gens s'étaient agenouillés en pleurant autour de son corps, lui-même avait eu envie de les imiter, de baiser à son tour la main de cet homme que d'abord il avait pris pour un misérable illuminé, en invoquant son intervention auprès de ce Père céleste que le défunt avait aimé et servi avec un esprit si lucide et un cœur si brûlant !

X. Voilà donc un cas où le médecin, à mon avis, peut et doit renoncer à l'emploi systématique, infatigable et imperturbable, de ce que j'ai appelé l'affirmation optimiste ! Mais à l'exception de celui-là, dont on comprend assez tout ce qu'il a d' « exceptionnel », je ne saurais trop répéter que, toujours et partout, l'emploi d'un tel mode d'action personnelle est assuré de produire des résultats excellents, en ravivant ou en soutenant chez le malade la volonté de guérir, — condition vraiment primordiale de toute guérison.

Oui, en vérité, toute l'expérience de ma carrière professionnelle m'a pénétré de l'importance énorme, incalculable, de cette affirmation optimiste sur laquelle certains de mes confrères m'accuseront peut-être d'avoir trop insisté! Ou plutôt ce n'est pas seulement cette affirmation elle-même qui m'apparaît revêtue d'une importance considérable, mais aussi tout l'ensemble d'une certaine attitude que je qualifierais volontiers de « psychothérapique », à l'égard de nos malades, encore que l'on puisse simplement la qualifier de « charitable » et de « compatissante ». Non pas à coup sûr que je doute de l'excellence profonde de votre cœur, ô mes illustres maîtres et confrères, savants professeurs et médecins des hôpitaux, vous qui, tous les jours, avec une générosité et un dévouement admirables, vous donnez tout entiers à l'examen comme au traitement des pauvres gens qui se pressent en foule pour vous consulter ! Combien de fois je vous ai vus vous intéresser noblement à la destinée de ces malheureux, et leur donner encore de votre argent après leur avoir donné de votre temps ! Oui, et cependant il vous arrive tous les jours de vous conduire envers eux, sans le vouloir ni le savoir, comme si vous manquiez de cette « charité » dont vous êtes remplis ! Cet ouvrier, cette brave femme qui ont comparu ce matin devant vous, vous croyez leur avoir rendu un précieux service en découvrant leur mal et en leur indiquant des remèdes appropriés. Hélas ! à supposer même que vos paroles n'aient rien contenu qui pût les effrayer directement, il y a eu dans l'accent de votre voix, dans la hâte et la sécheresse, — plus ou moins obligées, me direz-vous, — de votre décision finale, quelque chose qui, au sortir de la consultation, a semé et répandu l'angoisse dans ces âmes ingénues ! Ces malades que vous avez conscience d'avoir aidés et soulagés, ils sont rentrés chez eux bien plus tristes, plus découragés, peut-être plus malades, qu'avant d'avoir entendu vos conseils. A l'un, vous avez annoncé la nécessité pour lui de se soumettre à une opération ; et, faute d'avoir suffisamment ajouté à cette annonce quelques mots rassurants, ou même simplement un sourire de vos yeux exprimant votre conviction d'une issue heureuse, vous avez ouvert désormais, devant les regards de ce malade, une perspective affreuse de séparation avec les siens, de souffrances à endurer, de mort possible et probable ! Cet autre, lorsqu'il vous a demandé ce qu'il avait, vous avez évité de lui répondre, peut-être pour ne pas l'effrayer; vous vous êtes borné à lui prescrire des remèdes ; et voici que votre refus de répondre à sa question va, de jour en jour, creuser dans son cœur une plaie plus large, avec toute sorte de conjectures vagues, de craintes insensées, qui, hélas ! risqueront fort de paralyser l'effet de vos prescriptions ! Ou bien ce sont vos paroles qui ont nui au malade — faute d'une réflexion un peu approfondie, de votre part, à leurs conséquences sur un esprit tel que celui-là, — ou bien, plus souvent encore, le mal est venu de l'absence, sur vos lèvres, de certaines paroles supplémentaires que le malade attendait, espérait inconsciemment, et grâce auxquelles il aurait admis volontiers les révélations les plus graves ou les ordres les plus rigoureux.

Et d'où vient donc que, avec votre exquise bonté, vous ayez dit ces mots funestes, ou négligé de dire ces mots salutaires? Peut-être, — oserai-je l'insinuer? — peut être cela vient-il un peu de votre orgueil, pour légitime qu'il soit, de la conviction que vous avez du prix que ne peut manquer d'attacher, à votre science, quiconque se trouve admis à l'honneur d'en recueillir les fruits ? Mais bien plus encore cela vient, chez vous, d'un certain émoussement de l'imagination, qui ne vous laisse plus le loisir de vous représenter bien nettement l'existence de vos malades au sortir de votre clinique, — voire même de votre somptueux cabinet personnel, — ni non plus le loisir de songer que c'est pour vous un devoir de faire en sorte que les quelques minutes passées auprès de vous laissent après elles non seulement un diagnostic exact et l'indication d'un traitement efficace, mais aussi cette impression bienfaisante qui est, en somme, ce que les malades réclament de vous le plus ardemment. Il ne s'agit pas, bien entendu, de modifier de fond en comble votre manière de vivre, pour consacrer désormais une heure à chacun des cinquante pauvres diables qui, chaque matin, défilent devant vous, — encore que, au fait, deux ou trois minutes de plus accordées à quelques-uns d'entre eux, ne fût-ce que pour leur taper cordialement sur l'épaule, avec une parole de réconfort un peu intime, auraient chance de produire parfois un grand bien, sans vous exposer à un gros sacrifice : mais si seulement vous consentiez à ce petit effort d'imagination dont je parlais tout à l'heure, consistant à vous figurer l'impression dernière laissée par votre attitude et vos discours dans l'âme des malades, combien aussitôt votre charité trouverait à s'exercer plus amplement, et combien vos malades auraient plus de motifs de l'apprécier et de la bénir !

III

LA SUPPRESSION DES OBSTACLES

I. Il me faut maintenant poursuivre l'examen des autres modes d'action que doit employer le médecin psychothérapeute après l'affirmation optimiste, ou parfois concurremment avec elle ; et tout de suite j'en vois un qui, précisément, gagne beaucoup à être employé presque de front avec cette affirmation optimiste, afin de nous rendre celle-ci à la fois plus facile et plus efficace.

Ce nouveau procédé de l'action psychothérapique consiste, — pour le définir tout de suite en deux mots, — à aplanir autour du malade, dans la mesure du possible, tous les obstacles qui s'opposent au travail naturel de la guérison.

Ce procédé est d'ailleurs une résultante directe de l'examen moral et, pour ainsi dire, « social » du malade, tel que je l'ai décrit précédemment. J'ai montré alors de quelle façon le médecin devait s'enquérir de tous les détails du caractère, de la situation, et de toute l'existence intime de chacun de ses malades, explorer jusqu'aux recoins les plus secrets de son âme, et ne négliger aucun effort pour donner à cette longue et minutieuse enquête son plus haut degré de précision aussi bien que de certitude. Un pareil examen, comme je l'ai dit, est nécessaire pour permettre au médecin de s'assurer du terrain sur lequel va s'exercer son action, et en même temps pour lui permettre de se conquérir la confiance de son nouveau client : mais on entend sans peine qu'à cette utilité indirecte s'ajoute encore une utilité plus immédiate, la possibilité, pour le médecin, de se rendre compte des causes morales qui risquent d'entraver la guérison de son malade, et contre lesquelles il devra s'ingénier à lutter s'il ne veut pas qu'elles continuent à compromettre l'heureux effet de son affirmation optimiste et de tout le reste de son action, médicale ou psychothérapique.

Je me souviens, par exemple, d'avoir eu à soigner, il y a quelques années, un jeune homme atteint de tuberculose pulmonaire, mais avec cela très solidement constitué, et chez qui la gravité des lésions ne me paraissait pas en rapport avec celle des phénomènes morbides qui les accompagnaient. En vain j'avais essayé de m'opposer, par tous les moyens classiques, aux progrès anormaux d'un épuisement corporel qui, pour peu qu'il se prolongeât, menaçait de terminer très promptement la vie de mon malade. Installé dans les meilleures conditions d'hygiène physique, libre de tout souci d'ordre matériel, mon malade n'en continuait pas moins à dépérir sans arrêt; et je crois bien que j'aurais dû me résigner bientôt à le perdre si, un jour, je n'avais pas été « providentiellement » frappé de l'altération qui s'était produite dans ses traits au moment où une personne que je lui croyais toute dévouée, — et qui peut-être même l'était en effet, — venait d'entrer dans la chambre où je me trouvais avec lui. Cette personne était la seconde femme de son père ; et tout de suite l'idée s'offrit à moi que, pour un motif quelconque, la présence de Mme V... auprès de mon client pouvait constituer l'obstacle mystérieux inutilement cherché jusqu'alors. Je ne veux pas importuner mon lecteur en lui détaillant les raisons diverses qui, dans l'espèce, m'ont amené à agir comme je l'ai fait : qu'il me suffise de dire que, sans pousser à fond, auprès du malade, un interrogatoire qui, dès le début, m'avait semblé difficile et dangereux, je me suis adressé à la belle-mère elle-même, lui ai ouvertement exposé mon soupçon, et ai fait appel aux sentiments généreux et compatissants que je devinais en elle. Grande fut ma joie d'apprendre que, en effet, cette excellente femme avait eu déjà, de son côté, la même impression. Mariée depuis quatre ans avec le père du jeune malade, elle avait toujours tâché de son mieux à « se faire pardonner », — suivant sa délicate expression, — le dommage involontaire qu'elle avait causé à son beau-fils en partageant avec lui un cœur qui, longtemps, avait été à lui tout entier : mais ni sa réserve, ni l'affection qu'elle avait témoignée au jeune homme n'avaient eu le pouvoir de vaincre une sorte d'hostilité inconsciente et sourde, d'autant plus profonde, sans doute, qu'elle était plus cachée, — car le jeune homme, évidemment, se rendait compte de l'injustice de sa haine, et s'efforçait louablement de la dissimuler. Si bien que je n'eus pas même la peine de proposer à Mme V... la solution qui m'apparaissait comme la plus favorable : spontanément, avec une bonté exemplaire, elle me déclara qu'elle se ferait un plaisir d'aller passer quelques mois, une année au besoin, chez une sœur qui, précisément, avait perdu son mari et l'invitait à demeurer chez elle. Ainsi fut fait, mais de la manière la plus simple et la plus discrète, afin que le malade ne pût pas se douter du rôle qu'il avait joué dans cet « exil » de sa belle-mère : après quoi je le vis profiter merveilleusement de ses conditions d'hygiène habituelles, et aussi de ce traitement créosoté, dont l'impuissance jusqu'alors avait été pour moi une énigme douloureuse. Lorsque, l'année suivante, Mme V... revint chez elle pour y reprendre une place que bien peu d'autres femmes auraient consenti à quitter avec un désintéressement aussi « héroïque », je fus en état de lui annoncer que son sacrifice avait porté ses fruits, et même au delà de notre espérance. Guéri de sa tuberculose, le jeune homme pouvait désormais s'accommoder parfaitement d'une blessure qui, sans doute, continuait d'exister au fond de son cœur. La suppression provisoire de l'obstacle psychique avait permis à la nature et à mes soins d'opérer la guérison du mal organique assez complètement pour que la réapparition du fait qui avait constitué cet obstacle n'eût plus, dorénavant, à me préoccuper.

Mais si l'exemple que je viens de citer a été choisi par moi, à dessein, parmi ceux où le hasard a plus activement contribué à mon succès que mon expérience personnelle de psychothérapeute, il va sans dire que ce n'est pas au hasard que le médecin devra s'en remettre du soin de lui désigner les obstacles de ce genre. J'affirme, au contraire, que la recherche systématique et infatigable de ces obstacles se révélera de plus en plus comme l'une des parties indispensables de sa tâche ; et je ne crains pas d'ajouter qu'une telle recherche, à la condition d'être poursuivie avec l'intelligence et le zèle nécessaires, aura chance de faciliter notre œuvre médicale non pas seulement dans certains cas exceptionnels, mais presque dans tous les cas de notre pratique quotidienne. Oui, j'en ai la conviction absolue, chacun de nos malades se trouve, en quelque sorte, empêché de guérir aussi vite et aussi complètement qu'il le pourrait par l'existence, dans sa vie intime, d'une cause prolongée de troubles, d'inquiétude, de souffrance morale, ou même simplement d'agacement et de mauvaise humeur. Ici, c'est un véritable drame secret ; le souci angoissant d'un faux ménage, d'une faute non expiée, d'un vice caché ; là c'est un incident en apparence futile, le petit ennui d'un visage qui déplaît, l'énervement contenu que cause, à un malade, l'obligation de recevoir telle visite ou d'avoir à écouter telle conversation. Petit ou grand, l'obstacle de cette nature est toujours dangereux ; et souvent même les plus petits, ou du moins que nous croyons tels, sont ceux qui, pareils à la goutte d'eau, creusent le sillon le plus profond et le plus funeste. Nombre de médecins ignorent, malheureusement, cette vérité trop certaine. Tantôt, lorsqu'il s'agit de petites choses, ils négligent d'abaisser leur attention jusqu'à d'aussi infimes détails de l'existence privée de leurs clients, ou bien se contentent d'un haussement d'épaules dédaigneux à l'adresse de ce qui leur paraît un simple « caprice » ; et cependant le malade résiste, de jour en jour, à toutes les médications comme à tous les régimes qu'ils s'ingénient à lui prescrire, tout simplement parce que la figure de telle garde-malade l'agace, ou qu'il aspirerait à se faire soigner sous un autre climat. S'agit-il, au contraire, de choses plus graves, de secrets intimes ou de tragédies domestiques ? c'est alors un sentiment naturel de discrétion qui empêche le médecin de paraître vouloir abuser de la confiance qui lui est témoignée, sentiment qui serait, en effet, des plus louables si le malheur ne voulait pas que, précisément, l'existence actuelle ou le souvenir de ce drame invisible risquât en grande partie de paralyser les efforts les plus assidus et les plus habiles de notre thérapeutique. Le médecin même le plus scrupuleusement réservé et discret se refuse-t-il à s'enquérir des détails les plus intimes de la vie corporelle ou sexuelle de ses clients ? Ne poussera-t-il pas, inévitablement, l'indiscrétion jusqu'à explorer de ses mains l'intestin ou l'utérus de la malade la plus pudibonde ? Et combien de fois le médecin sera-t-il forcé de reconnaître, pour peu qu'il consente à y réfléchir impartialement, que toutes les révélations de cette enquête matérielle sont exposées à demeurer infructueuses, pour le succès final de sa cure, s'il ne les complète pas en s'enquérant aussi des troubles moraux qui entretiennent ou aggravent les souffrances du corps ?

II. Il faut donc, à mon avis, que les médecins se rendent mieux compte, désormais, du caractère et de l'importance véritables du rôle psychothérapique qui leur appartient : mais il faut aussi que les malades, et le public tout entier, s'accoutument à concevoir ce rôle dans toute son ampleur, de manière à en rendre l'exercice à la fois plus facile et plus profitable. Car si certains de mes confrères apportent une indifférence ou une discrétion excessives à explorer, pour ainsi dire, les alentours psychiques des affections organiques qu'ils sont appelés à soigner, il arrive trop souvent que cette attitude leur est imposée par la réserve méfiante avec laquelle les malades et leur entourage accueillent la moindre question qui ne leur paraît pas se rapporter expressément à l'examen immédiat des organes lésés. Encore les malades, conduits par un instinct mystérieux et sûr, seraient-ils presque toujours disposés à se départir de leur réserve ordinaire en faveur de l'homme dont ils attendent leur guérison : mais derrière eux se tiennent leurs proches, qui, eux, arrêtent impitoyablement toute question sur des sujets qu'ils estiment étrangers à la médecine, tout de même qu'ils s'empressent de fermer la bouche du malade, aussitôt que celui-ci fait mine de vouloir aborder certains thèmes d'ordre trop familier. « Je vous serai reconnaissant d'ausculter la malade, docteur » ! me dit un mari au moment où sa jeune femme est sur le point de m'expliquer les motifs qui, depuis ma dernière visite, ont empêché sa grippe d'évoluer heureusement comme je l'espérais ; et pendant que la jeune femme découvre sa poitrine, afin de se laisser ausculter par moi, j'y aperçois une large tache bleue, trace évidente d'un coup violent, qui m'en dit plus long que toutes les confidences ainsi interrompues. Je cite là un cas exceptionnel, du moins j'aime à le croire : mais c'est tous les jours que, pour des raisons plus avouables, nous voyons des maris, des parents, veiller avec un soin jaloux sur les paroles que nous adressent nos malades, sans se douter du grave dommage qu'ils causent à ceux-ci en les forçant à nous cacher des circonstances dont la révélation nous permettrait de remplir notre office avec bien plus de fruit. Il faut que cette fâcheuse habitude disparaisse, et que le public, dorénavant, — je ne saurais trop insister sur ce point, — apprenne à collaborer avec nous en nous laissant pénétrer aussi profondément que possible dans l'existence intime de nos malades. Qu'il commence par s'assurer de la parfaite honorabilité du médecin entre les mains duquel il se confie, cela est tout simple et tout légitime, — encore que nos lecteurs ne puissent pas imaginer à quel point il en coûte peu à un médecin quelconque, tout de même qu'à un prêtre, de garder strictement cette obligation du secret professionnel qui est pour nous une condition absolument indispensable de l'exercice régulier de notre profession : mais, ce premier contact une fois établi, c'est aussi une obligation, un devoir absolu, pour les malades eux-mêmes et leur entourage, d'apporter une égale franchise à l'aveu des souffrances corporelles et de tous les troubles moraux qui les accompagnent.

III. Voilà donc, pour ainsi dire, une seconde étape de tout traitement psychothérapique. Après avoir usé de toute son autorité auprès du malade pour le rassurer et pour stimuler en lui la conviction de guérir, le médecin doit s'ingénier à éliminer de la vie morale du malade tous les éléments d'inquiétude ou de douleur qui risquent de constituer un obstacle à sa guérison. Dira-t-on que, trop souvent, cette élimination est malheureusement impossible ? Hélas ! il est bien vrai que toute la bonne volonté du médecin, aidée de toute l'ardeur de sa compassion, restera toujours impuissante à ressusciter une femme dont la mort prématurée pèse d'un poids terrible sur le cœur de son mari ; impuissante à faire rentrer l'amour et la paix dans un ménage mal assorti ; impuissante même à éliminer l'obstacle que constitue, à la guérison d'un malade, la cruelle servitude du manque d'argent. Et cependant il n'y a pas un seul cas où le médecin, pour peu qu'il y apporte de son intelligence et de son cœur, ne découvre bientôt qu'à défaut d'une élimination totale de l'obstacle il peut, du moins, rendre la présence de celui-ci moins sensible à son malade, ou bien la lui rendre moins funeste en accoutumant ce malade à la considérer bien en face, ou encore lui offrir des compensations, des moyens de se procurer à une autre source l'élément de repos intérieur et de satisfaction dont il a besoin pour laisser s'accomplir en soi le travail réparateur de la guérison. On n'attend pas de moi que j'entre ici dans le détail de cette intervention « palliative » du médecin psychothérapeute, intervention forcément aussi multiforme et indéfinissable que sont variés les cas sans nombre où elle trouve à se produire. Au mari inconsolable de la mort de sa femme, si ce mari a des sentiments religieux, le médecin rappellera qu'il est tenu de conserver en soi la volonté de vivre, afin de se rendre digne d'être, un jour, réuni de nouveau à celle qu'il aime ; ou bien il lui découvrira et lui imposera un « divertissement » approprié à son caractère, et qui lui permettra de traverser victorieusement la crise passagère de sa maladie. S'agit-il d'un ménage désuni, et de l'aggravation causée dans l'état morbide de la femme par la nécessité de fréquentes querelles avec son mari ? Une expérience personnelle, malheureusement très fournie, me met à même d'affirmer que l'un des remèdes les plus efficaces, dans un bon nombre de situations de ce genre, — on entend bien que je ne parle que de celles où l'isolement provisoire de la malade se trouve être impossible, — consiste à faire appel à la générosité du mari. Plus d'une fois, une démarche discrète auprès de celui-ci, avec une part obligée d'éloges pour lui et, au besoin, de réprobation indulgente à l'endroit de sa victime, m'a procuré des résultats excellents : j'ai vu s'ouvrir, dans les ménages les plus belliqueux, une véritable « trêve de Dieu », pendant laquelle la pauvre femme a eu tout le loisir de recouvrer sa santé ordinaire. Faute de quoi, on peut toujours essayer d'agir directement sur la femme, en tâchant assidument à lui imposer, — fût-ce par les formes les plus directes de la suggestion, — une résignation momentanée sans laquelle tous nos soins médicaux resteraient inutiles. Et quant aux obstacles qui dérivent du manque d'argent, — pour me borner à reprendre ici les trois exemples mentionnés tout à l'heure, — ceux-là sont peut-être à la fois les plus difficiles à éliminer et les plus faciles à « tourner ».

Certes, l'inégalité de la fortune ne laisse pas de créer toujours encore, entre le riche et le pauvre, une différence déplorable au point de vue des soins matériels et de ce qu'on pourrait appeler la résistance extérieure à la maladie : mais, comme j'ai eu déjà l'occasion de le noter ailleurs[1], c'est chose certaine que, par un hasard quasi providentiel, les troubles psychiques résultant de questions financières ne sont jamais aussi graves, ni aussi profonds, que ceux qui naissent de causes purement morales. Un millionnaire ruiné se trouve moins exposé à la neurasthénie que, par exemple, un homme qui a mis trop peu de temps à devenir millionnaire. Et ainsi le médecin, tout en ne pouvant songer, hélas ! à enrichir son client pauvre pour l'aider à recouvrer la santé, n'aura cependant pas trop de peine à le consoler de sa pauvreté, je veux dire à empêcher que celle-ci le désole et l'inquiète au point d'entraver sa guérison. Il y réussira, notamment, en démontrant au malade que les soins hygiéniques et thérapeutiques dont il a besoin peuvent fort bien s'accommoder de l'exiguïté de ses ressources. Quelques mois de plein air et de repos complet ont peut-être plus d'efficacité, pour un tuberculeux pauvre, que pour le riche une coûteuse cure à Menton ou dans l'Engadine, en raison de la qualité supérieure du changement qu'ils introduisent dans sa vie ; il convient simplement que le tuberculeux pauvre en soit persuadé, et ne s'épuise pas à envier un privilège qui ne lui est nullement nécessaire.

Ainsi chaque situation individuelle est susceptible d'un remède psychique de l'efficacité la plus sûre, pourvu qu'il soit exactement approprié aux exigences particulières de cette situation. Mais, par-dessus ces remèdes spéciaux, il y en a un d'une portée absolument universelle, et je ne crains pas de l'ajouter, infaillible : pour parvenir à neutraliser l'effet malfaisant de ces obstacles de tout ordre, qui contrecarrent chez les malades le travail réparateur de la guérison, rien ne

1. *La Lutte pour la santé*, p. 143.

vaut l'active compassion du médecin à l'égard de ses clients, la patience avec laquelle il accueille l'aveu de leurs misères corporelles ou morales, la sollicitude avec laquelle il s'emploie à provoquer cet aveu, l'empressement qu'il fait voir à rechercher tous les moyens possibles de vaincre les obstacles ou d'en atténuer l'importance présente. C'est là un précepte de psychothérapie que nous avons rencontré jusqu'ici au terme de chacun des chapitres de cette étude, et semblablement il se retrouvera dans la conclusion de tous les chapitres suivants. Mais aussi m'apparaît-il comme le véritable support de tout bon traitement psychothérapique ; s'en tenir à lui seul, c'est risquer de ne pas donner au traitement entrepris toute la précision désirable, toute l'efficacité qui résulte de l'emploi méthodique de procédés suggérés et affinés par une longue pratique expérimentale : mais, sans lui, aucune vraie psychothérapie n'est possible.

IV

LE « DIVERTISSEMENT »

I. Un autre mode éminemment fructueux de l'action psychothérapique du médecin consiste, pour celui-ci, à « divertir » le malade, c'est-à-dire à détourner son attention de la funeste pensée de la maladie. En même temps que nous avons le devoir de rassurer nos clients par une affirmation optimiste sans cesse renouvelée et variée, il faut aussi que nous les empêchions le plus possible de se laisser dominer par une préoccupation qui, presque inévitablement, s'accompagne de craintes et de soucis capables d'entraver le travail naturel de la guérison.

Et que l'on ne croie pas que cette recherche psychothérapique d'un « divertissement » approprié n'est de mise que dans le traitement des affections d'ordre plus ou moins « nerveux », — de ces affections que j'aurai à étudier avec plus de détail dans une seconde partie de mon livre ! Certes, le « divertissement » tient une place considérable dans la cure de ces états morbides particuliers; et aussi conviendra-t-il que, dans mon examen de l'application des méthodes psychothérapiques aux états de ce genre, je revienne et insiste longuement sur les principes essentiels qui doivent nous guider dans le choix d'un « divertissement » adapté au caractère, à la condition, en un mot à la situation individuelle de chaque « malade ». Mais il n'en reste pas moins certain que, dans tout traitement médical un peu prolongé, et jusque dans celui des maladies les plus exclusivement « corporelles », le médecin peut et doit s'efforcer de rendre service à son client en lui procurant le moyen de se « divertir » de l'angoissante et désastreuse obsession de son mal. Dira-t-on qu'il ne nous est guère possible de songer à « divertir » un client atteint d'une fièvre typhoïde ? Cela ne nous sera guère possible, en effet, dans tous les cas d'affections « aiguës » pendant que nos clients se voient empêchés, par la fièvre ou par l'extrême faiblesse, de penser proprement à quoi que ce soit. Mais jusque dans les cas de ce genre, la « crise » de la maladie est toujours suivie d'une période de convalescence où le malade, au contraire, non seulement redevient capable de se « divertir », mais encore en éprouve instinctivement le besoin, et ne peut que gagner à se laisser conduire par son médecin dans le choix et la poursuite de tel ou tel mode de « divertissement ».

Après quoi j'accorderai volontiers que, dans les

cas de ce genre, l'intervention psychothérapique du médecin n'a souvent qu'une importance accessoire. Le besoin instinctif de « divertissement » dont je parlais tout à l'heure est, d'ordinaire, si puissant qu'il suffit, à lui seul, pour révéler au convalescent les voies où il aura le plus de chances de rencontrer le « divertissement » qui lui conviendra : sans compter que pas un de ces « divertissements » n'égalera pour lui, en efficacité curative, l'impression même d'un retour continu à la vie et à la santé. Mais à côté de ces maladies « aiguës » et de ces convalescences heureuses, il y a une foule d'autres affections « corporelles » où le malade ne cesse pas un moment d'avoir présente, devant les yeux, la conscience douloureuse de son mal, conscience qui risque même d'aggraver celui-ci, ou du moins d'en prolonger la durée, si une impulsion du dehors ne réussit pas à faire en sorte que le malade détourne sa pensée vers d'autres horizons plus réconfortants. Il y a tous les malades atteints d'affections chroniques, les unes destinées à tourmenter leurs victimes d'une façon à peu près égale pendant de longues années, tandis que d'autres, hélas ! menacent de s'accentuer d'année en année pour aboutir enfin à une issue fatale. Il y a les malades que j'appellerais « chirurgicaux », ceux que l'attente ou les contre-coups d'une opération condamnent à mener, durant des mois, une existence d'ennui et d'immobilité, — sauf pour eux à se transformer ensuite en de véritables « malades », si une direction à la fois intelligente et affectueuse n'est point parvenue à dissiper autour d'eux cette atmosphère déprimante qu'ils ont eu à respirer pendant leur séjour sur la chaise longue. Mais, d'ailleurs, ai-je besoin de rappeler à mon lecteur l'énorme quantité de ces états maladifs où l'obligation d'un changement complet d'habitudes et l'absence ou le relâchement des bienfaisantes occupations professionnelles, et puis surtout la souffrance présente et l'appréhension d'autres misères à venir, s'associent pour déterminer, dans l'âme de nos clients, un ensemble de sentiments et d'idées que tout médecin doit nécessairement tâcher à détruire, sous peine des conséquences les plus fâcheuses pour la santé organique elle-même des clients susdits, et dont la destruction ne lui sera possible que dans la mesure où il saura « divertir » ces clients, substituer en eux, à cet ensemble d'émotions et de pensées délétères, un ensemble meilleur d'autres émotions et d'autres pensées ? Je ne crains pas de l'affirmer ; exception faite des maladies « aiguës », où les malades peuvent se passer de notre assistance pour les « divertir », il n'y a pas un seul état morbide, qu'il soit d'ordre « nerveux » ou purement « corporel », dont le traitement ne nous impose, à un degré plus ou moins impérieux, le devoir de recourir à la précieuse méthode psychothérapique du « divertissement ».

Ici encore, j'estime que l'adoption par tous mes confrères de ce que je serais tenté d'appeler le point de vue « psychothérapique » aurait pour effet de renforcer sensiblement à la fois l'importance et l'efficacité de leur rôle. De tout temps, à coup sûr, chaque médecin soucieux de ses devoirs a compris d'instinct cette utilité qu'il y avait pour lui à modifier, — pour reprendre mon expression de tout à l'heure, — l'atmosphère intellectuelle créée, autour de l'esprit des malades, aussi bien par la maladie elle-même que par les circonstances extérieures qui l'accompagnent. De tout temps les médecins ont tâché à « divertir » les malades, non seulement sous la forme de paroles rassurantes qu'ils leur prodiguaient, mais aussi d'une façon plus directe, en suggérant à ces malades des moyens de s'arracher activement à la double hantise de l'ennui et de la souffrance. Malheureusement, cette partie de leur tâche ne leur apparaissait que toute secondaire ; ou plutôt personne ne leur avait appris à regarder ces procédés psychothérapiques comme constituant réellement une partie essentielle de leur tâche, non plus qu'on ne s'était avisé de les pourvoir de la moindre notion générale touchant les principes qui pourraient les guider dans l'application d'une méthode curative aussi infiniment éloignée des anciennes limites traditionnelles de la thérapeutique. Et ainsi toutes leurs paroles risquaient trop souvent de rester inutiles, et par la faute de leur propre ignorance psychothérapique et par celle de l'ignorance de leurs clients, qui, eux aussi, quelque confiance qu'ils eussent d'ailleurs dans toutes les paroles « médicales » qu'ils leur adressaient ne pouvaient pas s'imaginer que ces paroles-là eussent, de sa part, la moindre portée exceptionnelle. Mais que médecins et malades s'accoutument désormais à ce point de vue nouveau, qui consiste, pour ainsi dire, à introduire à l'intérieur des limites de notre profession médicale nos propres entretiens avec nos clients ; que les malades prennent l'habitude de se rappeler que leur médecin est à même de travailler à leur guérison en agissant chez eux sur l'élément « moral », tout de même qu'en agissant sur l'élément corporel ; et que les médecins, de leur côté, se pénètrent de la légitimité et de l'importance « professionnelle » de chaque détail de leur action psychothérapique : ne voit-on pas tout le profit qui résultera de cette innovation, et combien en particulier elle nous permettra dorénavant d'aider plus efficacement nos malades à découvrir, comme aussi à utiliser, le meilleur mode de « divertissement » qui convienne à leur aplanir le chemin de la guérison ?

II. Voici, par exemple, un homme dans la force de l'âge que la tuberculose, ou telle autre maladie de longue durée, condamne à abandonner son ancien régime de vie. A supposer même que cet homme, dans son état d'intelligence normal, en pleine possession de son sang-froid naturel, eût été capable de se choisir par ses propres lumières un « divertissement » approprié tout ensemble à ses goûts et aux exigences nouvelles de sa situation, nous pouvons être sûrs que, en fait, le poids physique et moral de sa maladie l'empêchera de procéder librement à un choix de ce genre, avec l'énergie et la clairvoyance qu'il aurait pu y apporter précédemment ; le malheureux hésitera, tâtonnera, renoncera successivement à toute sorte de « distractions » où il se sera essayé ; et sans cesse les déboires que lui auront valu ces vaines tentatives s'ajouteront, en lui, au poids premier de la maladie pour le maintenir plus cruellement en tête-à-tête avec la désastreuse préoccupation de son état, présent et à venir. Bien loin de lui être aussi profitable qu'elle l'aurait dû, sa recherche d'un « divertissement » risquera d'aggraver, en fin de compte, et sa dépression morale et son mal lui-même. Mais voici, au contraire, qu'une connaissance plus parfaite des ressources de notre art médical encourage ce malade à remettre entre les mains de son médecin cette partie de son traitement, aussi bien que les autres ; et voici que son médecin, pareillement, se décide à approfondir l'étude de son action psychothérapique pour le moins autant que les autres méthodes de traitement dont il dispose. Dès lors tout change, et c'est une perspective infiniment moins sombre que nous voyons s'ouvrir devant notre malade. Instruit par son expérience de psychothérapeute, le médecin, depuis le premier jour, se rend compte des diverses voies, ou plutôt de l'unique voie droite et sûre qui aura chance d'offrir à ce malade particulier, — avec les données particulières de son caractère et de sa situation, — un « divertissement » capable de l'occuper tout entier durant la longue période de sa maladie. Sachant à la fois et la durée probable de celle-ci et son évolution, se rendant compte des goûts et des penchants profonds du malade beaucoup mieux que les connaît trop souvent le malade lui-même, ce médecin emploiera, en outre, à sa recherche d'un divertissement pour le malade ainsi exploré une attention et un zèle pour le moins égaux à ceux que lui coûtera la fixation de son régime alimentaire. Que l'on songe seulement à tout le fruit d'une telle manière de procéder, à tout ce qu'elle épargnera aux malades de fatigues stériles et de déceptions malfaisantes, à l'immense changement qu'elle amènera dans le cours tout entier de leur vie de malades !

III. Cela dit, l'on entend bien que je n'ai ici ni l'intention ni le moyen de pousser plus à fond l'examen de la nombreuse catégorie des « divertissements » entre lesquels peut et doit choisir le médecin psychothérapeute. Un tel sujet requerrait, à lui seul, un gros livre ; et j'ajoute qu'il y a peu de sujets qui mériteraient plus que celui-là de fournir la matière d'un livre nouveau, rempli d'observations et de conseils pratiques éminemment utiles. Mon rôle dans le présent ouvrage se borne forcément, si je puis dire, à signaler ainsi des sujets d'exploration psychothérapique qui auront, tôt ou tard, à être traités plus au long, — trop heureux si mes brèves et rapides indications peuvent à la fois stimuler, sur ces divers sujets, l'active curiosité de mes jeunes confrères, et puis aussi leur servir de point de départ pour des recherches plus approfondies ! Et ainsi, cette fois encore, je me bornerai à mettre en relief l'extrême utilité « médicale » de ce procédé du « divertissement » que personne jusqu'ici, du moins à ma connaissance, n'a encore pris la peine de considérer au véritable point de vue psychothérapique. Entrer dans le détail des différents modes de divertissement, et de l'appropriation de chacun d'eux aux circonstances spéciales des différents cas, dépasserait de beaucoup le cadre restreint où je dois m'enfermer; et cependant il y a tout au moins un principe général que je ne puis m'empêcher d'exposer ici en passant, un principe dont je suis persuadé que tous les théoriciens futurs du « divertissement psychothérapique » seront obligés de tenir compte. Sans vouloir m'occuper des moyens particuliers de « divertissement », j'affirme que le choix de ceux-ci aura toujours profit à s'appuyer, en premier lieu, sur une détermination précise du *tempérament* de chaque malade.

Mon lecteur me dispensera de tâcher à lui offrir une définition formelle de ce mot de « tempérament ». L'entreprise serait, en vérité, infiniment malaisée, à cause de l'extrême complexité des idées et images qu'évoque en nous ce terme général ; et j'ajoute qu'une telle entreprise me paraît d'ailleurs assez inutile, car il n'y a personne qui, d'avance, ne comprenne tout au moins la signification essentielle d'un terme que philosophes et médecins ont amplement « vulgarisé » à travers les siècles. Chacun sait que, dominant les différences constituées par l'éducation, la condition sociale, et toutes les circonstances extérieures, il existe entre les hommes une différence innée et foncière, résultant de la diversité de leurs « tempéraments ». Et l'on sait aussi que, pour infinie que soit, en fait, cette diversité, des efforts ont été tentés, d'âge en âge, pour réduire la multiplicité innombrable des tempéraments à une série plus ou moins étendue de « types », distincts et représentatifs. Aussi bien suis-je d'avis que ces catégories elles-mêmes sont encore trop étroites, et que, pour la commodité de l'usage pratique, tout au moins, la psychothérapie peut fort bien se contenter de répartir tous les tempéraments humains en deux grandes classes, les résumer en deux grands « types » que j'appellerai le tempérament *cérébral* et le tempérament *musculaire.*

Le *cérébral,* c'est, en résumé, l'être chez qui prédomine la vie du cerveau, celui qui, inconsciemment, fait travailler son cerveau avec plus d'activité que son système musculaire, et qui, par suite, prend à ce travail un plus grand plaisir ; c'est l'individu issu d'ancêtres qui ont trop exclusivement développé leurs facultés spirituelles ; ou bien encore c'est l'homme qui, sans avoir été spécialement préparé par son hérédité à un exercice intensif de ces facultés, a été amené peu à peu par les circonstances de sa formation à leur laisser prendre le dessus en soi, de manière que l'habitude de la réflexion spéculative, de l'effort mental, ou des jouissances artistiques, est devenue pour lui une seconde nature. Le type du « cérébral » se reconnaît toujours à un signe bien aisément perceptible : à quelque dépense musculaire que le contraignent sa profession ou les hasards de sa vie, toujours nous sentons, à l'examiner d'un peu près, que sa curiosité principale s'adresse plutôt à des occupations intellectuelles ; toujours, lorsqu'il se trouve avoir à choisir entre deux occupations différentes, sa préférence s'adresse aux choses de l'esprit. Aussi le médecin n'a-t-il point de peine à établir, sous ce rapport, les éléments principaux de son diagnostic psychothérapique : quelques conversations avec le malade, ou même un regard attentif jeté sur sa manière d'être habituelle, lui suffiront pour découvrir, par exemple, un cérébral « latent » jusque chez un client que le sort aura condamné à exercer le métier le plus exclusivement « corporel ».

Le *musculaire*, c'est cet homme à tête relativement petite, tout débordant d'entrain et d'énergie physique, qui nous paraît, au contraire, toujours entraîné d'instinct à faire travailler ses muscles plutôt que son cerveau. Nous le reconnaissons, dès sa première enfance, à son agilité, à son besoin perpétuel de mouvement, à son amour du jeu ; et les éducateurs expérimentés n'hésitent pas à le distinguer aussitôt de son petit condisciple « cérébral ». Plus tard, dans l'âge adulte, le musculaire est avide d'exercice, il est chasseur, il excelle aux sports, il constitue l'officier parfait. La dépense corporelle lui est aussi indispensable que l'air qu'il respire. Non pas, certes, qu'il soit forcément, et même généralement, d'une intelligence inférieure : mais son naturel ne s'accommode pas d'avoir à soutenir une application prolongée de l'esprit, une tension continue du cerveau comme celle qui est, au contraire, un besoin pour le « cérébral ». Il pourra avoir des idées originales, des aperçus très ingénieux sur divers sujets : mais, si même la destinée a fait de lui un homme de lettres, nous pourrons toujours être sûrs que l'équitation et le canotage auront pour lui un intérêt au moins aussi passionné que sa production intellectuelle, ou du moins que celle de tous ses confrères.

J'ajouterai que, chez la femme, cette prédominance du système musculaire, pour être moins fréquente que chez l'homme, n'en existe pas moins dans un grand nombre de cas : mais elle y est souvent dissimulée avec plus de soin, et sa découverte réclame à la fois plus de perspicacité et plus d'attention. Nos habitudes sociales ont pour effet d'interdire à la femme la libre expansion du tempérament que la nature lui a créé : sans compter que ces mêmes habitudes l'empêchent souvent, aussi, de développer ce tempérament naturel, en comprimant son être moral de la même façon que le corset lui comprime le corps : d'où résulte que, chez elle, les tendances « musculaires » se trouvent parfois atrophiées, et c'est alors la tâche du médecin de découvrir en elle ces penchants secrets, pour leur permettre de s'affirmer plus activement.

Tels sont, trop brièvement indiqués, les traits distinctifs des deux tempéraments opposés entre lesquels se partagent tous les hommes, du moins à notre point de vue psychothérapique. Et il n'y a pas une seule des grandes méthodes de la psychothérapie, telle que je m'efforce de l'exposer ici, qui ne trouve profit à s'appuyer sur la reconnaissance de celui de ces deux « types » fondamentaux auquel se rattache l'individu particulier qu'il s'agit de traiter. Ai-je besoin de signaler, par exemple, — ou plutôt de rappeler, — l'utilité de cette fixation du « tempérament » pour la découverte des meilleurs modes d'emploi du procédé capital que j'ai appelé « l'affirmation optimiste » ? Ne voit-on pas que, suivant que tel de nos clients se trouve être, par nature, un « musculaire » ou un « cérébral » il conviendra pour nous de choisir des voies différentes afin de réussir efficacement à le « remonter » ? Le cérébral aura besoin que nous raisonnions avec lui, il ne se laissera dûment rassurer que si nous sommes parvenus à obtenir l'adhésion de son intelligence. Avec le « musculaire », une affirmation nette, tranchante, quelque chose comme un coup violent asséné sur ses angoisses et ses inquiétudes produira plus d'effet que tous nos arguments. Et, pareillement, de quel prix nous sera cette découverte préalable du tempérament d'un malade lorsque nous aurons à rechercher, à deviner plus ou moins à tâtons, les obstacles qui, dans l'âme de ce malade, aggravent le mal, ou bien s'opposent aux progrès de la guérison ?

Mais surtout c'est pour le choix d'un « divertissement » approprié que cette découverte m'apparaît indispensable, — et d'autant plus que, chez le malade, l'un des effets les plus profonds et les plus constants de la maladie a été, pour ainsi dire, de ramener au premier plan de l'âme le « tempérament » inné, qui, jusque-là s'était plus ou moins dissimulé sous l'espèce de *moi* artificiel créé en nous par les habitudes de notre vie. En vain, par exemple, nous tâcherions à « divertir » un tuberculeux en faisant appel chez lui aux goûts que semblerait indiquer sa profession, ou même à des goûts que nous avons positivement constatés chez lui avant sa maladie, si le hasard veut que ces goûts soient nés des circonstances, sans correspondre au tempérament foncier du malade. Combien j'ai ainsi rencontré d'artistes, de professeurs, voire d'écrivains éminents, sur qui tous mes efforts de « divertissement » ont échoué de la façon la plus désastreuse, jusqu'au jour où j'ai pu enfin apercevoir, sous leur nature d'emprunt, leur véritable nature, et la nécessité pour moi de ne procurer à ces faux « cérébraux » que des divertissements d'un ordre mieux adapté à leurs tempéraments de « musculaires » !

Toujours donc il convient que, parmi les nombreux articles du programme de son examen psychothérapique, le médecin fasse figurer au premier rang cet article-là. Et quant à énumérer les « divertissements » qu'il devra prescrire à ses clients, quant à indiquer ceux d'entre eux qui s'adressent de préférence an « cérébral » ou au « musculaire », tout cela, encore une fois, sera l'affaire du psychothérapeute à venir qui voudra bien nous offrir un traité théorique et pratique du *divertissement*.

CHAPITRE II

L'ÉVOLUTION DU TRAITEMENT PSYCHOTHÉRAPIQUE

I. Le patient que j'ai montré, au début de cette partie de mon étude, se confiant à mes soins pour que je l'aide à se guérir d'une maladie organique, voici donc que je l'ai soumis déjà à un certain nombre de méthodes ou de procédés psychothérapiques, destinés à me permettre de faciliter et de hâter sa guérison en m'adressant chez lui à l'élément psychique. Après l'avoir longuement et soigneusement examiné, de façon à explorer dans tous les sens aussi bien sa vie intime que les conditions extérieures de son existence, j'ai d'abord tâché à réveiller ou à raffermir sa volonté naturelle de guérir, au moyen de paroles rassurantes à la fois infiniment variées dans leur expression et habilement appropriées à son état moral particulier ; puis, avec non moins de patience et de zèle, je me suis ingénié à écarter de l'horizon de sa vie tous les obstacles de diverse nature qui risquaient d'entraver chez lui le travail de la guérison ; et je me suis enfin efforcé d'user de mon autorité personnelle auprès de lui pour le « divertir » de la préoccupation obsédante de sa maladie, afin qu'une telle préoccupation ne vienne pas, à son tour, embarrasser ou stériliser en lui cette volonté de guérir qui, en vertu de l'énorme influence exercée sur notre vie corporelle par l'élément psychique, constitue l'une des conditions les plus précieuses, — je dirais presque : les plus indispensables, — de la guérison. Ce qui me reste à faire, désormais, pour amener mon malade jusqu'à cette guérison elle-même, relève naturellement beaucoup plus de la thérapeutique proprement dite que de la psychothérapie. Cette dernière m'a mis en état de reconnaître, de préparer, et d'améliorer le terrain sur lequel allait se déployer ma véritable tâche de médecin du corps ; il faut à présent que j'applique toute mon attention à remplir cette tâche aussi pleinement et aussi heureusement que possible, jusqu'au jour où, grâce à elle, mon client aura victorieusement traversé la crise passagère de sa maladie. Si bien que je pourrais, à la rigueur, arrêter ici mon étude des moyens psychothérapiques généraux qui peuvent contribuer à la guérison des maladies purement organiques, ou du moins des maladies dans lesquelles les troubles organiques prédominent sensiblement sur les troubles moraux : mais encore que le rôle de la psychothérapie, à partir de ce moment où nous sommes arrivés, ne puisse plus prétendre à l'importance capitale et essentielle qui s'attache à des procédés comme ceux de l'affirmation optimiste ou du choix d'un « divertissement », il s'en faut que ce rôle devienne désormais entièrement superflu ; et c'est littéralement jusqu'au terme suprême de la maladie, ou peut-être même jusqu'au lendemain de la guérison, que tout médecin soucieux d'accomplir complètement son devoir professionnel est tenu de continuer à mettre en œuvre son action personnelle sur l'esprit et le cœur de son malade.

Son attitude à l'égard de celui-ci différera, naturellement, selon le cours que lui paraîtra devoir suivre la maladie ; il est trop évident que le malade dont nous prévoyons la mort prochaine ne saurait recevoir de nous les mêmes paroles consolantes ou réconfortantes, ni, d'une façon générale, être soumis au même traitement moral, que celui qui nous semble pouvoir être, tôt ou tard, guéri par nos soins. Ainsi le problème s'offre à nous sous deux aspects différents; et j'aurai à examiner brièvement, tour à tour, de quel service peut être la psychothérapie pour les malades à l'endroit desquels notre thérapeutique est impuissante, et pour ceux qu'elle se croit capable de guérir.

II. Le tuberculeux que j'ai vu entrer naguère dans mon cabinet, la mine confiante et se refusant presque à s'avouer malade, le voilà qui, malgré tous mes soins, a été rapidement usé et brûlé par les progrès de son mal; et aucun doute ne peut plus désormais subsister en moi sur la perspective d'une issue fatale plus ou moins prochaine. A partir du jour où cette conviction de mon impuissance à le guérir s'est définitivement imposée à moi, quelle doit être ma conduite à l'égard de ce malheureux? Il faudra naturellement que je poursuive avec zèle les divers procédés psychothérapiques employés jusqu'ici, en les modifiant dans le sens nouveau que me dictera la situation. Bien loin de renoncer, par exemple, à l'affirmation optimiste, je m'ingénierai à la rendre plus fréquente encore et plus persuasive, de façon à contrebalancer l'aggravation inévitable des craintes et des angoisses du malade, — puisque, comme je l'ai expliqué déjà, nos habitudes d'aujourd'hui condamnent le médecin à pratiquer jusqu'au bout, dans les cas de ce genre, un « mensonge » dont l'obligation, toujours pénible, doit nous être allégée et facilitée par la pensée incessante de l'heureux effet qui en résultera. Semblablement, j'apporterai encore plus de zèle que par le passé à écarter de la vie intime du malade des obstacles qui, maintenant, ne risquent plus d'entraver une guérison devenue irréalisable, mais qui, par leur présence, mettent en danger l'équilibre intellectuel ou nerveux du mourant, et l'exposent à être privé du repos moral dont il a besoin. S'il arrive que j'aie hésité, jusque-là, à conseiller ou à exiger telle solution trop radicale, le départ d'une personne antipathique au malade, la permission pour lui d'en revoir une autre qui lui est chère, j'use à présent de toute mon autorité pour imposer à l'entourage de mon client une mesure qui aura pour effet de prolonger son existence, ou, en tout cas, de rassurer et d'adoucir ses derniers moments. Il n'y a pas jusqu'au « divertissement » qui ne puisse et ne doive continuer à exercer son action bienfaisante sur l'esprit du malade, à la condition d'être choisi dorénavant avec un souci plus vif encore de son appropriation individuelle. Autant la grande majorité des sujets de conversation ordinaire a chance de fatiguer un malade qui sent déjà confusément sur soi l'ombre tragique de la mort, autant nous pouvons être assurés qu'il en existe quelques-uns, ou peut-être même un seul, qui répondent très profondément à des aspirations secrètes de son cœur, et dont l'emploi, durant cette phase suprême de sa maladie, réussira merveilleusement à détourner sa pensée des alarmes et des regrets qui ne tendent que trop à l'envahir.

Mais j'ai hâte de quitter ce sujet, éminemment douloureux pour tout médecin qui s'est accoutumé à mettre un peu de son cœur dans l'exercice de sa profession ; et de même encore je m'arrêterai le moins possible sur un autre sujet qui se trouve, en quelque sorte, à mi-chemin entre celui-là et l'intéressante question de nos devoirs psychothérapiques envers les malades que nous espérons pouvoir conduire sans encombre jusqu'à la guérison. Ce sujet intermédiaire, beaucoup moins cruel en soi que le précédent, n'en est pas moins, lui aussi, singulièrement pénible pour le médecin psychothérapeute : il consiste à examiner quelle attitude nous sommes tenus de prendre et de conserver à l'endroit de malades qui, en vérité, ne sont pas menacés de succomber expressément sous l'effet de leur maladie présente, mais chez qui cette maladie est très probablement destinée à ne jamais guérir, se maintenant à peu près au même point jusqu'au terme de la vie du malade. Voici, par exemple, un homme atteint de l'une de ces affections chroniques qui résistent à tous les efforts de notre art : ce malheureux vient se confier entre mes mains ; et moi, dès le premier jour ou bien après une série de tentatives infructueuses, j'acquiers la triste conviction de ne pouvoir jamais réussir à le délivrer d'un mal qui, peut-être, ne risque pas de s'aggraver au long des années, mais qui n'a guère chance, non plus, de devenir moins fort et plus supportable. Faut-il que je continue d'offrir à ce malade des soins qui, je dois bien me l'avouer, ne sont plus à mes yeux qu'une simple comédie, destinée à entretenir au cœur du malade l'espoir chimérique d'une guérison possible ? Ou bien convient-il que j'avertisse mon client de l'incurabilité de son état, en l'exhortant à ne plus compter sur sa guérison, — sauf, bien entendu, le cas toujours possible où les progrès de la science permettraient à la médecine de remporter encore une nouvelle victoire sur le terrain particulier de cette maladie-là ?

A cette importante question une seule réponse est possible : Oui, l'objet idéal que doit se proposer tout médecin consciencieux, en présence d'un malade de ce genre, est de parvenir à lui révéler l'inutilité de tous ses efforts futurs pour le guérir de son mal, de façon à s'éviter à soi-même le prolongement indéfini d'une comédie dont je ne saurais assez dire tout ce qu'elle a de lourd et de fatigant. Toujours il siéra que je me prépare, et surtout que je prépare mon malade, à cette révélation qui m'est commandée à la fois par ma loyauté et par mon intérêt bien compris : car rien n'est plus fâcheux, pour la réputation d'un praticien, que le soupçon de vouloir garder presque de force des malades qui ne retirent de ses soins aucun soulagement appréciable. Mais encore faut-il qu'une telle révélation ne risque pas d'être funeste à mon client, soit en aggravant sa maladie par le choc moral ainsi infligé, soit en ajoutant à cette maladie organique les troubles nerveux qui résultent trop souvent d'une souffrance sans espoir. Je ne crains pas de l'affirmer : quelque répugnance qu'éprouve un médecin à devoir rassurer un malade en lui promettant une guérison irréalisable, ce médecin commettrait une véritable faute, et parfois des plus graves, en signifiant tout de suite au malade l'impuissance absolue de notre science à le secourir. Cette révélation, que je suis constamment tenu de me proposer comme objet, je n'aurai le droit de la faire que le jour où mon malade m'apparaîtra définitivement préparé à la recevoir ; et il va de soi qu'au lieu de me borner à attendre ce jour, j'aurai constamment aussi à le hâter, ou du moins à le rendre possible, en me livrant sur l'esprit et le cœur du malade à un long et délicat travail préparatoire. Le courage et la résignation, il faudra que sans cesse et par tous les moyens j'éveille ou développe ces deux vertus dans l'âme de mon client, et cela assez habilement pour que mes leçons morales ne risquent pas d'exposer l'infortuné à une découverte prématurée de l'incurabilité de son mal. En même temps, je l'habituerai de mon mieux à tel mode spécial de « divertissement » qui, en s'accordant avec ses aspirations intimes, l'aidera à sentir moins vivement l'aiguillon de la douleur corporelle et celui, plus pénétrant encore, des regrets et des angoisses dont il se trouvera menacé. En un mot, c'est là, déjà, une de ces catégories de cas professionnels où le médecin a le devoir de se transformer en moraliste, et en « directeur ».

De visite en visite, donc, patiemment et obstinément, je procéderai à cette œuvre de préparation et de mise au point, jusqu'au jour où j'aurai l'impression certaine que mon malade est désormais en état d'apprendre l'inutilité absolue qu'il y aurait pour lui à vouloir fatiguer son organisme en se soumettant à des soins médicaux d'une inefficacité évidente. Ce jour viendra plus ou moins vite, suivant la gravité de la maladie, comme aussi suivant le caractère du malade ; et jamais il ne viendra assez vite au gré du pauvre médecin qui, en l'attendant, se voit condamné à l'une des tâches les plus ingrates de toute sa carrière. Mais, avec cela, il se peut que ce jour ardemment désiré n'arrive jamais. Il se peut que mon malade, malgré toutes les leçons que je me serai ingénié, épuisé à lui prêcher, garde indéfiniment le même désir passionné de guérir, et accompagné de la même frayeur affolée à l'idée d'avoir à vivre toujours avec sa maladie. Et ne croyez pas que ce malade pusillanime puisse être deviné longtemps d'avance, ni qu'il appartienne forcément à l'espèce des pitoyables « femmelettes » des deux sexes, toujours tremblantes à l'idée du moindre danger ! Il n'y a pas jusqu'aux plus admirables raffinements de l'intelligence et jusqu'aux plus nobles qualités du cœur, qui, d'une façon absolue, aient de quoi constituer à un malade, sous ce rapport, une situation privilégiée ; et souvent même ce sont les êtres les plus intelligents et les meilleurs, les plus courageux en face de la mort, qui en face de la maladie se montrent les plus timides, s'acharnant dans une espérance de guérir dont l'écroulement aurait pour eux les suites physiques et morales les plus désastreuses. Or, que si nous voyons qu'un malade est ainsi fait, sourd à tout notre enseignement de vaillance et de résignation, à l'égard de ce malade-là c'est nous qui, à notre tour, devrons nous armer d'une résignation et d'une bravoure, — je dirais presque d'un aplomb, — héroïques, pour poursuivre d'année en année, indéfiniment au besoin, une comédie que tout l'argent de nos clients ne saurait, en vérité, nous payer assez cher au regard de tout ce qu'elle a de pénible pour nous, mais qui non seulement n'a point, pour les malades, l'inutilité que l'on pourrait supposer — qui est au contraire, pour eux, un remède infiniment précieux et salutaire, le seul que notre science soit en état de leur accorder.

Aussi bien l'efficacité de ce remède est-elle beaucoup plus grande qu'on pourrait le penser d'après le nombre forcément restreint et l'inévitable monotonie des ressources dont nous disposons en pareille circonstance. On dirait, en vérité, que la nature a paré d'avance au danger en fournissant ces malades incurables d'un pouvoir d'illusion tout à fait sans limites. J'ai eu pendant quinze ans pour client un homme d'un esprit supérieur et qui, sans avoir son diplôme de docteur, était pour le moins aussi versé dans les problèmes médicaux que dans ceux de toute autre science. Atteint, depuis cette date lointaine, d'un rhumatisme déformant, contre lequel tous mes efforts et ceux de maints de mes plus illustres confrères étaient demeurés absolument infructueux, ce client, semble-t-il, aurait dû trouver à la fois dans sa science un moyen d'apprendre l'incurabilité de son mal, et dans sa philosophie un moyen de se résigner à en subir la chaîne. Mais non : ni l'un ni l'autre de ces deux moyens n'étaient décidément à sa portée ; et cet homme éminent, qui n'aurait pas eu assez de sarcarmes dédaigneux pour la folie d'un autre malade agissant comme lui, cet homme éprouvait en vérité un besoin passionné de mes visites, naturellement tout employées désormais à lui répéter, presque dans les mêmes termes, que, malgré l'évolution ordinaire des rhumatismes déformants, le sien faisait partie d'une variété exceptionnelle où la guérison est à peu près immanquable. Je ne raconterai pas ici toutes les ruses que j'ai employées pour échapper à la terrible corvée de ces visites, ni comment, pendant de longues années, chacune d'elles m'a laissé une impression pénible de gêne et quasi de remords, à l'idée de ce que me paraissait avoir d'un peu humiliant l'inutilité du rôle où je me sentais condamné. Mais un jour est venu où le hasard s'est chargé de m'enlever tout scrupule à ce sujet, en me prouvant la très réelle et indispensable utilité de mes visites, et de ces paroles réconfortantes dont j'avais tant de peine à affronter le retour périodique. Après être venu d'abord beaucoup plus souvent chez mon rhumatisant, j'avais enfin réussi à ne plus lui faire visite qu'un seul jour par mois ; et comme j'avais dû, un de ces jours-là, me rendre en province, il m'avait semblé tout simple d'ajourner au lendemain, sans prévenir mon client, une visite que je tenais de plus en plus pour une formalité insignifiante. Mais le malade, lui, était bien loin d'en juger de la même façon ; et lorsque, le lendemain, après avoir reçu de lui un télégramme affolé, je sonnai à sa porte, j'eus la surprise d'apprendre qu'il n'avait pu se lever et m'attendait dans son lit. Et vraiment le pauvre homme était beaucoup plus malade que d'ordinaire, les traits tirés, le regard éteint, au point que je me demandais si une aggravation imprévue et sérieuse ne s'était pas produite dans son état. En réalité, cependant, l'aggravation incontestable qu'il avait eue à subir ne résultait que de mon manquement à venir, en quelque sorte, le « remonter » à la date habituelle, l'approvisionner du précieux renfort de courage et d'espérance que lui fournissaient mes invariables promesses de guérison, accompagnées de quelques nouveaux semblants de remèdes que je lui prescrivais de temps à autre.

Et maintenant il ne me reste plus qu'à décrire en deux mots les dernières applications de la psychothérapie à cette catégorie de malades organiques, heureusement les plus nombreux, qu'il nous est possible de guérir de leur maladie, en facilitant ou en stimulant chez eux le travail réparateur de la nature. A l'égard de ces malades, comme je l'ai dit déjà, l'attitude du médecin psychothérapeute doit être subordonnée à celle du médecin « guérisseur » proprement dit, — à partir du moment où l'emploi des grands moyens psychothérapiques étudiés ci-dessus nous a permis de laisser libre jeu, chez le malade, à sa volonté naturelle de guérir. Nous n'avons plus, en effet, qu'à entretenir soigneusement l'exercice de cette volonté bienfaisante, en évitant que des obstacles nouveaux viennent entraver son action, comme aussi en veillant à ce que ni notre affirmation optimiste, ni les « divertissements » offerts ou proposés au malade ne risquent de s'user avec le temps, ce qui nous obligerait à en renouveler la forme plus ou moins complètement. Il y aura également profit à instituer, pour ainsi dire, auprès des malades, pendant cette dernière phase de leur maladie, un petit traitement de psychothérapie « prophylactique », qui ne vaudrait pas, évidemment, à les empêcher de redevenir malades, — à cet objet répondraient avantageusement quelques leçons simultanées d'hygiène et de thérapeutique préventives, — mais qui leur permettraient de se trouver mieux armés, au point de vue psychique, lorsqu'ils se verraient de nouveau aux prises avec la maladie. L'occasion serait bien tentante, aussi, pour le médecin, de profiter de son autorité sur le malade qu'il est en train de guérir pour se livrer sur lui à un travail de « direction » morale dans le genre de celui dont je parlais tout à l'heure à propos des malades incurables, et surtout dont j'aurai à parler bientôt à propos de ces malades de la seconde catégorie chez qui la santé morale est une condition tout à fait indispensable de la santé corporelle. Quand notre bonne fortune nous a mis à même de tirer d'une maladie grave un homme chez qui nous découvrons un vice ou un travers fâcheux, un homme enclin par son caractère à l'avarice, à la colère, à la dureté de cœur ou à l'égoïsme, il ne serait pas impossible que nos paroles eussent chance de pénétrer en lui assez profondément pour modifier, au moins en partie, ces défectuosités regrettables de son être intime. Mais je suis d'avis qu'une telle intervention, pour charitable qu'elle nous apparaisse, est en dehors de notre rôle de médecins, tout de même que celle qui consisterait à vouloir changer les opinions politiques, philosophiques, ou religieuses de personnes qui ne nous ont confié que le soin de guérir leur corps. Il faut que le médecin se montre toujours très réservé et prudent à ce point de vue, évitant assidûment, au lieu de les rechercher, les circonstances qui l'aideraient à se transformer en moraliste ou en directeur de conscience. Les malades, peut-être, lui sauraient gré, plus tard, du service supplémentaire qu'il leur aurait rendu en les amenant à une conception plus élevée de la vie morale : mais lui-même, au fond de son cœur, ne pourrait manquer de se le reprocher comme un abus de l'influence dont il ne doit user qu'en médecin, sans avoir le droit d'empiéter sur un domaine différent du sien.

Mais autant il s'efforcera de ne pas dépasser les limites de son rôle, autant il devra se préoccuper, jusqu'au bout, de remplir toutes les obligations que ce rôle lui impose, et d'adjoindre à son traitement médical un traitement psychothérapique approprié. Ce dernier, comme je l'ai dit, ne sera plus dorénavant que subordonné à la cure médicinale : mais pas un instant il ne pourra se relâcher sans qu'un tel relâchement risque de compromettre l'heureux effet aussi bien de la cure médicinale présente que des soins psychothérapiques antérieurs. Lorsque nous voyons, par exemple, qu'un malade s'achemine d'un pas assuré vers la guérison, volontiers nous nous laisserions aller à négliger plus ou moins notre vigilante observation des alentours de sa vie psychique, ou encore notre insistance précédente à lui promettre cette guérison que nous apercevons s'avançant à sa rencontre. Nous oublions que ses yeux, à lui, moins expérimentés que les nôtres, n'aperçoivent la guérison espérée que dans un lointain beaucoup plus brumeux, et que souvent il suffirait de notre silence pour la faire disparaître entièrement devant son regard. Pareillement il y a maints petits obstacles qui, au début de sa maladie, étaient pour lui à peine sensibles, en comparaison d'autres plus grands, ou encore sous l'effet de son état de faiblesse, tandis que, à mesure qu'il revient à la santé, leur présence risque de le troubler de plus en plus, retardant par là ou peut-être empêchant sa guérison. Tel convalescent d'une pleurésie, par exemple, se trouvera déjà presque au seuil de la santé lorsque la nécessité d'avoir à subir les conversations familières d'une garde-malade, ou simplement les tentures et le mobilier de sa chambre, commencera à lui produire un agacement douloureux qui, si nous n'y mettons bon ordre, compromettra l'heureux effet de nos soins médicaux.

Aussi le médecin ne saurait-il, je le répète, trop s'ingénier à contrôler de jour en jour l'efficacité des moyens psychothérapiques employés par lui depuis le commencement de la maladie. Force lui est de se rappeler sans cesse que l'usage de ces moyens ne doit s'arrêter qu'après la guérison, sous peine, pour lui, d'être exposé à des surprises fâcheuses.

CHAPITRE III

LES MOYENS PARTICULIERS

I. J'en arrive maintenant aux moyens particuliers qui doivent compléter et renforcer les moyens psychothérapiques généraux dont je viens de parler, c'est-à-dire à des moyens qui, au lieu de pouvoir s'appliquer plus ou moins invariablement à tous les malades, se trouvent être différents d'après les divers cas. Comme je l'ai laissé entendre déjà, ces moyens particuliers sont malheureusement beaucoup plus difficiles à exposer que les moyens généraux, et cela non seulement en raison de leur complexité beaucoup plus grande, mais aussi, il faut l'avouer, parce que notre science psychothérapique est encore d'âge trop récent et trop inexpérimentée pour pouvoir s'avancer bien loin au delà de ce premier stade de son développement que constitue la détermination de ses méthodes les plus élémentaires et les plus constantes.

Et cependant il me paraît évident que c'est là, dans ce domaine des applications particulières, que se manifestera de plus en plus le progrès de la science psychothérapique. Pour devenir vraiment une science médicale distincte, ayant son rôle, son champ d'action, et ses ressources propres, il faudra que la psychothérapie s'efforce au plus vite de franchir ce stade initial dont je parlais tout à l'heure, et d'atteindre directement, à la fois, l'individualité particulière des malades et la nature particulière de leurs maladies. Aussi ai-je fait de mon mieux, dans mon exposé des moyens généraux, pour « spécialiser », en quelque sorte, et pour diversifier l'emploi de ces moyens, de manière à leur donner un caractère de réalité plus direct et plus positif. J'ai essayé de faire voir, notamment, l'importance extrême qu'il y avait, pour tout bon médecin psychothérapeute, à s'enquérir du caractère et du tempérament particuliers de chaque malade, afin d'y approprier les grandes méthodes générales que je décrivais. Sans doute j'aurais pu aller plus loin encore, dans cette « spécialisation », et, par exemple, insister davantage sur l'utilisation médicale de certains modes particuliers de la vie psychique tels que le sentiment religieux ou les notions de l'honneur et du devoir moral : mais on comprendra sans peine que j'aie craint d'allonger démesurément cette première partie de mon étude. Le seul point auquel j'ai jusqu'à présent négligé de toucher, et qui, pourtant, mérite d'être tout au moins indiqué dans cette première partie, c'est la « spécialisation » des méthodes psychothérapiques résultant non pas de la diversité des individus, mais de celle des maladies organiques dont ils sont atteints.

Car il est bien évident qu'un progrès considérable se trouverait réalisé pour la psychothérapie le jour où celle-ci serait parvenue à diversifier l'emploi des méthodes générales susdites, ou même à leur ajouter ou substituer d'autres méthodes mieux appropriées, selon la diversité des maladies organiques dont il s'agirait. La phtisie pulmonaire, les affections du foie, celles du rein, etc., ce sont là des états organiques si différents les uns des autres, et séparés les uns des autres par des caractères si nettement distincts, qu'il n'y a pas jusqu'à leur traitement « moral » qui ne doive varier, de par cette différence même qui existe entre eux. Indépendamment de l'individualité propre de chaque malade, la nature spéciale de la maladie dont il est atteint doit nécessairement impliquer pour lui un emploi spécial des grandes méthodes curatives de la psychothérapie. Tout de même que la manière d'appliquer l'électricité, les rayons X, le massage, etc., après avoir été d'abord plus ou moins uniforme, a fini peu à peu par se « spécialiser » d'après les différentes maladies, un jour viendra, tôt ou tard, où le médecin graduera et nuancera l'emploi de l'affirmation optimiste, des divertissements, etc., selon qu'il aura devant lui un tuberculeux ou un gastralgique, sauf naturellement pour lui à introduire encore, dans ces formules particulières de son mode d'action, une infinité d'autres nuances nouvelles, adaptées à l'individualité propre du malade.

Mais c'est là un progrès qui, tout en m'apparaissant aussi inévitable que l'est désormais, par exemple, l'emploi de l'aéroplane pour la locomotion régulière, n'en reste pas moins, lui aussi, réservé à un avenir plus ou moins lointain ; et je me garderais bien, pour ma part, de pousser la présomption jusqu'à vouloir énoncer ici les règles même les plus rudimentaires de cette spécialisation, éminemment désirable, des moyens psychothérapiques appropriés aux diverses catégories d'affections corporelles. Autant je suis certain que nos successeurs, les médecins de demain, — ou d'après-demain, — se trouveront munis, pour ainsi dire, d'un formulaire psychothérapique analogue à ce formulaire thérapeutique que chacun de nous porte aujourd'hui dans sa tête (ou parfois dans une poche de sa redingote), lui facilitant la recherche des modes de traitement utilisables d'après la nature particulière des maladies, autant je suis tenu de reconnaître que le formulaire psychothérapique dont nous disposons aujourd'hui est, malheureusement, très simple et d'une portée toute générale, strictement borné aux quelques grandes méthodes élémentaires que j'ai essayé d'exposer. Tout au plus me semble-t-il que notre psychothérapie est dès à présent en état de définir l'une des voies qui pourront la conduire au progrès rêvé. Et cette voie nouvelle me paraît en vérité si sûre que l'on m'excusera de m'arrêter encore un instant sur un sujet où je regrette de ne pouvoir apporter des indications d'ordre plus pratique, ou, en tout cas, plus immédiatement positif.

II. Oui, j'ai l'impression que les médecins auraient chance de réaliser assez vite un progrès très sensible, sur ce terrain de l'appropriation des méthodes psychothérapiques aux maladies particulières, en s'attachant à observer et à étudier de plus près, avec une précision plus « scientifique », les altérations intellectuelles ou morales qui résultent communément de ces maladies. On sait en effet que, de tout temps, l'existence de ces altérations psychiques a été constatée, à la fois par les praticiens et par la masse entière du public. De tout temps il a été admis, en thèse générale, que non seulement les maladies corporelles exerçaient une influence plus ou moins profonde sur l'ensemble de nos idées et de nos émotions, mais que telles ou telles maladies particulières donnaient presque toujours une couleur et un caractère particuliers à cette modification de l'état moral habituel des personnes qui s'en voyaient atteintes. C'est de quoi, pour ma part, je n'ai jamais cessé de me convaincre plus absolument, au cours de ma longue carrière professionnelle ; et de plus en plus j'en suis même arrivé à me persuader que cette transformation morbide de l'être psychique était un phénomène beaucoup plus général qu'on l'avait supposé jusqu'ici, et que peut-être il n'y avait pas une seule des grandes variétés différentes de la maladie organique qui ne déterminât, dans le cœur et l'esprit de ses victimes, un changement « spécial » plus ou moins accusé. Tout à fait comme il est désormais hors de doute que chaque maladie, quel que soit son siège principal dans l'organisme, retentit d'une manière spéciale sur le fonctionnement des autres organes, et modifie en tel ou tel sens les fonctions du foie, des reins, ou du cœur, de même aussi je ne crains pas d'affirmer qu'elle retentit également sur le cerveau, introduisant dans la vie intellectuelle et morale du malade des troubles d'une qualité « spéciale », avec une diversité de degrés infinie allant parfois jusqu'à nous rendre l'observation de ces troubles psychiques extrêmement difficile, tandis que, d'autres fois, leur présence se manifeste à nous en un relief des plus accentués.

Ce dernier cas est précisément celui des maladies dont je disais tout à l'heure que, de tout temps, médecins et malades s'étaient accordés à en reconnaître le contre-coup psychique. Au premier rang figurent des affections telles que la phtisie pulmonaire ou les maladies du foie. Celles-là, personne ne l'ignore depuis des milliers d'années, ont pour effet d'altérer considérablement le caractère des malades, leur prêtant une « humeur » toute différente de celle qu'ils nous faisaient voir précédemment. Et cependant n'est-il pas curieux qu'un fait aussi incontestable, constaté et proclamé aussi universellement, n'ait jamais contraint les psychologues, médecins ou non, à tenter une exploration un peu méthodique et approfondie des lois générales qui ne peuvent manquer de le régir ? Car nous lisons bien, dans les traités consacrés à la tuberculose, par exemple, que l'un des effets de la phtisie pulmonaire est d'inspirer aux malades une disposition optimiste, accompagnée souvent d'un redoublement d'activité intellectuelle et émotive : mais à ces quelques symptômes tout extérieurs et superficiels se borne invariablement, dans ces savants ouvrages, l'exposé d'un sujet qui, selon moi, mériterait une étude pour le moins aussi sérieuse que bon nombre des symptômes physiques les plus longuement détaillés de la phtisie pulmonaire.

Arrêtons-nous, un moment, tout d'abord, devant cet étrange et mystérieux état d'esprit qui, presque constamment, se rencontre chez les phtisiques ! Il me paraît que cet état comporte plusieurs degrés divers, correspondant aux diverses étapes de la maladie. Aussi longtemps que cette dernière reste, pour ainsi dire, une affection « locale », et que la lésion pulmonaire permet au malade de poursuivre le cours habituel de sa vie, le prétendu optimisme du tuberculeux consiste bien moins en une espérance certaine qu'en un ardent désir de guérison. Le tuberculeux ne laisse pas, lui aussi, tout comme les autres malades, de s'inquiéter de l'aggravation des symptômes qu'il découvre en soi : mais d'autant plus il se sent attaché à la vie, et ses dispositions optimistes ne sont bien souvent qu'une sorte d'auto-suggestion par laquelle il s'entraîne volontairement à nier les progrès et la gravité de son mal. Et surtout il éprouve un besoin passionné de vivre vraiment cette vie qu'il ne peut s'empêcher de deviner plus ou moins compromise. De là, chez lui, une surexcitation croissante de l'activité corporelle, — dans les limites possibles, — et plus particulièrement encore de son activité sentimentale et intellectuelle. Nous le voyons multipliant les projets, étendant le cercle de ses occupations, apportant une passion fiévreuse aussi bien à la jouissance sensuelle qu'aux plaisirs de l'esprit. Son imagination, notamment, s'échauffe et devient plus active : un peu sous l'influence de la fièvre véritable dont il est consumé, mais beaucoup sous l'effet de ce désir, à demi inconscient, qu'il a de lutter contre la mort en renforçant dans son être l'intensité de la vie.

Et puis, lorsque la cruauté du sort ou sa propre imprudence condamnent le tuberculeux à dépasser cette première étape de sa maladie, un jour arrive où celle-ci prend décidément le dessus, dans la lutte que lui livrait jusqu'alors la volonté de vivre. Le malade est forcé de renoncer à son déploiement, quasi « héroïque », d'activité corporelle et mentale. C'est durant cette seconde phase que se produit chez lui un changement psychique des plus singuliers, l'amenant désormais à cet état d'esprit que j'ai qualifié de « mystérieux », et qui m'apparaît, en effet, infiniment plus difficile à définir qu'on le croit d'ordinaire. Que se passe-t-il au juste, dans le cerveau et dans le cœur du phtisique moribond ? Espère-t-il qu'il va guérir, par un merveilleux aveuglement tout providentiel ? Ou bien continue-t-il à cacher aux autres ses angoisses et ses craintes, afin de pouvoir en même temps se les cacher à soi-même ? Ou bien encore, peut-être, ne se pose-t-il plus ce problème de son avenir, et se trouve-t-il plongé dans une espèce de détachement ou de résignation qui, si elle existe chez lui en réalité, nous fait voir plus de sagesse encore que le prétendu optimisme de la première de nos hypothèses ? J'admettrais volontiers que c'est cette dernière hypothèse qui est, au fond, la plus vraie, ou plutôt que chacune des trois explications susdites a sa part de vérité, concourant avec les deux autres à constituer un état psychique très complexe, où, cependant, le rôle principal appartient à une certaine défaillance de la volonté, entraînant à sa suite l'indifférence résignée dont je parlais tout à l'heure. Le phtisique, à ce degré de sa maladie, est littéralement un vaincu, qui renonce à poursuivre la lutte. L'affaiblissement de ses forces corporelles, la déchéance à peu près complète de ses fonctions vitales, tout cela, avec l'aide des stupéfiants administrés au malade, contribue à détendre en lui ce même ressort qui, précédemment, se trouvait tendu à l'excès. Si nous pouvions pénétrer au fond de l'âme d'un phtisique, j'ai la conviction que nous y lirions gravée cette parole, admirable résumé de toute sagesse humaine : « Que les choses s'accomplissent comme elles doivent s'accomplir ! » Mais il n'en reste pas moins que, à la surface de cette résignation foncière, les idées et sentiments antérieurs du malade continuent à laisser des traces, des échos, de leur intensité de naguère. Par moments, le malade qui s'est détaché de la vie se rappelle le lien très étroit qui l'avait rattaché à elle : spontanément ou par un effort saccadé, il ressuscite en soi le désir de lutter contre la mort ; et le voilà qui, de nouveau, se dépense en projets d'action ou de plaisir, faisant croire à ceux qui l'entourent qu'il ne se rend aucun compte de la terrible gravité de sa situation! Ou bien il ressent comme une honte d'être le malade, le vaincu qu'il se sait devenu ; et de là maints propos optimistes où il entre un élément secret de forfanterie, toujours avec une tendance à se duper soi-même autant que les autres. Oui, c'est de toutes ces choses diverses qu'est composé l'état d'esprit de l'infortuné, — toutes choses qui, prises en soi, n'ont rien que de naturel et de parfaitement explicable, mais dont l'assemblage subtil demeurera toujours pour nous inquiétant et énigmatique, aussi longtemps que l'on ne se sera pas décidé à en faire une analyse vraiment approfondie. Il y a là un sujet d'observation psychologique, — ou, plus exactement, psychothérapique, — que je dois me borner à signaler en passant, avec l'espoir d'inciter quelques-uns de mes jeunes confrères à lui accorder enfin toute l'attention qu'il mérite. Et qui ne voit, en effet, tout ce que la solution d'un problème tel que celui-là ne peut manquer d'apporter de lumière au praticien psychothérapeute, en lui permettant de s'affranchir désormais de cette croyance banale à l'aveuglement optimiste des phtisiques qui, jusqu'à présent, le dirige dans sa conduite à l'égard de ces malades ? Combien notre attitude à l'égard de ceux-ci nous sera rendue plus facile et plus fructueuse, lorsque nous connaîtrons exactement ce fond de leurs âmes qu'on dirait qu'ils s'ingénient inconsciemment à nous dissimuler [1] !

Et pareillement de quel profit ne nous serait-il pas d'être plus exactement renseignés, d'une manière à la fois plus sûre et plus détaillée, sur les changements produits dans l'état moral de nos clients par les autres maladies dont nous savons qu'elles contribuent, elles aussi, à altérer les dispositions psychiques normales de l'individu ? Voici, par exemple, les affections du foie. Tout le monde est d'accord pour admettre qu'elles assombrissent l'humeur de leurs victimes, rendant celles-ci hargneuses, maussades, méfiantes, d'abord malaisé. Mais comment et pourquoi ? Et cette mau-

[1] Sans compter que cette connaissance plus approfondie de l'état d'âme des phtisiques nous permettrait d'avoir plus librement l'occasion d'exercer sur eux notre action psychothérapique, en nous donnant sur eux, pour ainsi dire, cette « prise » qu'il nous est infiniment difficile d'acquérir, et surtout de conserver, dans les circonstances présentes. Car il n'y a peut-être pas de malades non seulement

vaise humeur du malade « hépatique » est-elle absolument semblable à celle du goutteux, — qui passe également pour en être atteint pendant les périodes aiguës de sa maladie ? Ou bien, s'il existe une différence entre les deux états, en quoi consiste-t-elle, et de quelles nuances est-elle formée ? En tout cas, je serais porté à croire, pour ma part, que ni la mauvaise humeur de l' « hépatique », ni celle du goutteux ne sont tout à fait de même espèce que celle des personnes atteintes d'un eczéma plus ou moins chronique. Toujours il m'a semblé constater, chez les malades de cette dernière catégorie, un mélange particulier d'indifférence et quasi d'hostilité involontaire à l'égard d'autrui. Il n'y a pas jusqu'aux crises accidentelles d'eczéma, surprenant nos clients au cours d'une excellente santé, qui ne s'accompagnent d'un ensemble de dispositions psychiques très spéciales, avec une sorte de mélancolie hargneuse, bien différente, elle aussi, de celles qu'amènent d'autres affections organiques. Resterait seulement à définir en quoi consistent ces différences ; et ce sont là maintes questions qui peuvent paraître de peu de portée, à première vue, mais qui en réalité ne sont pas moins importantes pour le praticien que pour le psychologue.

Encore une telle exploration des troubles psychiques particuliers attachés, en quelque sorte, aux diverses maladies organiques, ne devra-t-elle pas, selon moi, se borner à l'étude des maladies où l'exis-

plus disgracieux et ingrats que ceux-là, mais aussi plus instables et plus fuyants. A peine croyons-nous les avoir décidés à nous accorder leur confiance, que brusquement ils nous échappent pour s'en aller essayer d'une autre direction médicale. Pourquoi ? Parce que nous ne les comprenons pas, parce que nous nous trompons sur ce qui se passe dans leur esprit et leur cœur, en un mot parce que personne n'a encore pris la peine de nous révéler le véritable « processus » psychique créé en eux par leur maladie.

tence de troubles de ce genre est universellement admise et proclamée. Comme je l'ai dit, je suis profondément persuadé qu'il n'y a pas une seule des maladies de l'organisme qui n'ait son contre-coup « spécial » sur la vie du cerveau, tout de même que sur les fonctions de tous les autres organes. Pour quelques-unes de ces maladies, il se peut que le contre-coup psychique soit à peine perceptible : auquel cas l'explorateur sera tenu d'employer, pour ainsi dire, un microscope psychique, qui sûrement lui permettra de découvrir maintes particularités curieuses, là où l'observation ordinaire semblait n'en avoir aucune à lui révéler. Mais pour d'autres maladies, au contraire, j'ai la certitude que nul besoin ne sera de verres grossissants, et qu'il suffira à l'observateur de bien exercer sa vue naturelle, après s'être pénétré de l'importance théorique et pratique du résultat de son observation. Il me paraît hors de doute, notamment, qu'une altération intellectuelle et morale des plus caractérisées se produit en nous sous l'influence des maladies du cœur, ou encore de celles des voies urinaires. C'est là un sujet trop délicat pour que j'ose me risquer à formuler, dès maintenant, l'espèce et les symptômes de ces altérations. Mais comment ne pas être frappé, tout au moins, de l'étrange exagération de notre « égotisme » normal qui survient chez bon nombre de malades souffrant du rein ou de la vessie ? C'est comme si la fréquence de leurs sensations de douleur physique accoutumait ces malades à replier leur attention sur soi-même, à s'examiner sans arrêt, au lieu de pouvoir s'oublier à tout instant, ainsi que peut et doit le faire l'homme bien portant. L'avouerai-je ? Lorsque, tout récemment, un éminent connaisseur de Montaigne m'a rappelé que ce modèle merveilleux de l' « égotisme » souffrait de la gravelle, j'ai eu l'impression de découvrir là l'origine véritable sinon de son génie, en tout cas de la direction spéciale qu'il lui a donnée. Que de choses nous aurions à apprendre d'une étude un peu sérieuse de toutes ces questions ! Ne voyons-nous pas, tous les jours, s'ouvrir devant nous des horizons nouveaux, précisément dans la voie de ces contre-coups psychiques de telle ou telle fonction corporelle ? Tour à tour c'est le corps thyroïde, la glande pinéale, les capsules surrénales, dont nous avons appris qu'un lien très étroit les rattachait à notre vie mentale. Demain, sans doute, d'autres corrélations analogues nous seront révélées, qui continueront à nous faire comprendre l'importance de l'examen des phénomènes d'ordre psychique, dans toute étude scientifique de la vie de nos organes. Et c'est sur l'ensemble de ces découvertes que s'appuiera la psychothérapie future pour « spécialiser » fructueusement l'application de ses grandes méthodes générales, comme aussi, sans doute, pour ajouter à ces méthodes d'autres moyens d'action particuliers, adaptés à la situation particulière de chaque malade en même temps qu'aux troubles psychiques particuliers de chaque maladie.

DEUXIÈME PARTIE

LA PSYCHOTHÉRAPIE DE LA « MALADIE »

CHAPITRE PREMIER

LA « MALADIE »

I. J'arrive maintenant à l'étude des méthodes et procédés psychothérapiques qu'il convient d'employer au traitement non plus de toutes les maladies en général, mais de ces états morbides particuliers où, selon notre définition, l'élément « moral » et l'élément « corporel » se trouvent atteints tous les deux presque également.

Ces états, ainsi que je l'ai dit, sont regardés, d'ordinaire, comme formant, à eux seuls, le domaine propre de la psychothérapie ; et l'opinion commune sur ce point s'explique, en une certaine mesure, par la considération de l'importance beaucoup plus grande qui s'attache à l'emploi des moyens psychothérapiques dans le traitement des états morbides de ce genre spécial. Comment ne pas supposer, en effet, que des procédés comme ceux de la psychothérapie, s'adressant en nous à l'élément « moral », doivent tenir une place infiniment plus grande lorsqu'il s'agit de traiter des affections où cet élément « moral » présente des troubles nettement caractérisés, et où, par conséquent, le médecin est tenu d'agir directement sur lui? Comment ne pas être tenté d'admettre que le cas d'un malade hanté d'obsessions, ou encore souffrant d'une affection plus ou moins imaginaire, relève bien plus immédiatement de la psychothérapie que le cas d'un diabétique ou d'un tuberculeux ? Et n'a-t-on pas l'impression, au premier abord, que nulle comparaison n'est possible entre le champ d'action offert à la psychothérapie par des maladies à demi « psychiques » et celui que lui offrent des maladies simplement « organiques » ?

En réalité, cependant, il suffirait de se rappeler la définition initiale que j'ai donnée de la psychothérapie, — et qui se trouve aujourd'hui adoptée à peu près universellement, — pour apercevoir tout ce qu'a d'erroné une telle impression. La psychothérapie, je ne saurais trop le répéter, n'est en aucune façon un traitement des maladies « psychiques », et le plus ou moins d'importance des troubles psychiques ne correspond nullement au degré d'utilité de l'emploi des moyens psychothérapiques. Au contraire, comme je crois l'avoir déjà indiqué, il n'y a peut-être pas pour la psychothérapie de domaine plus difficile à aborder, ni plus périlleux, que celui de la maladie purement « psychique ». La psychothérapie, c'est le traitement de toutes les maladies, en général, par des moyens « psychiques » ; et de cette définition même résulte déjà qu'il n'y a pas une seule maladie qui, avec des différences infinies de degré, ne soit « justiciable » d'un pareil traitement. Les maladies purement « psychiques » dont je parlais tout à l'heure ont beau décourager la patience et le talent du psychothérapeute le plus éprouvé ; en tant qu'elles sont des maladies, la psychothérapie peut et doit s'efforcer d'intervenir dans leur traitement. Mais de la même façon elle peut et doit s'efforcer d'intervenir dans ces maladies qui paraissent exclusivement « organiques », et qui, en premier lieu, ne le sont jamais d'une manière absolue, car toujours leur évolution organique s'accompagne d'une certaine part de troubles « moraux », sans compter que, si même on les supposait exclusivement « organiques », cela n'empêcherait nullement la psychothérapie de pouvoir travailler à leur guérison. Et que la psychothérapie y puisse travailler avec un succès réel, et considérable, c'est de quoi les médecins se sont toujours rendu compte, puisque toujours, et quasi involontairement, ils ont joint à leurs prescriptions proprement « médicales » toute espèce de paroles réconfortantes et de sages conseils, — sauf pour eux à se priver trop souvent de l'appoint précieux qu'aurait fourni, à cette partie de leur tâche, une action morale plus suivie et plus méthodique. Bien loin d'être fermé à la psychothérapie, le domaine des maladies « organiques » lui offre un champ d'une fécondité dès à présent très grande, et destiné à s'accroître encore dans l'avenir, à mesure que tous les médecins prendront l'habitude de mieux saisir la nature véritable et la véritable portée de la science nouvelle.

Et cependant il n'en est pas moins hors de doute que, en fait, notre psychothérapie trouve à s'employer d'une manière éminemment active et fructueuse lorsqu'il s'agit pour nous de traiter les états morbides particuliers qui doivent constituer à présent l'objet de notre étude. Pour incontestable, et évidente et souvent capitale, que soit l'utilité des méthodes psychothérapiques appliquées aux diverses maladies plus ou moins proprement « organiques », c'est chose certaine que leur utilité, du moins dans la situation présente de la psychothérapie elle-même et de toute notre science médicale, se manifeste à un plus haut degré en présence de ces états particuliers que, par exemple, en présence d'une fièvre intermittente ou d'un rhumatisme ; de telle sorte que l'erreur commune dont je parlais tout à l'heure, consistant à faire des états susdits l'unique domaine authentique de la psychothérapie, cette erreur s'explique, sinon se justifie, par le rôle prépondérant que joue, en effet, la psychothérapie lorsque nous l'exerçons sur ce terrain-là. Sans être, à coup sûr, l'unique domaine d'une science qui, de plus en plus, étendra son emploi à notre thérapeutique tout entière, ce terrain nous apparaît aujourd'hui comme un champ d'action privilégié, où nous avons l'occasion de tirer un parti exceptionnel des différentes méthodes générales précédemment décrites.

Et que si l'on me demandait les raisons d'un tel privilège, je pourrais me borner à répondre que ce privilège existe, que sa réalité nous est suffisamment attestée à la fois par l'observation quotidienne et par ce fait même de l'importance exclusive toujours attachée jusqu'ici au traitement psychothérapique des états en question, et que, après cela, nous n'avons aucun besoin de pousser plus loin notre investigation. Les choses sont ainsi ; et leur constatation aurait fort bien de quoi m'autoriser à aborder dès maintenant l'examen de leurs conséquences au point de vue pratique. Mais sans vouloir entrer dans une analyse théorique approfondie, je puis bien ajouter que l'une des raisons, tout au moins, du rôle prépondérant de la psychothérapie dans le traitement de ces états morbides consiste, malheureusement, dans l'impuissance relative de nos moyens « médicaux » proprement dits vis-à-vis d'états aussi multiformes, aussi peu définis jusqu'à ce jour, et quant à leurs causes et quant à leur véritable nature pathologique, en un mot aussi déconcertants pour nos faibles lumières d'à présent. Encore cela même aura-t-il beaucoup plus de chances d'être compris et apprécié de mon lecteur lorsque je me serai d'abord efforcé de lui faire connaître les états susdits ; et d'ailleurs il est temps que, au sortir de ces préliminaires indispensables, j'aborde directement la difficile étude de ce qui va former l'objet de cette seconde partie de mon livr.

II. Il s'agit donc désormais, ainsi qu'on l'a vu, d'états où l'élément « moral » ou « psychique » et l'élément « organique » ou « corporel » se trouvent atteints tous les deux à des degrés appréciables. Et je n'ai pas besoin d'ajouter qu'il ne saurait être question ici que d'états où les troubles morbides des deux éléments résultent d'une même origine, et sont intimement reliés les uns aux autres, — tandis que d'autres cas peuvent se présenter où un malade, souffrant déjà d'une affection mentale, par exemple, se voit frappé, concurremment, d'une autre affection organique tout à fait indépendante de ses troubles « psychiques ». De telle sorte que, pour le praticien, les états particuliers que j'ai maintenant à considérer forment bien dans leur ensemble, sous la variété infinie de leurs manifestations possibles, une maladie distincte, ayant pour trait caractéristique de se répercuter à la fois sur notre vie « morale » et sur notre vie « corporelle ».

Cette maladie, connue de tout temps, mais sur laquelle l'attention des médecins s'est portée surtout depuis une trentaine d'années, a été honorée déjà, depuis lors, d'une nombreuse série d'appellations différentes. C'est elle que les médecins et le public désignaient, — et maudissaient, — naguère sous le nom de « neurasthénie ». Après quoi, le nom ayant paru à la fois trop restreint et trop vaste, on a cru devoir y substituer celui de « psycho-névrose », qui servait en même temps à recueillir ce qui subsistait de l'ancienne « hystérie », décidément reconnue en faillite depuis la mort de Charcot. Neurasthénie, hystérie, psychonévrose, gastro-névrose : autant de termes qui, en réalité, se valent, et dont le meilleur ne vaut pas grand'chose. Aussi avais-je proposé moi-même, il y a quelques années, de remplacer tous ces termes, qui veulent être précis et forcément y échouent, par une nouvelle appellation beaucoup plus simple et modeste, mais beaucoup plus capable, me semblait-il, d'embrasser la multitude indéfinissable des formes de l'affection susdite. J'avais appelé celle-ci, tout bonnement, la « maladie », en opposant ce singulier au pluriel des diverses « maladies » particulières. Le mot ne s'est pas encore répandu et accrédité autant que je l'aurais désiré. Mais je continue à penser que, tôt ou tard, un jour viendra où mes confrères, reconnaissant enfin l'impossibilité de renfermer dans les limites d'un même vocable approprié cette multiplicité des causes, caractères, et symptômes du mal le plus « polymorphe » qu'il y ait eu jamais, se résigneront à abandonner leurs vaines tentatives de définition scientifique pour adopter un nom qui aura du moins l'avantage de pouvoir durer, de par son insignifiance même, sans risquer de donner lieu constamment à de nouvelles objections. La « maladie » : évidemment cela n'offre pas à l'esprit une image aussi nette que, par exemple, les mots de *tabes dorsalis* ou de kyste hydatique ; mais, d'abord, comment avoir l'ambition de représenter à l'esprit l'essence ou la forme dominante d'une affection dont l'essence est infiniment mystérieuse et qui peut revêtir toutes les formes concevables, voire les plus disparates et les plus opposées ? Sans compter que, d'ailleurs, mon expression de « la maladie » n'est pas dépourvue d'une certaine justesse pittoresque, lorsque l'on est tant soit peu familiarisé avec les états morbides qu'elle se propose de traduire. Ne s'agit-il pas, en effet, d'une affection qui peut, suivant l'espèce, prendre la ressemblance de toutes les « maladies » particulières, tantôt imitant (pour ne pas employer le terme impropre de « simulation ») les symptômes classiques des lésions du cœur, ou des reins, ou de l'intestin, et tantôt des plus terribles affections du cerveau et de la moelle épinière ? Une maladie qui se trouve à même de ressembler à toutes les autres, et qui, pourtant, en reste différente, et conserve parfaitement, sous cette variété de ses apparences, son originalité et son unité propres ; n'admettra-t-on pas avec moi qu'il soit sage de l'appeler la « maladie », tout au moins en attendant l'heure encore bien lointaine, je le crains, où un confrère de génie parviendra à saisir vraiment cette unité foncière du mal, que nous devinons aujourd'hui trop confusément pour pouvoir établir sur elle une sérieuse et durable définition pathologique ?

III. Il me resterait maintenant à essayer d'exposer, très sommairement, les caractères généraux et toute l'étiologie de cette « maladie » avant d'aborder le détail du traitement psychothérapique qu'il convient d'employer pour sa guérison. Mais il se trouve que j'ai eu déjà l'occasion d'insister sur tout cela dans cette même *Lutte pour la Santé* où, la première fois, j'ai lancé l'appellation susdite de la « maladie » ; et comme je ne me soucie nullement de faire preuve d'une vaine habileté littéraire, c'est sans le moindre scrupule que je vais reproduire, simplement, les quelques passages de ce livre antérieur où j'ai traité de mon mieux le sujet qui nous occupe à présent.

Voici trois personnes qui, dans une même journée, se présentent à ma consultation. Ce sont trois « malades ». Il ne faut pas être grand clerc pour l'affirmer *a priori*. Mais voyons ce que nous enseignera l'étude détaillée, et surtout réfléchie, de chacune de ces trois personnes, qui paraissent n'avoir l'une avec l'autre absolument rien de commun ! Les souffrances que chacune accuse sout tout à fait différentes, de l'une à l'autre ; les causes qui ont paru engendrer ces souffrances semblent opposées ; etc...

Voici donc une première malade, une femme de trente-deux ans, dont on devine dès le premier abord la vivacité d'intelligence, et avec laquelle le médecin comprend tout de suite, — à sa grande satisfaction, — qu'il va pouvoir causer utilement. L'enquête m'apprend qu'elle a eu un excellent capital initial de vie et de santé : un grand-père paternel mort à 75 ans, asthmatique, la grand'mère paternelle morte à 84 ans. Du côté de l'hérédité maternelle, il n'y a pas non plus de tares transmissibles. Le grand-père mort à 75 ans, la grand'mère vivant encore à plus de 80 ans. Il est vrai que l'hérédité directe est peut-être un peu moins parfaite : le père de Mme X... est mort à 52 ans, d'une affection cérébrale, après avoir toujours été très nerveux. D'autre part, la mère, un peu délicate, continue à se bien porter, à la condition de s'écouter vivre.

Ce capital initial a été bien géré pendant les premières années de la vie. Nourrie au sein, Mme X... a pu supporter sans dommage appréciable divers assauts, tels que la coqueluche, la rougeole, etc. A 8 ans cependant s'est produit un épisode plus grave : une jaunisse, qui a duré un mois, et qui semble indiquer que le système digestif était, chez cette malade, le point faible. Un médecin avisé qui l'aurait suivie de près depuis lors n'aurait pas manqué de découvrir en elle, pour ainsi dire, une candidate à la dyspepsie.

Toutefois, jusqu'à l'âge de 26 ans, Mme X... ne présentait aucun phénomène inquiétant d'origine stomacale ou intestinale. Mais elle avait de petits troubles gastriques, un manque d'appétit entremêlé de fringales, de la constipation, etc. Et, malheureusement pour elle, ces petits symptômes ont passé inaperçus. L'enfant a été soumise, dans un couvent, à l'alimentation des autres pensionnaires, elle a mangé vite, par conséquent mangé mal ; bref, rien n'a été fait pour mettre en bon état son système nerveux abdominal qui, sans protestations graves, fonctionnait déjà d'une façon défectueuse.

De 11 à 16 ans, c'était le système nerveux cérébral, qui, seul, paraissait un peu atteint. Dès l'âge de 11 ans, l'enfant avait des tristesses vagues, des idées de mort, qui ne firent que s'accentuer. A 17 ans surtout, son entourage remarquait cet état de mélancolie. D'un caractère inégal, la jeune fille ne travaillait qu'à sa guise, acceptant péniblement toute discipline.

A 18 ans, la mort de son père lui causa un violent chagrin ; et cet assaut ébranla si fortement son système nerveux que, six semaines après, sans cause connue, sans refroidissement préalable, elle dut garder le lit pendant un mois, pour une maladie qualifiée de « rhumatisme mono-articulaire » mais avec prédominance de symptômes nerveux graves (angoisses cardiaques, insomnie). Elle ne se remit vraiment de cette crise qu'un an après, lorsque des projets de mariage opérèrent en elle une sorte de dérivation. Mariée à 19 ans, elle ne tarda pas à retomber dans le même état nerveux, auquel se joignirent des phénomènes névralgiques apparaissant subitement, et l'immobilisant pendant quelques heures. Puis vinrent des crises de nerfs, le plus souvent nocturnes ; avec angoisses précordiales terribles, peur de toutes les maladies, etc., etc.

C'est dans ces conditions qu'elle devint enceinte ; et, pendant la grossesse, elle se porta admirablement. Mais, très peu de temps après l'accouchement, l'estomac, qui n'avait jusqu'alors traduit son malaise que par des phénomènes insignifiants, entra définitivement en scène. Perte absolue d'appétit, crampes, gastralgie. Puis, l'année suivante, ce fut le tour de l'intestin, diarrhées fréquentes, incoercibles, bientôt apparition de selles noires, survenant trois à quatre fois par jour avec fortes coliques, et qui durèrent quatre mois. A la fin de cette période, l'état général était des plus mauvais, et la vie semblait vraiment compromise.

Heureusement une année d'isolement à peu près complet, et suivie d'une cure dans un sanatorium de Suisse, enraya le mal, au moins en partie. Lorsque je vis la malade pour la première fois, un an après son retour de Suisse, voici les principales constatations que je pus faire :

Céphalée permanente, — picotement des yeux, — sciatique gauche survenant au moment des règles, — inquiétudes vagues, peur de mourir subitement, trois heures à peine de sommeil dans les meilleures nuits. L'estomac et l'intestin laissaient également à désirer ; appétit nul, alternatives de diarrhée et de constipation.

L'examen des organes me démontra qu'il n'y avait rien à la poitrine, mais qu'à la base du cœur existait un souffle, perceptible seulement dans la position horizontale ; ventre plat, peu élastique, sonorité basse et égale. La malade, qui pesait 50 kilogrammes à 18 ans n'en pesait plus que 46.

Voilà donc une jeune femme qui offre toutes les apparences extérieures d'une personne très souffrante, et dont la vie est empoisonnée par une série ininterrompue de misères variées. Et cependant l'histoire même de ces misères prouve qu'il n'y a point chez elle d'organe particulièrement atteint. Qu'avait-elle donc au juste ? me demandera-t-on. Elle avait, sous une forme spéciale, ou plutôt sous plusieurs formes, ce que j'appelle la « maladie ». Sous toutes ses misères qui l'accablaient, c'était le système nerveux qui, chez elle, fléchissait. Tout son système nerveux était malade, et chacun de ses centres, tour à tour, avait accusé le contre-coup de la dépréciation de l'ensemble...

Dans l'exemple suivant, la « maladie » s'est traduite surtout par des phénomènes cardiaques. Chaque fois qu'il y a eu chez le malade une défaillance du système nerveux, c'est le cœur qui a cessé de fonctionner normalement, à tel point que tous les médecins qui ne connaissaient pas M. Z... le traitaient infailliblement par la digitale et la caféine.

En réalité, M. Z... n'est pas un cardiaque : c'est simplement un « malade » chez qui les centres nerveux qui président aux mouvements du cœur sont le plus spécialement impressionnables.

Depuis l'âge de 21 ans, à la suite d'une rhumatisme (sans endocardite) chaque fois qu'il y a eu un assaut quelconque dans la santé du malade, le cœur a aussitôt protesté. En 1886, à la suite d'une bronchite grippale, je constatais pour la première fois de l'arythmie et un souffle à la base du cœur. Depuis lors ce souffle persiste, mais avec une telle inégalité que, parfois il est presque imperceptible, tandis que d'autres fois il est d'une netteté extrême, si bien que plusieurs médecins ont cru pouvoir affirmer une lésion des valvules de l'aorte.

Or, je le répète, il n'y a pas de lésions. M. Z... n'a jamais de pouls bondissant, et de nombreux tracés de pouls pris par le Dr Lagrange démontrent qu'il n'y a pas d'insuffisance aortique. Quand M. Z... va bien, son cœur va bien ; quand il va mal, quand il se surmène, ou éprouve une émotion vive, son cœur se fâche, et traduit son malaise par les manifestations les plus variées : syncopes, arythmie, fausses angines de poitrine.

M. Z... est un de ces hommes qui sont faits pour le travail intensif ; chez lui, quelle que soit l'énormité du travail, il n'y a jamais de surmenage « cérébral ». Mais c'est un *sensitif* que le surmenage « émotionnel » guette à tout instant. En 1898, à la suite d'émotions vives, tout son système nerveux entre en révolte : le système digestif (dyspepsie, constipation, etc.); le système nerveux central (insomnie absolue, tristesse, pâleur insolite, épuisement des forces). En même temps, la glycosurie fait son apparition (10 grammes de sucre par litre). Enfin les troubles du cœur atteignent une intensité extrême, et défient tous les traitements classiques. Désirant me voir avant de mourir, le malade me fit appeler, le 28 avril 1898, et me raconta les soucis qui l'avaient accablé. Ces soucis étaient, sans aucun doute, l'unique cause de la « maladie » : Une psychothérapie prolongée, et accompagnée d'un régime alimentaire très modéré réussit parfaitement à remettre le malade sur pied. Les deux années qui suivirent furent même excellentes.

En 1901, une petite grippe suffit pour ramener le trouble cardiaque, et cette fois avec un pouls bi-géminé. Mais une saison à Vichy produit un très bon résultat. L'année suivante, ni le Dr Lagrange, ni moi ne percevons plus le souffle coutumier... Enfin, en avril 1905, à la suite de nouvelles contrariétés intimes, l'ébranlement du système nerveux se traduit par un lumbago, mais surtout par une anesthésie de la main et de la joue droite qui effraie beaucoup le malade. Je le rassure encore, je le renvoie à Vichy, d'où il revient en parfait état, toujours jeune malgré ses 52 ans, toujours avec une activité dévorante...

Et voici maintenant un cas où tous les éléments du système nerveux sont tellement atteints que la maladie revêt les formes les plus diverses, et sans qu'il y ait eu, pour ainsi dire, un seul jour de rémission depuis l'époque où l'équilibre nerveux a été ébranlé, — c'est-à-dire depuis l'âge de 8 ans, — jusqu'à l'âge de la cessation des règles, 50 ans. La malade dont je vais parler a été vraiment pour moi, pendant plus de 30 ans, un parfait musée pathologique. Mais, malgré mille misères qui se succédaient chez elle comme les figures d'un kaléidoscope, je n'ai jamais désespéré de sa survie, ni de sa guérison, à cause même de la mobilité et de la variété des manifestations morbides, étant donnée, d'autre part, l'absence de toute lésion organique. La maladie de cette personne a commencé à 8 ans, à la suite d'une fièvre typhoïde grave. Pendant 5 ans, elle ne s'est traduite que par des migraines très intenses et très fréquentes : mais, dès l'apparition des règles, aux migraines se sont jointes des douleurs d'estomac et de la constipation. Vers l'âge de 25 ans, le système nerveux cérébral a manifesté son trouble par des vertiges, bourdonnements d'oreilles, etc. Plus tard c'est le tour de la moelle : douleurs rhumatismales et névralgies erratiques. Plus tard, encore, le système nerveux cardiaque donne sa note dans le concert : syncopes qui durent de 10 minutes à une demi-heure, avec perte complète de connaissance.

En octobre 1889, une crise gastralgique survient... L'année suivante c'est une douleur intercostale gauche qui immobilise la malade pendant plusieurs jours : mais, par contre, la tête est redevenue parfaitement libre, les vertiges, la céphalée ont disparu. En 1893 apparaît une dermalgie qui occupe les deux bras : puis voici que la fièvre survient : la malade a jusqu'à 40°, sans cause connue, à l'époque de ses règles. En 1895, se produit un état de péritonisme, — avec douleurs très vives dans l'estomac et le foie, — qui semble mettre la vie en danger. Mais la malade sort de cette épreuve, et, pendant les dix mois qui suivent, elle maigrit très heureusement de 93 à 87 kilogrammes.

L'année suivante fut bonne... Mais voici qu'en 1897, à la suite d'un coup de froid, l'intestin à son tour se met de la partie : fausses membranes dans les selles, coliques, diarrhée, etc. L'appendice même paraît touché : il y a une douleur très nette au point de Mac Burnay. Une autre fois, en 1899, le foie se trouble : urines foncées, selles décolorées, fièvre... En 1900 je note une sorte d'inhibition du fonctionnement de la jambe droite qui, à un moment donné, deux ou trois fois par mois, refuse tout service, au point que la malade tombe brusquement. Enfin, cette même année, se déclare un œdème des jambes, disparaissant après la marche.

Cet état lamentable s'est prolongé jusqu'en 1904. La malade était, suivant son expression, un faisceau de douleurs : mais elle avait un excellent moral, et grâce à mes assurances infatigables elle restait certaine qu'un jour ou l'autre elle reviendrait à la santé. Or le fait est que, depuis la fin de 1904, l'état général s'améliorait d'une façon surprenante. Aujourd'hui Mlle D..., absolument guérie, définitivement délivrée de toutes ses misères, promène joyeusement ses 105 kilogrammes, et se déclare enchantée de vivre.

C'est que, même dans des épreuves les plus douloureuses, même quand elle présentait les symptômes les plus inquiétants, cette personne n'était ni une hépatique, ni une médullaire, ni une gastrique, ni une cardiaque, mais simplement une « malade » à manifestations cérébrales, médullaires, gastriques, intestinales, etc. Je pourrais multiplier les exemples, mais ceux que j'ai cités suffiront, je crois, à donner une idée de ce que j'entends, à proprement parler, par la « maladie ». D'une façon générale, je veux dire que la « maladie » embrasse tout le domaine pathologique qui n'appartient pas à ce qu'on pourrait appeler les « accidents », — accidents qui vont depuis les fractures et les intoxications jusqu'à des lésions d'organes, en passant par toute la série des affections à microbes, connues ou inconnues. Au-dessous de ces « accidents » s'étend une série indéfinie de troubles pouvant revêtir toutes les formes et donner même l'illusion de toutes les maladies organiques, mais qui, en réalité, ne sont tous que d'origine nerveuse (en attribuant à ce mot toute l'extension qu'il comporte), ainsi que cela apparaît clairement pour peu que l'on considère leurs causes, leur marche, et leur terminaison.

Me permettra-t-on, tout d'abord, d'indiquer très sommairement l'état où se trouvent aujourd'hui les trois malades susdits, après les sept années écoulées depuis la publication de ma *Lutte pour la Santé?* De ces trois malades, la dernière est, à beaucoup près, celle qui m'a donné les résultats les plus satisfaisants. Complètement guérie de ses innombrables misères au moment où j'ai eu à décrire son cas, Mlle D... a continué depuis lors à se porter le mieux du monde, sans que je me rappelle un seul accroc un peu sérieux survenu désormais à une santé longtemps attendue et péniblement conquise. Mme X..., elle, ne me permettrait pas d'affirmer qu'elle est guérie : car toujours encore une foule de menus accidents l'inquiètent, parfois beaucoup plus que de raison, et parfois aussi avec une certaine apparence de gravité. Mais, au total, l'ensemble de son état corporel et moral est incontestablement en train de s'améliorer. Condamnée pour longtemps encore, ou peut-être pour toujours, à un régime alimentaire scrupuleusement suivi, mais qu'une vieille habitude a fini par lui rendre de plus en plus acceptable, elle n'a plus que de loin en loin ces crises intestinales qui autrefois la torturaient presque constamment. Son appétit, son sommeil, toutes ses fonctions naturelles sont redevenues à peu près normales ; et il n'y a pas jusqu'à son souffle cardiaque qui ne tende très sensiblement à disparaître, d'année en année. Seul, en vérité, M. Z... a eu à subir, depuis six ans, une rechute de son mal, et dont l'histoire achèvera de mettre en lumière le caractère tout « fonctionnel » de sa fausse cardiopathie. Ce malade continuait à se remettre progressivement de ses troubles antérieurs lorsque, il y a environ trois ans, une opération à laquelle il s'était soumis, — d'ailleurs très simple, et pratiquée sans anesthésie générale, — a eu pour effet de réveiller chez lui tous les symptômes cardiaques que nous avions pu croire à jamais oubliés. Pendant plusieurs jours, M. Z... a recommencé à offrir toutes les apparences d'une lésion de l'aorte, en même temps que son système digestif, d'ordinaire indemne, se troublait, lui aussi, assez profondément. Une fois de plus, un médecin moins accoutumé que je l'étais à ces épisodes de la « maladie » de mon client et ami aurait risqué de s'alarmer, et peut-être d'aggraver encore la situation par un traitement pharmaceutique intempestif. Le véritable traitement, dans l'espèce, était d'encourager le malade à prendre patience ; et c'est à quoi j'ai réussi bien aisément, grâce au souvenir que conservait M. Z... de ses mésaventures précédentes et de leur heureuse terminaison. Quelques mois après cette nouvelle alerte, M. Z... a retrouvé son équilibre habituel. Tous les symptômes alarmants ont disparu chez lui, l'un après l'autre ; et la seule trace qu'il garde à présent de sa « maladie » consiste en un peu de glycosurie, dont lui-même et son médecin ont depuis longtemps renoncé à se préoccuper. Détail curieux, et bien caractéristique du progrès qui s'est accompli dans son état général : M. Z... a encore subi, récemment, une autre opération, et pour le moins aussi dangereuse que celle d'il y a trois ans au point de vue des contre-coups possibles sur son système nerveux : mais, cette fois, le choc chirurgical n'a pas amené, chez lui, la plus petite perturbation dans les fonctions du cœur ni de l'intestin. Tout de même que Mlle D..., et aussi, en fin de compte, que Mme X..., celui-là peut être justement considéré comme délivré, sinon de sa « maladie » elle-même, du moins de tout ce que cette dernière a eu longtemps pour lui d'inquiétant et de pénible. Quant aux procédés qui, avec l'aide du temps, m'ont permis d'accomplir ces trois guérisons, ce sont précisément ceux que je vais essayer d'exposer tout à l'heure, ou plutôt, comme j'aurai l'occasion de l'expliquer plus à loisir, j'estime que mon traitement psychothérapique a été pour beaucoup dans chacune de ces trois cures, mais à la condition de se trouver sans cesse accompagné et renforcé d'un sérieux traitement « médical » s'adressant au détail des troubles physiques, pendant que mon action personnelle tâchait à remettre en ordre l'ensemble de la vie cérébrale et nerveuse des malades.

Après quoi l'on entend bien que les trois observations susdites sont très loin d'épuiser la peinture, même rudimentaire, des manifestations les plus habituelles de la « maladie ». Mais, aussi bien, je ne saurais avoir la prétention d'offrir ici aux lecteurs un tel tableau d'ensemble de ces symptômes éminemment divers. Ce tableau était encore relativement possible, il y a quelques années, lorsque les deux appellations d'*hystérie* et de *neurasthénie* n'embrassaient encore que deux groupes restreints de phénomènes morbides, laissant au-dessous de soi un vaste champ pathologique presque inexploré. Aujourd'hui, la banqueroute de ces deux maladies « artificielles » a eu pour effet d'ouvrir les yeux des cliniciens sur cette foule énorme d'états différents qu'il leur a plu de désigner, comme je le disais, sous l'appellation tout à fait insuffisante de « psycho-névroses », mais qui n'en constituent pas moins, sous la variété infinie de leurs manifestations, une seule et même maladie, — ce que j'appelle la « maladie ». C'est donc aux traités récents de pathologie générale, et surtout aux nombreuses monographies récentes des « psychonévroses », que je renverrai le lecteur pour la connaissance des états auxquels peuvent s'appliquer les méthodes psychothérapiques dont l'étude formera le véritable objet de cette seconde partie de mon travail, — tout de même que je me suis dispensé, dans la partie précédente, de définir les maladies organiques susceptibles d'être guéries ou allégées par les diverses méthodes que je décrivais.

J'aurai d'ailleurs encore l'occasion de citer maints autres exemples significatifs de ce que j'appelle la « maladie », au cours des chapitres ou j'étudierai la part qui revient aux procédés « psychothérapiques » dans le traitement de cette affection. Mais dès maintenant il me semble que les quelques observations que l'on vient de lire ont de quoi modifier assez sensiblement certaines idées qui se trouvent soutenues aujourd'hui par les psychothérapeutes des écoles nouvelles, aussi bien touchant la nature et l'origine des états désignés sous le nom de « psychonévroses » que touchant le rôle possible de la psychothérapie dans leur traitement.

IV. Car, en premier lieu, il résulte pour moi de ces observations, ainsi que d'une foule d'autres empruntées à ma pratique quotidienne, que les états susdits sont loin d'être toujours et uniquement des « psychonévroses », c'est-à-dire des « névroses » expressément subordonnées à des suggestions d'ordre « psychique ». Certes, le « choc » produit par une émotion vive, ou encore l'ébranlement prolongé qui naît d'une émotion « chronique » longuement supportée doit être considéré comme l'un des facteurs les plus importants de la « maladie ». C'est déjà ce que je n'ai point manqué d'affirmer dans ma *Lutte pour la Santé* : « En réalité, y disais-je, l'influence de l'élément moral joue un rôle énorme dans la production de la *maladie.* » Mais, à côté des causes « morales », j'admettais la possibilité de maintes causes « physiques », les unes permanentes ou de longue durée, telles que le surmenage musculaire ou les vices d'alimentation, les autres « accidentelles » comme, par exemple, la grippe, la fièvre typhoïde, la ménopause chez les femmes, etc. Aujourd'hui tout de même qu'il y a sept ans, je reste persuadé de l'erreur qu'il y aurait à refuser de reconnaître cette double origine possible, morale et physique, de la « maladie ». Jusque chez les mêmes « malades », j'ai vu cent fois les mêmes troubles se manifester, tour à tour, sous l'action de causes de l'une et de l'autre espèce. Tel jour, c'est une grippe infectieuse, une fatigue musculaire, une intoxication, tel autre c'est un chagrin d'amour, ou un espoir déçu, qui retentissent, d'une manière toute pareille, sur la vie nerveuse d'une même personne. Ou bien encore, les deux éléments collaborent, se renforcent l'un l'autre. Lorsque déjà, par exemple, chez un « malade », l'appareil urinaire, touché par le doigt mystérieux de la « maladie », a spontanément révélé des phénomènes analogues à ceux d'une hypertrophie prostatique, l'imagination du malade, n'entrant en jeu qu'à ce moment, confirme et aggrave la présence de ces phénomènes morbides. Oui, pour considérable que puisse et doive être, surtout chez un « nerveux », le rôle de l'imagination, consciente ou inconsciente, dans l'éveil des manifestations diverses de la « maladie », j'ai la certitude que ce rôle ne suffit pas à tout expliquer, et qu'au-dessous des troubles « auto-suggérés » par le malade d'autres symptômes, chez lui, demeurent absolument indépendants de son moral », tout au moins pour ce qui est de leur apparition première.

Et ce n'est pas tout. Je suis également d'avis que, tout de même que l'élément « moral » n'est pas seul à pouvoir provoquer les manifestations de la « maladie », il y a dans ces manifestations une collaboration constante des deux éléments corporel et moral, sauf pour l'un ou pour l'autre à se trouver plus ou moins prédominant. En d'autres termes, ce qu'on est convenu d'appeler la « psychonévrose » n'est pas simplement une affection « psychique », ainsi que semblerait l'indiquer son nom, mais bien une véritable maladie, atteignant et altérant le fonctionnement normal de l'être humain tout entier, c'est-à-dire à la fois organique, nerveux, et « psychique ». N'est-ce pas ce que nous prouvent notamment ces localisations singulières du mal, que nous rencontrons dans nombre de cas ? Pourquoi, chez tel malade, tous les troubles fonctionnels se portent-ils de préférence sur l'appareil urinaire, tandis que, chez tel autre, ils prennent invariablement leur siège dans l'appareil digestif ? Comment ne pas en conclure que, suivant les deux cas, l'un ou l'autre de ces deux appareils est, — indépendamment de la perturbation générale du système nerveux, — exceptionnellement sensible, vulnérable, on serait tenté de dire : « malade » ? Les examens, il est vrai, attestent l'absence de lésions appréciables dans les organes ainsi intéressés ; mais, tout d'abord, rien n'empêcherait d'admettre l'existence de lésions superficielles et passagères, échappant à nos moyens actuels d'exploration (ne fût-ce que des troubles vaso-moteurs, ou encore des *algies* du grand sympathique et en particulier du plexus solaire) ; sans compter que, plus d'une fois, j'ai eu l'impression de voir une lésion parfaitement observable se former dans un organe où s'étaient longtemps produits de ces troubles qui nous paraissent être purement fonctionnels ; et puis, en admettant que ceux-ci ne soient vraiment rien d'autre que ce qu'ils nous apparaissent, et ne s'accompagnent d'aucune modification essentielle dans les organes qui en sont le théâtre, de cela résulterait uniquement qu'en plus des maladies « à lésions » tous nos grands appareils vitaux sont susceptibles d'une affection d'ordre « fonctionnel », mais qui n'en reste pas moins une véritable « maladie » corporelle, ayant sa localisation favorite dans cet appareil, et pouvant même y revêtir tous les aspects différents des maladies « à lésions » de l'appareil en question.

Dira-t-on que ce n'est là qu'une théorie, et que la vraie nature de la « maladie » est encore pour nous trop mystérieuse pour que nous ayons le droit d'émettre à son sujet une hypothèse du genre de celle-là ? Personne n'est plus disposé que moi, assurément, à reconnaître cette impossibilité d'atteindre l'essence intime d'une affection pour laquelle je me refuse même à accepter un nom défini. Mais, en tout cas, je ne crois pas que l'on puisse mettre sérieusement en doute ce que j'appellerais la partie « pratique » de cette hypothèse, c'est-à-dire le fait que, dans un très grand nombre de cas de « maladie », les phénomènes morbides se trouvent provoqués par des causes physiques et localisés dans certains organes ou dans certains appareils corporels, et que, par suite, — soit qu'ils dérivent ou non d'un état morbide de ces organes ou de ces appareils, — force nous est de les considérer, en fait, comme étroitement liés avec eux. Dans les crises d'entérite muco-membraneuse de telle de mes clientes, force m'est d'agir vis-à-vis de cette cliente comme si son intestin était malade; et je continue de penser que, si même, comme le veulent d'autres théories, la source profonde de son mal ne résidait point là, cependant tous mes efforts employés à remettre en état son système nerveux central ou son équilibre « psychique » n'eussent point suffi à la guérir sans un certain ensemble de prescriptions purement médicales, et même « locales », s'adressant à cet intestin où la « maladie » s'était provisoirement installée. Quoi qu'il puisse en être d'elle dans la réalité, pour les besoins de la pratique nous sommes absolument tenus de regarder « la maladie » comme étant une vraie maladie, et comme ayant un côté corporel et organique, sur lequel doit se concentrer une partie de nos soins.

Oui, tout de même que je diffère d'avis avec beaucoup de mes confrères sur le rôle de l'élément « moral » dans l'origine de la « maladie », — où j'admets bien que cet élément tienne une place « énorme », mais non pas exclusive, — de la même façon j'ai la conviction que, pour indispensable que soit l'emploi des moyens psychothérapiques dans le traitement de la « maladie », cet emploi n'y est cependant pas « suffisant » à lui seul, et doit toujours s'accompagner d'une thérapeutique plus purement « médicale ». Que l'on admette ou non l'hypothèse suivant laquelle la « maladie » comporte une part de troubles organiques, l'expérience m'a prouvé que, en fait, la psychothérapie la plus patiente et la plus réfléchie risquait de n'améliorer que très incomplètement l'état des malades si, à côté d'elle, le médecin ne travaillait pas à ramener le bon ordre dans tel organe ou tel appareil spécialement atteint par la « maladie ». Non seulement il y a des cas où notre psychothérapie se trouve, en quelque sorte, hors d'état de pénétrer dans un malade aussi longtemps que nous n'avons pas réussi à alléger, — par des moyens forcément tout corporels, — le poids de la souffrance qui lui interdit momentanément de laisser venir jusqu'à soi les bonnes paroles du médecin consolateur ; je dis en outre que, sauf l'éventualité d'un miracle, — c'est-à-dire d'une parole psychothérapique douée d'un pouvoir de suggestion anormal et surhumain, — l'état de ma cliente Mme X..., par exemple, aurait sûrement risqué d'aboutir à une catastrophe si, pendant ses crises d'entérite aiguë, un médecin trop confiant en sa psychothérapie l'avait autorisée à adopter un régime imprudent. Que la psychothérapie domine le traitement, je l'admets volontiers, à la condition d'entendre simplement par là qu'elle y occupe une place constante, et suive dès le début une ligne de direction uniforme, par-dessus la diversité des traitements d'ordre corporel. Mais jamais je ne consentirai à reconnaître que notre action « morale » nous dispense d'exploiter simultanément, au profit de nos malades, notre connaissance professionnelle des moyens susceptibles d'adoucir leurs souffrances ou d'améliorer la condition défectueuse de leur organisme.

Et ceci m'amène à une conclusion nouvelle, qui servira, en quelque sorte, de transition à la fois et de préface à mon étude de cette seconde partie des grands procédés psychothérapiques. Puisque, ainsi que je viens de le dire, la « maladie » ne saurait être pour nous, dans la pratique, rien d'autre qu'une affection semblable au reste des maladies organiques, il ressort de là que, pareillement, les méthodes psychothérapiques applicables à son traitement ne sauraient différer, elles non plus, du moins quant à leur nature, de celles qui conviennent au traitement des maladies organiques. Que le client qui se confie à nos soins en se disant atteint d'une maladie d'estomac, ou de foie, ou de cœur, ait vraiment une lésion dans l'organe qu'il incrimine, ou bien qu'il éprouve simplement des troubles « fonctionnels » que telle ou telle cause a localisés là, notre manière d'agir directement sur son « moral » se réduira toujours aux mêmes procédés fondamentaux, sauf pour ceux-ci à pouvoir être beaucoup plus efficaces dans la seconde de ces deux hypothèses, et sauf pour nous à devoir alors les manier, tout ensemble, avec plus de zèle et de raffinement. Dans les deux cas, c'est en persuadant le malade de l'inanité de ses craintes, en le distrayant, en écartant de son chemin les obstacles qui retardent ou qui empêchent sa guérison, que nous parviendrons à lui rendre la santé. En vain l'on s'ingénierait à chercher d'autres modes d'action que ceux-là, — du moins quant à présent, car je ne saurais trop dire combien notre psychothérapie est encore éloignée de l'état de perfection scientifique où je la crois capable d'arriver un jour. Il y a bien, dans les plus récents traités de mes jeunes confrères, de longs chapitres consacrés à une certaine « rééducation » intellectuelle et morale qui, à en juger par l'importance qu'on lui prête, semblerait devoir constituer, dès maintenant, la tâche à la fois la plus essentielle et la plus fructueuse de tout médecin psychothérapeute : mais on verra bientôt que cette fameuse « orthopédie mentale » se ramène, en fin de compte, à assez peu de chose, ou plutôt se réduirait à rien si l'on en retranchait l'emploi qui s'y trouve fait des grandes méthodes élémentaires que je viens de citer.

CHAPITRE II

L'EXAMEN PSYCHOTHÉRAPIQUE DANS LA « MALADIE »

I. Il n'y a pas jusqu'à l'examen général des malades, tel que je l'ai sommairement décrit dans la première partie de mon livre, qui ne comporte, à ce point de vue nouveau où je vais me placer maintenant, un ensemble de procédés et de moyens spéciaux, s'ajoutant aux grandes règles générales exposées précédemment. Car s'il est vrai que l'examen des malades doit toujours être pratiqué avec une extrême prudence, de manière à ce que le médecin, tout en se rendant bien compte de l'état corporel et moral de son client, ne risque pas d'inquiéter celui-ci, et réussisse même expressément à le tranquilliser, on comprend sans peine combien une telle prudence doit devenir plus grande encore lorsqu'il s'agit d'une personne atteinte de cette « maladie » où c'est comme si l'imagination des patients, constamment en éveil, guettait les moindres occasions de se prêter des craintes et souvent même des souffrances nouvelles. C'est presque tous les jours que chacun de nous se trouve avoir à réparer des désastres commis ainsi, très involontairement, par d'éminents praticiens dont un seul geste ou un seul mot, mal compris, a suffi pour redoubler les misères d'un de leurs clients. Tel nouveau venu nous déclare qu'il est ataxique, et, de fait, nous présente quelques-uns des symptômes extérieurs les plus typiques, —

et les plus douloureux, — du *tabes* ; mais nous découvrons bientôt que ce *tabes* « artificiel » a simplement pour cause l'insistance avec laquelle un médecin trop insoucieux de la « folle du logis » a examiné les réflexes du malade. Un second se croit atteint d'une maladie de cœur, parce que le « spécialiste » qu'il est allé consulter, après l'avoir longuement ausculté et palpé, n'a pas cru devoir insister aussi longuement pour le tranquilliser.

Car, comme je l'ai dit déjà, le malheur veut que la « maladie », au lieu d'avoir un ensemble de symptômes qui lui appartienne bien en propre, se plaise à emprunter les symptômes des maladies organiques les plus diverses : de sorte que, quand nous voyons entrer dans notre cabinet un client inconnu, il est souvent possible que les souffrances qu'il nous décrit, et jusqu'aux phénomènes que nous constatons chez lui, dérivent simplement de la « maladie », — auquel cas notre enquête doit s'effectuer avec infiniment plus de précautions « psychothérapiques » que si nous avions affaire à une affection organique déterminée. Il y a là, pour le médecin, une situation des plus embarrassantes, et à laquelle j'attribue, pour ma part, le plus grand nombre de ces imprudences médicales dont je parlais tout à l'heure. Croyant avoir devant soi une affection organique, le médecin se préoccupe, avant tout, d'examiner l'état des organes ; et puis, si déjà il n'a pas inquiété son malade par l'insistance même avec laquelle il a prolongé cet examen, le résultat négatif de celui-ci l'amène, pour ainsi dire, à se désintéresser quelque peu d'un client en qui il ne voit plus qu'un « malade imaginaire », et à négliger de le rassurer avec la patience, la conviction, la chaleur requises. Situation embarrassante, à coup sûr, mais non pas sans issue. Pour en sortir, il faut simplement que le médecin, lorsqu'il se trouve en présence d'un malade nouveau, — et sauf, naturellement, des cas où aucun doute ne lui paraît possible, — se pose toujours, intérieurement, l'hypothèse de la « maladie ». Dès le début de la visite, avant d'examiner son client, il faut qu'il se rappelle à soi-même tous les inconvénients, les véritables dangers, que pourrait offrir, de sa part, le moindre geste ou la moindre parole irréfléchie, si la personne qui est là devant lui était atteinte de cette « maladie » sur l'évolution de laquelle l'action personnelle du médecin exerce une influence presque décisive. Et que si, en fin de compte, le client se trouve être atteint d'une maladie organique, son repos d'esprit ni sa santé corporelle n'auront rien à perdre à ce que le médecin l'ait examiné avec une lenteur, et une douceur, et une charité exceptionnelles.

II. Etant donnée maintenant l'hypothèse susdite, comment devra se comporter le médecin qui, après avoir admis la possibilité d'un cas de « maladie », prendra à cœur d'éviter toute imprudence capable d'effrayer son nouveau client ? Il devra, avant tout, tâcher à fixer son diagnostic « différentiel » en recherchant jusqu'à quel point se peut justifier cette conjecture de la « maladie ». Aussi fera-t-il bien de n'examiner les organes du malade qu'après lui avoir fait subir un premier interrogatoire où il se fera raconter, en détail, l'origine et les causes probables, le développement, les phases successives de son mal, tout de même qu'il invitera le malade à lui décrire minutieusement la qualité, le siège, à la fois des souffrances éprouvées et de tous les symptômes morbides qui les accompagnent. Je ne crains pas de l'affirmer : une demi-heure d'un tel interrogatoire suffira, dans un très grand nombre de cas, à fixer déjà l'opinion du médecin sur ce problème préliminaire de son enquête, à la condition qu'il se soit familiarisé d'avance avec les caractères distinctifs permanents qui se retrouvent jusque sous les manifestations les plus diverses de la « maladie ». Car encore bien que celle-ci soit capable de revêtir l'apparence de toutes les maladies organiques, elle conserve cependant une couleur, une odeur spéciales, presque impossibles à définir, mais qui n'échappent pas à la vue et au flair d'un praticien accoutumé à les dépister. Parfois c'est dans l'apparition des symptômes, ou bien dans l'ordre et l'enchaînement de leur évolution, ou encore dans leur liaison anormale avec d'autres symptômes intéressant d'autres organes, que se reconnaît la nature purement « fonctionnelle » d'une affection qui, au premier abord, paraîtrait toute semblable à une maladie organique.

Admettons maintenant que ce premier interrogatoire, sans confirmer encore tout à fait l'hypothèse d'une « maladie », ait paru du moins la rendre vraisemblable, ou même simplement possible. Depuis cet instant, il faudra que le médecin joigne à ses préoccupations professionnelles ordinaires un souci nouveau. Sans cesse, quoi qu'il dise ou qu'il fasse en présence du malade à examiner, il devra garder, dans un coin de son esprit, la pensée des conséquences fâcheuses que risquerait d'avoir non seulement une attitude trop franche, ne déguisant pas suffisamment les mauvaises impressions ressenties, mais même un faux air d'inquiétude ou d'indifférence, un manque apparent de satisfaction devant l'heureux résultat de l'enquête. L'examen corporel du malade, surtout, et en particulier des organes que les patients soupçonnent de présenter des traces de lésions, aura à être pratiqué avec une réserve et des précautions extrêmes.

Non pas certes que le médecin ne soit tenu d'examiner à fond l'état corporel de son nouveau client ! Plusieurs motifs, au contraire, l'y obligent impérieusement, si même son interrogatoire initial l'a presque convaincu de l'absence de toute lésion véritable. Car, d'abord, les réponses de son client peuvent l'avoir trompé, et l'examen organique seul pourra transformer sa conjecture en une opinion décisive. De plus, comme je l'ai dit, il y a toujours une part de troubles « corporels » jusque dans les cas de « maladie » où l'élément moral tient le plus de place ; et j'estime que ceux-là de mes confrères commettent une erreur, et capable de nuire parfois au succès de leur traitement, qui, s'étant persuadés du caractère tout « fonctionnel » des souffrances décrites par un malade, et craignant de l'inquiéter inutilement, négligent d'explorer la condition de ses organes avec autant d'attention et de patience que s'ils avaient affaire à un cas plus sérieux.

Et puis, enfin, c'est connaître bien peu l'état d'esprit des « malades », que de s'imaginer qu'on les rassure en n'insistant pas sur l'exploration de leurs organes. Une telle façon d'agir peut réussir de loin en loin, lorsque l'autorité du médecin ou la confiance absolue du malade ont de quoi revêtir un verdict ainsi prononcé *a priori* d'un pouvoir de suggestion quasi surnaturel : mais en général, dans les circonstances moyennes, le « malade » désire passionnément que le médecin l'examine ; et que si, sur le moment, notre refus de l'examiner semble parfois le tranquilliser, nous pouvons être sûrs que, dès le lendemain, l'inquiétude ainsi dissipée renaîtra avec plus de force, tandis que, d'autre part, la précieuse confiance qu'il éprouve à notre égard courra quelque risque de faiblir en lui. Il faut donc absolument que, si même nous soupçonnons le nouveau venu de n'être qu'un « malade », si même nous en avons presque la certitude, nous procédions cependant à cet examen corporel qui est, bien souvent, le service le plus important qu'il attende de nous, — beaucoup moins désireux, au fond, de recevoir nos prescriptions que d'être fixé sur la nature réelle des maux qui l'accablent. Oui, mais avec cela, combien cet examen indispensable est aussi délicat ! Par quelle longue et savante préparation « psychothérapique », par quel entraînement, par quelle étude approfondie du caractère humain en général et des tempéraments individuels en particulier il importe que nous nous mettions en état de rendre cette partie de notre tâche à la fois fructueuse et inoffensive !

III. Quant à vouloir indiquer avec précision le détail des moyens capables d'assurer à notre examen corporel cette double portée, c'est à quoi l'on entend bien que je ne puis prétendre. Chaque médecin doit, naturellement, se constituer à ce point de vue une tactique personnelle, d'après ce que l'expérience lui aura révélé sur les ressources comme sur les limites de son action psychothérapique individuelle ; et encore devra-t-il varier l'application de cette tactique d'après ce qu'il croira deviner de l'intelligence et des sentiments individuels de chaque malade. Tout au plus me bornerai-je à signaler certains procédés qui me semblent pouvoir être d'un emploi à peu près constant, sauf à être maniés dans les différents cas avec une infinité de nuances diverses.

C'est ainsi que, d'abord, le médecin fera bien de préparer son malade à cet examen qu'il lui fera subir en lui déclarant que tout ce qu'il vient d'apprendre de lui, au cours de l'interrogatoire préalable, lui paraît dénoter l'absence de toute lésion organique, mais que, pour se mieux assurer de la valeur de cette impression optimiste, il va procéder à l'exploration la plus minutieuse non seulement des organes que le malade croit spécialement atteints, mais encore de tout l'ensemble de son organisme. Je dirai plus : si même nous avons presque la certitude de l'inutilité d'un examen corporel, il y aura encore profit pour notre verdict final à ce que, tout en rassurant le malade dès le début, nous laissions ainsi chez lui une part de doute, jusqu'après l'issue de cet examen. Cette tension momentanée que nous provoquons dans son esprit, en effet, aura chance ensuite de donner plus de force à la détente, lorsque le résultat de notre examen viendra confirmer ce que nous n'aurons présenté, au début, que comme une simple hypothèse favorable.

Et puis, en effet, nous examinerons l'organisme entier du malade, quelque localisés que puissent être les troubles qu'il nous a décrits. Nous nous conformerons, en cela, à une règle générale dont j'ai déjà suffisamment expliqué l'éminente valeur pratique. En fait, aussitôt qu'un malade se remet entre les mains d'un médecin, celui-ci a toujours le devoir d'explorer, de la tête aux pieds, l'ensemble complet de son être physique. Mais, de plus, cette extension et cette généralisation de l'examen corporel nous offrent un avantage incontestable pour faire pénétrer jusqu'au plus profond de l'âme des malades les discours rassurants dont nous devons les combler. Sans elles, les malades risqueraient de se figurer que la lésion, non découverte par nous dans tel de leurs organes, a son siège véritable dans tel autre, que nous avons négligé d'examiner. Et puis ne voit-on pas combien notre satisfaction aura plus de chances de se transmettre aux malades et de les convaincre, si nous avons l'occasion d'en multiplier les témoignages, en complimentant successivement nos nouveaux clients sur la parfaite intégrité de leur cœur, de leurs poumons, de leur foie, etc., au fur et à mesure que nous aurons examiné chacun de ces organes ?

L'essentiel est seulement que nous ayons soin d'exprimer cette satisfaction en plusieurs fois, presque à chacune des phases de notre examen, au lieu d'attendre l'achèvement de celui-ci pour rassurer le malade sur l'ensemble de sa vie organique. Rien n'est plus dangereux que de lui imposer cette longue attente, avec les mille petites terreurs qu'il ne manque pas de se suggérer pendant que nous explorons telle ou telle partie de son corps. Notre attention muette, l'air de concentration que prend inévitablement notre visage, on ne saurait s'imaginer combien tout cela peut produire d'inquiétudes et d'angoisses, parfois extrêmement difficiles à dissiper ensuite même à l'aide des affirmations optimistes les plus énergiques. Le malade, sous son indifférence apparente, est là à guetter le moindre de nos mouvements ; et tout de suite, s'il nous voit faire mine de prolonger ou de recommencer l'une de nos opérations, le voilà qui se creuse la cervelle pour en extraire quelque nouvelle idée d'une maladie possible ! Mais, au contraire, combien il est heureux, et nous est reconnaissant et se sent disposé à nous donner sa confiance, si, à vingt reprises, infatigablement, nous allons au-devant de ses craintes chimériques en lui attestant l'excellent résultat de notre observation !

Encore ces attestations elles-mêmes ont-elles des limites. Le cœur, le foie, l'estomac, les reins, voilà des organes que tout malade connaît sûrement, et dont la mention, par conséquent, n'a jamais lieu d'être dangereuse. Mais maints exemples nous apprennent que, même pour les malades les plus intelligents et les plus instruits, il y a d'autres organes dont il vaut mieux ne point parler trop ouvertement, sous peine d'ouvrir, dans l'imagination de ces malades, des sources nouvelles d'une curiosité désastreuse. Aussi bien nous est-il très facile d'éviter toute allusion expresse à ces organes moins « populaires », tels que les ovaires, la prostate etc., — sauf, naturellement, le cas où le malade lui-même se trouve déjà instruit de l'existence de ces organes, généralement ignorés, et a précisément placé dans l'un d'entre eux le siège de l'affection organique dont il se croit atteint.

Et ceci m'amène à indiquer brièvement un autre de ces procédés de psychothérapie élémentaire que j'estime pouvoir être souvent profitables, dans le maniement de l'examen physique des « malades ». Pour ne pas être exposé à effrayer ces malades en leur révélant la possibilité d'affections jusque-là inconnues, et en même temps pour ne pas risquer de passer sous silence telle autre maladie qu'ils s'imaginent avoir, il est bon que, dans cet interrogatoire préalable que j'ai recommandé tout à l'heure, nous tâchions à nous renseigner non seulement sur les phénomènes morbides que les malades éprouvent, mais aussi sur la nature particulière des affections qu'ils redoutent le plus de porter en soi. Renseignements beaucoup plus malaisés à obtenir qu'on le supposerait, dans un bon nombre de cas, et d'autant plus que la maladie ainsi redoutée se trouve être plus grave : car il y a volontiers, chez le « malade », une sorte d'appréhension irréfléchie et quasi superstitieuse qui l'empêche de nous avouer sa véritable pensée secrète à ce point de vue. Qu'il s'imagine être atteint d'un cancer, par exemple : nous aurons besoin, neuf fois sur dix, d'employer à notre interrogatoire une patience, une souplesse, une habileté exceptionnelles pour obtenir de lui l'aveu de cette crainte, qui cependant le torture nuit et jour, et recommencera à le hanter au sortir de notre cabinet si nous n'avons pas la bonne fortune de l'en délivrer. Il faudra donc que, en présence d'un malade nouveau, nous ne manquions jamais à former le projet de faire durer notre interrogatoire aussi longtemps que nous ne serons point parvenus à savoir, bien au juste, et les troubles qui se produisent réellement dans l'organisme du malade, et la cause à laquelle, lui-même, il les attribue. Et tout comme cette exploration des alarmes cachées de notre client nous permettra de procéder avec plus de fruit à le rassurer pendant toutes les phases successives de notre examen corporel, c'est elle encore qui nous aidera, — ou plutôt qui nous dirigera, — dans l'importante opération succédant à cet examen : l'opération qui consistera pour nous, après avoir affirmé à notre client l'intégrité absolue de chacun de ses organes, à lui expliquer en détail le caractère et la portée de la maladie qu'il a, comme aussi les motifs pour lesquels il lui est impossible d'être atteint de la maladie qu'il s'imagine avoir.

IV. Mais, dira-t-on, la meilleure manière de rassurer un « malade », — lorsque l'on est à peu près certain de l'absence, chez lui, de toute lésion, et que l'on tient son mal pour purement « fonctionnel », — ne serait-elle pas de lui dire qu'il n'a aucune maladie, et de le renvoyer après lui avoir donné les quelques prescriptions d'hygiène ou de thérapeutique élémentaire qui achèveront de lui rendre la santé ? Voilà encore une des plus graves erreurs que puisse commettre un médecin peu habitué au maniement de la « maladie » ! Sauf toujours certains cas très rares où le médecin a conscience d'exercer sur l'esprit du malade une véritable autorité de thaumaturge, il n'y a pas, dans tout le domaine de la psychothérapie, une seule opération aussi indispensable que celle qui consiste, pour le médecin, à admettre que les « malades » sont réellement des malades, et à leur fournir une explication, plus ou moins précise, des causes et de la nature des souffrances qu'ils éprouvent. Dire à l'un de ces infortunés qu'il n'a rien, c'est d'abord se tromper trop évidemment, ou du moins jouer sur le sens du mot « ne rien avoir ». Votre client nouveau peut, en effet, ne rien avoir de grave, d'inquiétant pour sa vie ; et cela, il faut que vous le lui disiez aussi énergiquement, aussi éloquemment que possible. Il peut encore « n'avoir rien » que vous connaissiez au juste, n'être atteint d'aucune des affections définies dont vous avez appris les noms et les caractères dans vos manuels classiques : et cela prouverait seulement que ces manuels ne sont pas complets, si nous ne savions trop, par ailleurs, combien de lacunes subsistent toujours, fatalement, dans toute science humaine. Mais qu'un homme qui souffre et qui dépérit, qui a perdu l'appétit, le sommeil, et tout plaisir à vivre, que cet homme-là n'ait « rien », — à supposer même que ses maux soient exclusivement « nerveux », — c'est ce que ni lui-même ni aucune personne raisonnable ne sauraient accepter ; et, en outre, j'ai dit déjà combien il est faux de supposer que la « maladie », même la plus dérivée d'influences « psychiques, » ne comporte pas une part de troubles corporels. Oui, certes, ils ont « quelque chose », ces clients qui viennent nous supplier de les sauver de l'abîme de misère qu'est désormais leur vie ; et il nous suffirait, me semble-t-il, de tâcher si peu que ce soit à pénétrer en eux, à nous rendre compte de la réalité de leur situation, pour que notre charité et l'élan naturel de notre pitié l'emportent, chez nous, sur ce faux scrupule d'une orgueilleuse « probité » qui nous défend de nous intéresser à tout être humain non parvenu au degré particulier de déchéance, physique ou mentale, qu'il nous plaît d'honorer du nom de maladie !

Déclarer à un « malade » qu'il « n'a rien », parce qu'on ne lui a point trouvé de lésions caractérisées, c'est donc, à mon avis, commettre une erreur de diagnostic, et donner à ce malade un renseignement faux. Mais c'est aussi employer le plus mauvais de tous les moyens pour le rassurer d'une façon profonde et durable. Sur l'instant, peut-être, une telle affirmation aura chance de « sidérer » le malade, d'opérer sur lui un miracle analogue à celui que j'ai rapporté plus haut, en racontant l'histoire d'un cancéreux que l'autorité d'un « prince de la science » avait réussi à guérir de son cancer... jusqu'au lendemain. Le malade est si heureux de ce verdict négatif qu'il oublie même de s'en étonner, et s'ordonne impérieusement d'éprouver désormais les impressions de l'homme qui « n'a rien ». Suggestion qui, dans certaines âmes éminemment confiantes, peut se prolonger pendant plusieurs jours. Mais, le plus souvent, c'est dans l'escalier du médecin, avant d'arriver à la loge du concierge, que le client auquel vous avez affirmé qu'il « n'avait rien » commence à se rappeler tous les motifs divers qui, depuis des mois, l'ont contraint à supposer qu'il avait « quelque chose ». Il commence à soupçonner que, peut-être, lui-même a négligé de vous signaler certaines particularités qui, si vous les aviez connues, n'auraient pu manquer de modifier votre opinion. Ainsi il va n'accusant d'abord que soi-même, mais toujours avec une persuasion plus accentuée de l'erreur qu'il vous a amené à commettre sur son compte. Et puis, par degrés, à ces reproches contre soi-même viennent se mêler des soupçons contre vous. « Avec toute votre science, c'est chose trop certaine que vous êtes « faillible »! Et dans le cas présent, en particulier, comment ne pas craindre que votre examen vous ait induit en erreur ? Un homme qui « n'a rien » est-il essoufflé au bout d'un kilomètre, éprouve-t-il dans ses fonctions urinaires les désordres évidents que j'y ressens, ou bien souffre-t-il de vertiges après le moindre repas ? » Un à un, tous les symptômes qui ont successivement inquiété votre visiteur reparaissent devant lui, chacun lui portant témoignage contre vous. A côté de tel symptôme, qu'il a eu le tort de vous exposer trop sommairement, il y en a tel ou tel autre dont vous-même, il s'en souvient, vous avez écouté l'exposé d'une oreille distraite. Si bien que, au moins cinq fois sur dix, le client que vous avez voulu rassurer trop « radicalement » se trouve à peine de retour chez lui, dans cette chambre, dans ce lit surtout qui ont été les confidents de tant de nuits d'angoisse, que déjà rien ne reste plus en lui de l'heureux effet initial de votre affirmation ; et de nouveau votre client s'alarme, et souffre, et aggrave l'une par l'autre ses douleurs corporelles et ses douleurs morales ; et soit qu'il vous accuse de vous être trompé involontairement ou d'avoir à dessein voulu le tromper, le résultat le plus clair de votre tentative pour le rassurer sera désormais d'ébranler, sinon de détruire, en lui cette précieuse confiance qu'il était si parfaitement disposé à vous accorder !

Notre devoir est donc de lui dire qu'il « a quelque chose » et quelque chose d'absolument réel et positif, une « maladie » qui n'est nullement « imaginaire ». Les « maladies imaginaires » sont une espèce infiniment plus rare qu'on le supposerait : et les souffrances ressenties par les « malades » ne leur prouvent que trop, comme aussi à nous, que ce n'est pas seulement l'imagination qui est atteinte chez eux. De telle sorte que l'accusation d'être un « malade imaginaire » risque souvent d'offenser ou d'humilier sans profit ceux de nos clients à qui nous l'adressons. Mais, au contraire, rien ne les met plus à l'aise, ni nous-mêmes vis-à-vis d'eux, que de leur déclarer ouvertement, sitôt l'examen corporel achevé, qu'en effet ils sont malades, et que nous comprenons fort bien leur alarme, et les plaignons très sincèrement. Mais c'est alors que notre tâche devient difficile, lorsqu'il s'agit pour nous de leur dire bien au juste « ce qu'ils ont ».

La manière à la fois la plus loyale et la plus profitable dont nous puissions résoudre ce délicat problème consiste, selon moi, à dire aux « malades » ce que nous croyons être la vérité sur leur état, dans tous les cas où nous estimerons pouvoir la leur dire « impunément ». Si ignorant que soit un malade de notre terminologie et de toute notre science médicales, il y a bien des chances qu'il nous comprenne quand nous lui expliquerons que, sous l'influence de telle ou telle cause personnelle, son système nerveux s'est trouvé ébranlé, et que cet ébranlement a retenti avant tout sur tel organe ou sur telle fonction de sa vie corporelle. Ainsi, en nous servant d'expressions plus ou moins précises, nous renseignerons le malade sur la véritable nature de ce mal qu'il se figure être d'une nature tout autre, infiniment plus grave. Et plus sa « réceptivité » à ce point de vue nous permettra d'aller loin dans cette franche explication pathogénique, plus activement chacune de nos paroles contribuera à chasser de son esprit cette crainte, souvent cachée, qui lui est presque toujours plus douloureuse que ses pires souffrances réelles.

V. Malheureusement, des cas peuvent se rencontrer où cette explication sincère est tout à fait impossible, quelque discrétion et quelque habileté que nous y employions. Il y a parmi les « malades », et en particulier du sexe féminin, des personnes d'une imagination si inquiète et impressionnable que le moindre mot qu'elles nous entendent prononcer touchant leur état véritable produit sur elles un singulier effet d'affolement. C'est comme si elles faisaient exprès de ne pas vouloir nous comprendre, et d'interpréter en un sens inquiétant notre exposé médical le plus rassurant. Ce sont ces mêmes personnes auxquelles il est impossible de parler d'un rhumatisme, d'un eczéma, ou d'une simple bronchite, sans qu'aussitôt elles se croient perdues. Nul moyen de songer, avec celles-là, à une définition un peu détaillée de la « maladie ». Au premier mot que nous leur en dirions, les pauvres créatures perdraient la tête, et surtout se croiraient menacées de la perdre pour de bon, remplaçant désormais par la peur d'une terrible maladie nerveuse leur vague peur précédente de mystérieuses maladies organiques. Que faire, donc, pour leur signifier tout ensemble, — ainsi qu'elles l'attendent de nous, — qu'elles sont malades et ne le sont pas ; incrédules si nous les rassurons trop complètement, et épouvantées de la moindre allusion à un état morbide quel qu'il soit ? La tâche serait presque irréalisable si, par une coïncidence toute providentielle, ces cervelles prodigieusement timorées devant le mot propre et l'image précise n'avaient la faculté de se laisser prendre indéfiniment aux formules vagues et aux métaphores banales. Autant une explication un peu sérieuse de la « maladie », ou de la « psycho-névrose », ou de tout autre terme scientifique a infailliblement pour effet de les terrifier, autant nous pouvons être sûrs qu'elles accepteront volontiers toutes les paroles insignifiantes qu'il nous plaira de leur prodiguer. Pour l'une, ce seront « les nerfs » qui suffiront à tout expliquer, pour une autre, le « sang », ou bien encore « les gaz » ; et si nombreux et divers que puissent être les symptômes nouveaux qu'elles nous décriront, toujours nous réussirons à les tranquilliser sur la nature et la gravité de leur état en leur répétant que tout cela ne vient que de leurs « gaz », du mouvement de leur « sang », ou de leurs « humeurs ».

Le plus difficile, dans l'espèce, n'est pas d'offrir à ce genre de clients une interprétation satisfaisante de leur maladie : c'est, pour tout médecin soucieux de sa dignité, de se prêter longtemps, infatigablement, à ce qui risque de lui apparaître une comédie indigne de lui. Mais c'est là, comme je l'ai dit déjà à propos d'autres situations analogues, un scrupule qui ne tarde pas à disparaître de notre conscience professionnelle dès le moment où nous comprenons qu'une telle conduite est la seule qui puisse rassurer, consoler, et soulager durablement les malheureux que notre profession nous enjoint de secourir. S'il existait un autre moyen d'obtenir le même résultat, certes nous serions tenus de le préférer à cette répétition invariable de mots vides de sens : mais d'autres moyens, nous n'en connaissons point, et ces mots que nous croyons vides de sens ont, pour les malades en question, un sens très réel et très bienfaisant, et ce n'est qu'à la condition de les leur ressasser que nous pouvons, ensuite ou simultanément, exercer à leur profit notre art de médecins.

Encore cette variété de « malades » ne forme-t-elle que l'exception ; et, dans tous les autres cas, la franche explication que je recommande a beaucoup de chances d'être fructueuse. Car il faut toujours se rappeler, en présence d'un « malade », que l'objet principal de notre tâche première doit être de déloger de son esprit certaines appréhensions qu'il nous laisse plus ou moins deviner ; et aucun moyen ne saurait mieux conduire à ce résultat que de substituer, à cette crainte angoissante d'une fausse maladie grave, la connaissance d'une autre maladie infiniment moins redoutable, et qui, de plus, est vraiment celle dont se trouve atteint notre visiteur. Par là seulement nous parvenons à restreindre et, pour ainsi dire, à « localiser » une inquiétude qui, pour peu que nous la laissions libre, ne s'arrêtera pas de vagabonder désastreusement à travers tout le domaine de la pathologie, contribuant de la façon la plus regrettable à accroître le désarroi cérébral et nerveux du malade. Que ce dernier se décide, au contraire, à comprendre et à accepter pleinement notre explication, à se persuader que tous ses phénomènes morbides dérivent d'une affection parfaitement connue, longue et douloureuse mais nullement incurable : cette certitude suffira non seulement pour empêcher une aggravation de son état, mais même pour lui faire faire un grand pas en avant vers sa guérison.

Aussi bien ceux de mes jeunes confrères que pourrait effrayer la difficulté de cet examen des « malades » tel que je l'entends, ou plutôt tel que leur propre expérience professionnelle ne tardera pas à le leur faire apparaître absolument indispensable, rencontreront-ils un encouragement précieux dans la découverte de l'énorme portée curative d'un tel examen. Un « malade » qu'ils auront accueilli avec patience et douceur, interrogé avec habileté sur ses craintes secrètes, examiné de la tête aux pieds en lui prodiguant l'assurance joyeuse de l'intégrité de ses organes, et enfin débarrassé entièrement de ses fausses idées sur la nature et la gravité de son mal, remplacées désormais chez lui par une notion plus exacte de la réalité, ce malade-là, certes, aura exigé du médecin une grande dépense de temps et d'énergie, d'ardente et souvent épuisante activité intellectuelle : mais ce malade, pour peu que chacune des phases de l'examen se soit passée sans « accrocs », sortira de chez nous plus qu'à moitié guéri.

VI. Un interrogatoire préalable, un examen corporel approfondi et un exposé discret et prudent, mais sincère, de notre diagnostic : c'est donc là ce que j'appellerais le prologue essentiel, et nécessaire, de tout traitement de la « maladie ». Mais lorsque ce prologue est terminé, lorsque nous savons nous-mêmes à quelle espèce de maladie nous avons affaire et que notre client, le sachant aussi, respire plus librement et se prête plus volontiers à la confidence, il faut que nous ne pensions plus qu'à la façon dont nous pourrons le délivrer non plus de ses vaines alarmes, mais de ce qu'il y a vraiment en lui d'anormal et de morbide ; et puisque, comme on l'a vu, les moyens d'ordre « psychique » ont sous ce rapport une importance, une efficacité considérables, et puisque ces moyens varient d'après la situation et le caractère individuels de chaque malade, il faut donc que, poursuivant notre examen sous une forme nouvelle, nous ne négligions rien pour pénétrer maintenant jusqu'au plus profond de l'existence intime et de l'âme du malade, — faute de quoi toutes nos méthodes de psychothérapie générale risqueraient de porter à faux et de n'aboutir qu'à des résultats assez pauvres.

Ceci nous ramène, une fois de plus, à un thème déjà traité plus haut, dans la première partie de cet ouvrage. Cette phase nouvelle de l'examen, ayant pour objet de nous initier à la vie « psychique » du « malade », c'est la même que j'ai définie précédemment, en montrant combien elle avait de prix pour nous permettre d'exercer une action « morale » salutaire jusque sur les malades atteints d'affections purement organiques. Appelés à soigner un « cardiaque » ou un tuberculeux, nous sommes naturellement tenus, avant tout, de nous rendre compte de l'étendue et de la qualité du mal que l'on nous demande de guérir : mais ensuite, quand nous avons arrêté notre diagnostic, il convient que nous tâchions à connaître aussi le malade après le mal lui-même, et que, dans la mesure où cela nous apparaît possible et utile, nous soumettions notre client à une enquête « biographique » et « psychologique » plus ou moins approfondie, qui nous facilitera singulièrement, plus tard, notre rôle professionnel de consolateurs, de conseillers, je dirais volontiers de « stimulateurs » de la volonté de guérir. En fait, nulle différence de nature ne saurait exister entre cet examen psychothérapique du tuberculeux ou du cardiaque, et celui auquel nous devrons nous livrer pour pouvoir procéder fructueusement à la cure « morale » du cas de « psycho-névrose » le plus avéré. De part et d'autre, c'est le même objet à atteindre, et ne pouvant être atteint que par les mêmes voies : chose infiniment naturelle, d'ailleurs, si l'on se rappelle que, sous le nom de » psycho-névrose » ou celui de « maladie », il s'agit là d'une maladie pareille aux autres, et devant forcément s'accommoder des règles qui régissent le domaine tout entier de notre pratique médicale.

Mais si la « maladie » est pareille aux autres affections par sa nature intime, elle en diffère incontestablement par la place beaucoup plus grande qui revient à l'élément « moral » dans ses origines, comme aussi par le rôle beaucoup plus considérable que peut et doit jouer, dans son traitement, l'utilisation raisonnée de l'influence de cet élément « moral » sur la vie corporelle. De là, pour le médecin psychothérapeute, une nécessité bien évidente d'attacher plus d'importance à l'examen « psychique » dans le traitement de la « maladie » que dans celui de l'ordinaire des affections organiques. Soit que nous ayons en face de nous un tuberculeux ou un « malade », il est bon que nous connaissions son être intime, son caractère, ses goûts et tous les détails de son existence privée : mais combien cette exploration devra être plus complète, plus approfondie, et plus savante et plus habile, dans le cas du « malade » que dans celui du tuberculeux ! Dans ce dernier cas, les renseignements que nous aurons ainsi obtenus nous permettront simplement de donner à notre malade un peu plus d'énergie pour lutter contre les progrès de son mal, comme aussi de lui épargner une dépense fâcheuse d'activité vitale en éliminant de sa vie habituelle telle cause incessante d'énervement ou de mauvaise humeur. Chez le « malade », d'autre part, nous pouvons être à peu près certains, en premier lieu, que les troubles morbides qui se manifestent à nous ont été, sinon toujours produits, du moins entretenus et développés par des émotions ou par des idées ; et force nous est donc de nous enquérir avec un soin tout particulier de ces événements d'ordre « psychique » qui, seuls, nous livreront la « clef » de la « maladie ». Et puis il y a tout notre traitement futur de ce « malade », tout l'ensemble des avertissements et conseils que nous aurons à lui prodiguer, en un mot toute notre attitude à son égard, pendant de longs mois, qui n'aura chance de contribuer à sa guérison que si elle s'appuie sur une connaissance non seulement des grands traits de son caractère, mais encore des recoins les plus cachés de son cœur et de son esprit.

Ce qui n'était pour nous, vis-à-vis du tuberculeux, qu'une tâche accessoire, — malgré sa très grande utilité curative, même dans ce cas, — devient à présent pour nous la tâche principale, celle dont dépendra tout le succès de notre intervention.

C'est assez dire avec quelle assiduité et quelle sollicitude il faudra que le médecin applique, à cet examen « psychique » du « malade », les principes que j'ai essayé de définir dans la première partie de mon livre. Ni le temps ni l'effort ne devront être ménagés pour lui permettre de pénétrer aussi avant que possible dans l'intimité de son client ; et si déjà il m'a paru que l'interrogatoire d'une personne atteinte de telle ou telle maladie organique méritait d'être prolongé pendant une heure au moins, c'est pendant plusieurs heures, pendant une nombreuse série de libres entretiens que le médecin s'emploiera, plus ou moins ouvertement, à explorer de fond en comble à la fois l'âme du « malade » et toutes les circonstances de sa vie intime.

Le médecin sera même tenu, dans cette exploration, de reculer beaucoup plus loin les limites qu'il imposera à sa légitime curiosité professionnelle. Ou plutôt, comme je l'ai dit, cette curiosité ne doit pas avoir de limites, à la condition d'être uniquement inspirée par le souci désintéressé de notre tâche de médecins. S'il est vrai que, à mon avis du moins, le médecin n'a jamais le droit d'agir sur les idées ou les sentiments de ses clients, — sauf certains cas exceptionnels où ces sentiments et ces opinions lui paraissent constituer un obstacle positif et sérieux à la guérison, — j'estime au contraire qu'il n'y a pas un seul détail de l'existence la plus secrète des malades que nous n'ayons avantage à connaître, afin de mieux posséder ainsi une notion totale d'une personnalité

« psychique » à la mesure de laquelle nous pourrons ensuite adapter une application plus parfaite des grandes méthodes ordinaires de notre psychothérapie. Que mon tuberculeux ou mon cardiaque consente seulement à m'avouer tel vice caché, telle faute connue de lui seul et amèrement déplorée, tel obstacle intérieur ou extérieur à son repos d'esprit : et je me féliciterai d'avoir là un renseignement dont le seul aveu établira déjà, entre mon client et moi, un lien précieux de confiance réciproque. Oui, mais si mon cardiaque ou mon tuberculeux fait mine de vouloir garder pour soi ces particularités de son être intime, je ne me croirai pas autorisé à pénétrer en lui au delà de cette barrière qu'il entendra m'opposer. Tandis que voici un « malade », un client inconnu dont l'organisme ne présente aucune trace de lésions, et qui me déclare lui-même, ou bien me laisse deviner, que son état morbide est surtout la conséquence de « causes morales », et qui contribuent maintenant encore à entretenir ses diverses misères corporelles ! Me bornerai-je, comme dans le cas précédent, à ne connaître de ces « causes morales » que ce qu'il lui plaira de m'en révéler? A ce compte, je ferais plus sagement de le renvoyer aussitôt, tant je serais sûr de mon impuissance à agir efficacement sur lui dans de telles conditions. Et comment, en effet, tenterais-je d'engager une lutte suivie contre un adversaire invisible ? Ces « causes morales » qui sont l'origine et le fond de la « maladie » de mon client, comment pourrais-je travailler à les faire disparaître si je continuais à ignorer en quoi elles consistent, et par quel endroit j'aurais prise sur elles ? Heureusement, un mélange de patience et de diplomatie professionnelle finit presque toujours par avoir raison de cette défiance instinctive de malades qui, d'ailleurs, sentent eux-mêmes inconsciemment l'intérêt qu'il y aurait pour eux à s'épancher en nous. Un scrupule irréfléchi les en retient seul ; et à peine avons-nous réussi à l'écarter un peu, que, tout de suite, un libre et complet abandon succède à la réserve des premières visites. Mais en tout cas, notre devoir à l'égard des « malades » est toujours de tâcher à nous renseigner sur eux le plus entièrement possible, sans qu'il y ait un seul repli de leurs âmes où nous n'ayons le droit de nous introduire : avec l'assurance de ne pouvoir exercer pleinement notre tâche « psychothérapique » que le jour où tout l'être intime de notre client aussi bien que toute sa vie privée ou publique se déploieront à découvert devant nous.

Comment nous réussirons à obtenir cette « confession » sincère et complète de notre client, et puis encore, par delà ce qu'il est en état de nous livrer de soi-même, comment nous pourrons parvenir à connaître maints détails de sa nature intime qu'il serait incapable de nous révéler ; par quelle succession infatigable de tâtonnements, d'épreuves, de questions directes ou d'insidieux détours nous aurons chance de prendre possession du terrain entier sur lequel nous aurons ensuite à exercer notre action psychothérapique, c'est naturellement ce qu'il m'est impossible d'indiquer ici. Je puis seulement répéter, à ce propos, ce que j'ai dit déjà à toutes les pages de la première partie de ce livre : à savoir que toutes ces phases diverses du traitement psychothérapique sont à la fois trop importantes et trop délicates pour que le médecin ait le droit de se fier, dans leur pratique, à son inspiration du moment, quel que soit son « flair » de psychologue, ou même quelle que soit son expérience professionnelle. Rien de tout cela ne saurait le dispenser d'adopter, pour son usage de psychothérapeute, certaines règles constantes, appropriées à son tempérament individuel, et un ensemble de moyens mûrement médités.

Ai-je besoin d'ajouter que cet examen des « malades », bien plus encore que celui qui s'adresse à des personnes atteintes de maladies organiques, doit se poursuivre indéfiniment, sans que jamais notre patience se puisse fatiguer, ni notre curiosité se croire satisfaite ? Aussi bien n'y a-t-il pas jusqu'à la première exploration « psychique », celle qui doit absolument précéder tout essai de traitement psychothérapique, qui ne gagne à être répartie sur plusieurs séances, non seulement pour permettre au médecin comme au malade d'apporter à l'interrogatoire une pensée plus lucide et des forces plus fraîches, mais encore pour que, d'un jour à l'autre, un lien de sympathie mutuelle s'établisse et se resserre entre les deux « partenaires », leur rendant plus facile de s'ouvrir pleinement l'un à l'autre.

VII. Est-ce à dire que je conseille à mes confrères de renvoyer leurs clients sans leur donner aucune prescription médicale pendant ces entrevues, plus ou moins nombreuses et espacées, que nécessitera l'achèvement d'une exploration aussi approfondie ? Ce serait là une erreur très fâcheuse, même au simple point de vue « psychothérapique ». Pour que notre client nous accorde sa confiance, et surtout nous la maintienne, il importe qu'il sente en nous le « médecin » à côté de l'ami et du confident. Renvoyé sans prescription médicale, — j'allais presque dire : sans « ordonnance », — nos plus belles promesses de traitement futur risqueraient de ne pas suffire à le persuader de l'efficacité de notre action sur lui. Mais d'ailleurs nous aurons toujours bien des conseils précieux et souvent indispensables à lui donner, à la fin de chacune de ces premières visites, en attendant de pouvoir commencer sur lui un traitement psychothérapique proprement dit[1].

Et, tout d'abord, nous ferons en sorte de calmer ces souffrances physiques *actuelles* du malade dont la persistance chez lui suffirait pour nous rendre vaine toute tentative de psychothérapie. Comme je l'ai dit, les souffrances « imaginaires » du malade, ou plutôt celles que son imagination a contribué à susciter en lui, non seulement s'accompagnent volontiers d'autres souffrances parfaitement réelles, mais possèdent elles-mêmes, en tant que sensations douloureuses, une réalité trop certaine, et contre laquelle il est souvent assez difficile de lutter. Tel malheureux qui se figure avoir un cancer du rein éprouve effectivement, dans la région du rein, une douleur extrêmement angoissante ; et c'est précisément cette douleur qui a donné lieu à la crainte du cancer, sauf pour celle-ci à réagir à son tour sur la sensation douloureuse, créant ainsi un cercle vicieux des plus embarrassants pour le médecin. Que si, donc, notre nouveau client nous affirme qu'il souffre, en tel ou tel endroit de son corps, notre devoir est de le croire, et de prendre au sérieux son affirmation, et de lui prescrire, avant tout, des moyens d'alléger et de supprimer cette partie de son mal. On ne soupçonnerait pas combien les bains, les révulsions légères, voire le cataplasme traditionnel sont pour le

[1] J'ajouterai en passant qu'il est souvent très utile, pour le médecin, de contribuer encore à rassurer les « malades » et à raffermir leur confiance en leur promettant expressément de ne pas les abandonner, jusqu'au jour de leur guérison, quelque lointaine que puisse être celle-ci. L'on ne saurait croire combien est souvent précieuse aux « malades » une telle certitude de ne pas décourager leur médecin par la durée trop prolongée de leur état morbide, ni non plus par leurs propres accès possibles de mauvaise humeur ou de dépression.

psychothérapeute d'excellents auxiliaires, incomparables pour lui préparer les voies. C'est au point que je serais tenté, pour ma part, d'attribuer au cataplasme, dans le traitement des « psychonévroses », le rôle privilégié que maints de mes confrères attribuaient tout récemment encore à la purgation, — ne consentant à me mettre en frais de psychothérapie qu'après avoir « capitonné » mon malade de ces humbles et puissants adversaires de sa douleur corporelle.

Il faudra aussi que, dès le premier jour, nous tâchions à rétablir chez notre « malade » l'équilibre nerveux en lui rendant, autant du moins que possible, cette source merveilleuse de repos et de santé qu'est toujours le sommeil. Obtenir du « malade » qu'il dorme, — je dirais presque : l'obtenir à tout prix, — c'est encore pour moi une des conditions préalables de tout bon traitement psychothérapique. Déjà l'allégement de la souffrance, dans bien des cas, nous facilitera cette restitution du sommeil : mais souvent aussi l'insomnie a des causes plus lointaines et profondes, qui la font persister même après la disparition de la douleur. Il faut alors que nous agissions plus directement contre elle, essayant tour à tour (ou simultanément) des divers moyens que nous suggérera notre expérience professionnelle.

Et l'on entend bien que cette lutte acharnée contre la souffrance et contre l'insomnie ne constitue encore qu'une partie de la tâche que nous avons le devoir d'entreprendre sur-le-champ, dès l'achèvement de notre examen corporel, et avant même de rien connaître des particularités « psychiques » de notre client. Je ne saurais trop le redire ; la « maladie » comporte toujours une part, — et souvent très importante, — de véritable maladie physique. Toujours il y a, chez le « malade », une perturbation ou une atonie de telle fonction vitale ; et en vain nous prodiguerions à notre client toutes les ressources de notre science psychothérapique, si, par ailleurs, nous laissions ce désordre corporel s'aggraver, ou même seulement s'éterniser sous sa forme présente. Il faut donc que, avant d'employer cette psychothérapie qui implique pour nous la nécessité de pénétrer jusqu'au fond de l'âme du « malade », nous nous appliquions à ramener le bon ordre dans son corps, dont l'état, lui, nous est beaucoup plus facile à connaître, tout au moins dans la mesure nécessaire pour que nous puissions essayer de l'améliorer. Institution d'un régime, conseils d'hygiène, prescriptions thérapeutiques de tout ordre, voilà ce que nous offrirons à notre malade après chacune de nos premières entrevues avec lui, — en nous efforçant d'utiliser, pour notre exploration secrète de sa nature intime et de son caractère, jusqu'à l'attitude que nous lui verrons prendre vis-à-vis de tel ou tel détail de notre « ordonnance ». Depuis le client qui accueille avec enthousiasme chacune des mesures que nous lui proposons, et puis se dispense invariablement d'en exécuter aucune, jusqu'à celui qui les déclare toutes impossibles et nous garantit à l'avance leur inefficacité, quelle variété de « types » humains très nettement distincts ! Et quel admirable champ d'observation psychologique, pour un Molière ou un Balzac, que le cabinet de tout médecin !

Mais la tâche propre du médecin n'est pas d'observer ses malades, ni bien moins encore de s'en divertir. Elle est de travailler assidûment à les guérir ; et aussi faut-il que, ayant indiqué les quelques points principaux par où l'examen initial des « malades » se distinguait de celui des personnes atteintes de maladies purement organiques, j'aborde maintenant l'étude des grands moyens d'action psychothérapique qui conviennent pour le traitement de la « maladie », — ou plutôt, comme je ne saurais trop le redire, l'application au traitement de la « maladie » des grands moyens généraux exposés dans la première partie de ce livre.

CHAPITRE III

L'AFFIRMATION OPTIMISTE DANS LE TRAITEMENT DE LA « MALADIE »

I. La première des grandes méthodes psychothérapiques qui conviennent au traitement de toutes les maladies est, ainsi qu'on l'a vu, l'affirmation optimiste, c'est-à-dire le procédé qui consiste non pas seulement à répéter aux malades qu'ils pourront guérir, mais à faire en sorte que, dès le premier jour et jusqu'au bout de leur traitement, ils se convainquent eux-mêmes de la possibilité de leur guérison; et c'est aussi, par excellence, notre moyen d'action dans le traitement particulier de la « maladie ». Précisément parce que, dans cette dernière affection, le rôle du système nerveux est plus important que dans l'ordinaire des maladies organiques, il en résulte que, plus encore que dans ces autres maladies, l'espérance et la volonté de guérir, lorsque nous réussissons à obtenir du malade qu'il se les « suggère » à soi-même, ont chance d'agir favorablement sur son système nerveux, qui réagit à son tour sur le corps tout entier.

Si notre malade est appelé à guérir, nous ne pourrons hâter l'avènement de sa guérison qu'en obtenant de lui, à la fois, qu'il croie fermement à la possibilité de cette guérison et que non moins fermement il la désire; en l'empêchant de se laisser aller à des auto-suggestions dangereuses, et en le contraignant à l'auto-suggestion qui agira favorablement sur toutes les fonctions de sa vie organique. Or, toutes ces choses impliquent pour nous l'obligation de tâcher sans arrêt à rassurer notre client, soit que nous chassions de son esprit telles alarmes précises qui sont en train de le torturer, soit que nous nous appliquions à prévenir chez lui l'apparition d'autres alarmes du même genre. Et que si, au contraire, nous nous trouvons en présence de l'un de ces cas, d'ailleurs assez rares, où la guérison complète ne semble guère possible, c'est encore par une longue, patiente, et savante pratique de l'affirmation optimiste que nous réussirons à mettre, pour ainsi dire, le malade en état de soutenir les assauts présents et futurs de son mal, ce qui, dans l'espèce, équivaudra presque à une guérison. Car si cruelle que puisse être la douleur physique, son aiguillon n'est rien en comparaison de celui des craintes, angoisses, et autres émotions morales qui l'accompagnent à peu près inévitablement, et dont un heureux entraînement psychothérapique est, pour ces malades, le seul moyen de se garantir.

II. Oui, mais on ne saurait croire combien est exceptionnellement difficile, dans tous les cas de « maladie », cet emploi indispensable du plus constant des procédés psychothérapiques. Faire admettre à un malade que son état n'a rien de grave et ne doit pas l'inquiéter outre mesure, ne semblerait-il pas, à première vue, que ce fût là une tâche très simple, et méritant à peine d'être aussi longuement définie ? Et encore pourrait-on croire cette tâche d'autant plus facile, dans l'espèce présente, qu'il s'agit en effet ici non pas de rassurer le malade sur des maux d'une gravité réelle, et en recourant plus ou moins au « mensonge médical », mais bien de le convaincre d'une chose parfaitement vraie, parfois même évidente à des yeux non prévenus, et en tout cas assez évidente aux yeux du médecin pour que celui-ci n'ait pas à se mettre en frais afin d'acquérir soi-même, d'abord, une conviction qui s'offre à lui de la façon la plus immédiate. Mais tout cela n'empêche pas que le cardiaque ou le cancéreux le plus méfiant se laisse convaincre beaucoup plus aisément, — j'entends une fois pour toutes, — de l'heureuse issue d'une maladie en réalité incurable que le « malade » de la possibilité pour lui d'échapper à une affection organique dont aucune trace n'existe chez lui, ou encore de la possibilité de voir un jour se dissiper les troubles « fonctionnels » qui sont en train de le torturer.

Cette difficulté de l'usage de l'affirmation optimiste dans le traitement de la « maladie » n'a même, d'ailleurs, rien de trop surprenant si l'on songe aux caractères particuliers de l'affection à laquelle nous avons affaire. Car, en premier lieu, la « maladie » diffère de la plupart des affections organiques par la longue durée de ce qu'on pourrait appeler son « état aigu ». Ce n'est pas pendant quelques semaines que le médecin est tenu d'entretenir dans l'esprit du patient le calme et la sécurité qui doivent résulter de ses paroles consolantes : lui-même, avec toute son expérience, serait embarrassé pour prédire la date exacte de la guérison, et tout le porte à supposer que celle-ci se fera attendre durant plusieurs mois. Et, plus embarrassante encore pour le médecin que cette prolongation indéfinie de la « maladie », il y a la nature propre de cette « maladie », où les troubles corporels s'accompagnent presque toujours de troubles « psychiques » beaucoup plus divers, et plus profonds et plus déconcertants, que ceux qui escortent les maladies organiques. Tout « malade, » par le fait seul de sa « maladie », et ses souffrances fussent-elles limitées à tel ou tel département de sa vie organique, est en même temps un malade d'esprit, avec une exagération anormale de son impressionnabilité habituelle. L'homme le plus tranquille et le plus raisonnable, lorsque la « maladie » vient se loger dans telle ou telle partie de son corps, — sous la forme, par exemple, d'une gastralgie chronique, — subit du même coup une étrange et incontestable modification « psychique » qui nous rend plus délicate notre tâche incessante de le rassurer. C'est comme si ce ressaut d'égoïsme, dont j'ai signalé déjà la présence immanquable chez tout malade quelconque, non seulement revêtait chez lui une intensité extraordinaire, mais aussi tendait toujours à se manifester sous l'aspect d'un sombre et hargneux découragement. Autant certaines maladies organiques, et des plus graves, déterminent chez ceux qui en sont atteints le désir et l'espérance de recouvrer la santé, autant la moindre atteinte de la « maladie » contraint le patient à désespérer de la guérison, — je dirais presque : à perdre jusqu'à la force de la désirer. Aussi pouvons-nous être sûrs, dès l'instant où notre examen nous a permis de conclure au diagnostic d'un cas de « maladie », que l'homme que nous avons devant nous va être infiniment difficile à rassurer, — infiniment plus difficile que si, malheureusement pour lui, notre examen nous avait révélé une lésion organique.

Tout de suite, déjà, nous aurons besoin d'un plus gros effort d'éloquence, de finesse psychologique, et de charité pour faire pénétrer en lui une conviction que, cependant, notre ton de voix et l'expression de nos regards sembleraient devoir suffire à lui communiquer. Et encore ce premier succès de notre psychothérapie ne sera-t-il souvent pour nous qu'un simple jeu en comparaison des trésors de patience, d'habileté, et parfois de ruse, qu'il nous faudra dépenser pour maintenir à demeure, dans le cœur et l'esprit de notre « malade », la confiante sécurité ainsi suggérée. Toutes les semaines désormais, sinon tous les jours, nous nous verrons obligés de « remonter » le mécanisme psychique de notre client, tantôt en lui répétant sous mille formes différentes les arguments qui l'auront convaincu la première fois, et tantôt en découvrant des réponses nouvelles à une infinité d'objections, souvent tout à fait impossibles à prévoir.

III. Je ne parle là que du « malade » ordinaire, de celui dont l'état psychique morbide ressemble à d'autres états observés précédemment chez d'autres personnes touchées par la « maladie » à peu près de la même façon, et de celui dont le traitement, par suite, peut s'effectuer d'après une direction générale adoptée à l'avance.

Mais à côté de ce « malade » moyen, ou si l'on veut « normal », — et combien d'anomalies jusque chez celui-là ! — il y a les « malades » *extraordinaires*, dont chacun exige de nous, pour ainsi dire, un appareil entièrement nouveau de procédés d'affirmation optimiste. Ou plutôt il faut être juste, et reconnaître que si quelques-uns de ces patients « anormaux » diffèrent de l'ordinaire des « malades » par la difficulté plus grande de leur maniement, plusieurs autres, au contraire, sont exceptionnels par la soumission merveilleuse avec laquelle ils acceptent invariablement une formule invariable d'affirmation optimiste, — sauf pourtant à ne pas pouvoir s'en passer de temps à autre, périodiquement. Avec ceux-là, l'unique effort véritable consiste pour nous à produire l'assurance initiale, ou plutôt, j'imagine, à établir entre eux et nous un lien mystérieux de confiance personnelle. Depuis le jour où, en vertu de ce lien désormais établi, le médecin a réussi à convaincre son client du peu de gravité de ses maux et de la perspective infaillible d'une guérison, tout ce que le susdit client réclame de lui se borne à reprendre contact avec lui, tous les jours ou toutes les semaines, et à s'entendre répéter qu'il guérira immanquablement.

Un heureux hasard m'a permis de rencontrer, dans ma pratique professionnelle, un nombre relativement assez grand de ces simples et douces âmes, n'attendant de moi qu'un seul mot pour être rassurées, — du moins jusqu'au jour de ma visite suivante. Je me souviens notamment d'un jeune avocat de province, homme d'ailleurs très cultivé et remarquablement intelligent, qui, pendant les premiers mois de nos relations, m'avait presque découragé par la méfiance évidente avec laquelle il accueillait mes affirmations touchant le caractère tout « fonctionnel » de troubles respiratoires, assez singuliers, dont il était atteint. Chaque fois, mon client m'apportait des craintes nouvelles, que j'étais fort en peine de dissiper, ou bien encore il produisait, à l'appui de ses craintes anciennes, des objections nouvelles qui auraient suffi pour me prouver son talent de procédurier. Bref, c'était, par excellence, un des représentants de la seconde (et détestable) catégorie de « malades » anormaux dont j'aurai à m'occuper plus au long tout à l'heure. Et puis, un beau jour, sous l'influence de l'heureux changement survenu dans son état corporel, et probablement par l'effet du scrupuleux régime alimentaire que j'étais parvenu à lui faire adopter, voici que ce client jusqu'alors intraitable, cet adversaire acharné que j'avais eu en face de moi, s'est transformé en un véritable agneau d'obéissance et de docilité ! Sans cesse, depuis ce jour, pendant les deux ou trois mois qu'a encore duré sa « maladie », j'ai vu entrer chez moi un homme évidemment anxieux et impatient, mais seulement d'une simple parole rassurante à sortir de mes lèvres : car à peine, l'ayant entendu m'exposer ses doléances, avais-je recommencé à lui affirmer le peu de gravité de toutes ses menues misères, qu'aussitôt son visage se transfigurait, en même temps qu'une confiance et une tranquillité parfaites reprenaient possession de son cœur. Je ne crois pas avoir eu désormais à faire même l'ombre d'un effort pour le rassurer. Un sourire amical, un haussement d'épaules, il ne m'en fallait pas plus pour réduire à néant toutes les craintes de ce malade qui, naguère encore, refusait de se laisser convaincre par mes arguments les plus serrés et les plus péremptoires.

Mais, au fait, il m'a été donné de connaître un cas de « maladie » où ma tâche de persuasion m'a été encore plus facile et cela presque dès le début de mon traitement. Il s'agissait d'une jeune fille dont les parents, avec un courage héroïque, avaient abandonné leur petite maison et leurs petites habitudes d'une petite ville du Midi afin de venir confier leur enfant aux soins d'un médecin de Paris, que je ne sais plus quelle personne, bien ignorante de la réalité, leur avait déclaré être un guérisseur infaillible. Etait-ce le prestige de cette recommandation, rendu plus imposant encore par le souvenir du grand sacrifice de la transplantation à Paris ? Ce qui est sûr, c'est que, sitôt mon premier examen achevé, ma jeune cliente m'a affirmé qu'elle allait déjà beaucoup mieux ; après quoi, — je n'exagère pas, — c'est pendant au moins deux ans que j'ai vu la « malade » revenir chez moi presque tous les jours, et puis, sitôt entrée, ouvrir la bouche et me montrer sa gorge (où elle s'imaginait que devait se trouver le siège de sa maladie), et puis s'en aller parfaitement rassurée jusqu'au lendemain. Elle avait l'impression que mon coup d'œil à l'intérieur de sa gorge, et la mine satisfaite que j'y apportais, étaient pour elle une garantie absolument certaine d'amélioration de son état, ou du moins de non-aggravation ; et, moyennant cette psychothérapie rudimentaire, il lui a été possible d'attendre patiemment le très long délai au bout duquel les prescriptions médicales que je lui avais données dès ses premières visites (règime alimentaire restreint, gymnastique respiratoire, exercice régulier et modéré, injections de strychnine, etc.), ont fini par avoir entièrement raison de la « maladie » qui l'accablait. Aujourd'hui, lorsque j'ai l'occasion de la revoir, elle me parle de sa santé comme doit le faire la petite personne éminemment douce, gentille, et raisonnable qu'elle est : mais jamais je n'oublierai ces visites presque quotidiennes où, — craignant sans doute d'abuser de mon temps ou de me fatiguer par un récit détaillé de ses souffrances physiques et morales, — elle me montrait sa gorge, me remerciait aimablement, et s'en allait toute consolée.

Hélas! je n'oublierai jamais non plus une autre de mes clientes, qui, sûrement, à dû se rencontrer plus d'une fois dans mon salon d'attente avec cet incomparable modèle de la « malade » facile à traiter ! Celle-là aussi était une « malade » atteinte de troubles vagues, à peu près de même espèce que ceux de la jeune fille de tout à l'heure : mais ces troubles avaient, chez elle, une origine beaucoup plus ancienne, et leur contre-coup sur l'état « psychique » de Mme B... avait été tout contraire de l'heureuse docilité ingénue que je viens de décrire. J'ignore, en vérité, si ceux de mes nombreux confrères qui avaient eu avant moi les visites de

Mme B... avaient réussi à la rendre plus maniable : ou plutôt c'est de quoi je doute fort, car bien souvent Mme B... m'a fait le précieux compliment de me dire que j'étais, à sa connaissance, le seul médecin « avec qui l'on pût causer ». Causer ! je désespère de faire entendre au lecteur ce qu'était la « causerie » de cette pauvre femme, d'ailleurs très intelligente, pas méchante au fond, et qui maintenant, depuis sa guérison, est parvenue tout au moins à maîtriser de nouveau l'étrange démon de contradiction agressive que j'ai vu s'agiter en elle librement pendant plusieurs années. Non seulement Mme B... ne me permettait pas de lui dire une parole sans aussitôt me répliquer de la façon la plus aigre et la plus méprisante, me démontrant sans pitié la profonde absurdité de mes assertions : elle allait bien plus loin encore, et je dois ajouter que, à ce point de vue, son cas n'est pas aussi exceptionnel qu'on pourrait le croire. Dans son besoin passionné de me contrarier, c'était souvent assez que je lui promisse la disparition d'un de ses symptômes morbides, ou le bon effet d'une de mes prescriptions, pour que, positivement, les symptômes se trouvassent aggravés et pour que les prescriptions produisissent l'effet le plus fâcheux ! L' « inconscient » de ma terrible cliente s'accordait avec son être conscient pour me vexer, et cela au plus grand détriment de sa propre santé. Comment j'ai fini par la guérir, ou plutôt par ne pas empêcher sa guérison, c'est en vérité ce que j'ai moi-même quelque peine à m'expliquer. J'ai bien souvenir d'avoir adopté à l'égard de Mme B..., dans les derniers temps, une attitude de réserve armée, évitant de lui dire un seul mot au delà des paroles strictement nécessaires, et toujours prêt à accueillir ses venimeuses ripostes avec une expression de mépris mêlé de pitié. Mais je me souviens aussi que cela même ne suffisait pas à la décourager, et que, quelques semaines encore avant sa pleine guérison, j'ai assisté chez elle à une petite rechute résultant manifestement de son désir, plus ou moins réfléchi, de me prouver mon incompétence professionnelle à son endroit.

Et ce dernier trait, comme je l'ai dit, n'est pas absolument unique, — tout en étant assez rare, Dieu merci! A plusieurs reprises j'ai ainsi constaté, chez certains « malades », une véritable folie de contradiction, allant même jusqu'à aggraver l'état des malheureux qui s'en trouvent atteints. D'une manière générale, lorsqu'un « malade » prend un certain ton pour m'assurer que les remèdes les plus simples et les plus constamment efficaces ne manqueront pas de lui faire du mal, j'en suis arrivé désormais à éviter autant que possible d'insister pour les lui prescrire : ayant observé que, trop souvent, par un effet de cette singulière collaboration de l' « inconscient » dont je parlais tout à l'heure, le malade risquera de se suggérer involontairement les mauvais effets annoncés, — et sincèrement redoutés, — par lui. Pareillement encore, il y a des « malades » avec qui c'est chose presque impossible de leur promettre la prompte disparition de tel ou tel trouble morbide dont ils se plaignent. Plus d'une fois j'ai eu très nettement l'impression que telle diarrhée nerveuse, telle névralgie abdominale, ou tel trouble de circulation que je voyais s'atténuer de jour en jour, auraient achevé de disparaître beaucoup plus vite, si j'avais eu la sagesse de ne pas prédire à mes clients un événement presque sûr à mes yeux, mais qui s'est trouvé retardé ou même longtemps empêché par un désir inconscient, chez les malades, de me convaincre d'erreur, ou peut-être encore par une sorte d' « inhibition », les mettant hors d'état de donner leur consentement intérieur à la cessation de maux dont ils avaient la pensée trop remplie !

Aussi bien tout médecin un peu accoutumé au traitement de la « maladie » sait-il qu'il est dangereux de parler souvent aux malades de leurs troubles, même pour leur en attester le peu d'importance ou pour leur en garantir la prompte terminaison. Il ne faut pas que l'idée, le souvenir, l'image de la maladie occupent trop de place dans un cerveau où, presque toujours, ils risquent de produire cette « inhibition » involontaire, comme aussi, parfois, de créer une suggestion inconsciente ayant pour effet de multiplier les symptômes morbides ; et voilà un motif de plus pour justifier ce que j'ai dit touchant l'extrême difficulté de l'emploi de l'affirmation optimiste jusque dans les cas de « maladie » les plus ordinaires. Mais comment ne pas craindre, en outre, la possibilité d'avoir affaire à l'un de ces cerveaux pervertis chez qui notre affirmation optimiste fait naître vraiment un secret désir de nous contrarier, en s'opposant à l'avènement des circonstances favorables que nous lui promettons ?

Ah ! c'est que le « malade », en général, est un être terrible, avec un désarroi cérébral qui peut se traduire sous une infinité de formes différentes, mais non pas si différentes que la plupart d'entre elles n'offrent le point commun de donner « du fil à retordre » au médecin qui se trouve forcé d'avoir à compter avec elles ! Il y a le « malade » trop expansif et le « malade » trop fermé, le « malade » hargneux et disgracieux, le « malade » sournois, cachant sous une apparente bonhomie l'envie passionnée qu'il aurait de nous prendre en faute. Chacun de ces « types » particuliers, et vingt autres variétés encore de « malades » que je ne puis songer à énumérer, chacun d'eux est d'un maniement si délicat que telle parole, tel geste du médecin, issus de l'intention la plus charitable et recommandés au besoin par une nombreuse série de bons effets antérieurs, auront chance de retarder sa guérison durant des semaines et des mois si le hasard veut que ces moyens psychothérapiques, d'ordinaire excellents, ne s'adaptent pas à l'humeur déformée et morbide qu'ont éveillée ou ravivée les progrès de la « maladie ».

IV. Et cependant une chose est certaine : c'est, à savoir, que notre « affirmation optimiste » est à peu près indispensable pour amener la guérison de tous ces « malades », y compris même ceux qui semblent nous rentrer par force dans la bouche les moindres mots que nous hasardons pour les rassurer. Ils se fâchent et se moquent de nous, et nous témoignent leur mépris, lorsque nous leur disons sincèrement que les troubles dont ils se plaignent ne sont pas très graves et finiront par disparaître ; et pourtant ce sont bien des promesses de ce genre qu'ils attendent de nous, et malheur à eux (comme à nous) si, devant leurs ricanements sarcastiques, nous nous avisions de leur déclarer que leur état est décidément inguérissable ! Il n'y a pas jusqu'à ces formules de résignation philosophique (ou religieuse) consistant à leur dire de « se soumettre à la destinée » ou de « prendre sur soi », etc., — formules infiniment précieuses à l'adresse d'un bon nombre de malades que terrasse l'affection organique la plus grave, — il n'y a pas jusqu'à ces sages exhortations qui, adressées à l'un quelconque des divers « types » de « malades », ne soient presque assurées de leur être funestes, en achevant de déprimer ou de désordonner leur équilibre nerveux. Invariablement, le « malade » le plus doux, lorsqu'il reçoit ces conseils, est tenté de les attribuer à notre indifférence, ou bien à l'ignorance où nous sommes de l'intolérable acuité de ses maux, ce qui a toujours un peu pour résultat de relâcher le lien de confiance qui l'unit à nous ; et bien souvent aussi des clients m'ont avoué que, après avoir eux-mêmes expressément sollicité de moi de semblables conseils, ils en étaient arrivés, peu à peu, à découvrir dans ces conseils une preuve formelle de mon désespoir de jamais les guérir. J'avais eu beau leur dire : « Armez-vous de patience et de résignation en attendant le moment inévitable où vous recouvrerez la santé ! » Leur singulier besoin maladif d'analyser, de retourner, de creuser indéfiniment toutes les paroles de leur médecin les avait conduits à dissocier les deux parties de ma phrase, pour n'attacher d'importance qu'à la première, et, en quelque sorte, pour voir dans celle-ci un démenti de la seconde.

Ce que tout malade entend que nous lui mettions dans l'esprit, c'est uniquement que sa vie n'est pas en danger, et que son mal, en dépit des fréquentes rechutes qui le désolent, aboutira tôt ou tard à une guérison complète. Et la preuve en est que, depuis les plus dociles de nos clients de cette espèce jusqu'aux plus hargneux, jusqu'aux frères et sœurs de l'effrayante Mme B... dont je parlais plus haut, nous les voyons tous qui reviennent, pour ainsi dire, se frotter à nous le plus souvent possible, s'installant à demeure dans notre antichambre pour peu que nous les laissions faire, et ne perdant pas une seule occasion de nous apporter leurs doléances, sauf pour quelques-uns à nous les apporter sur le ton offensif d'un sarcasme, d'une humiliation, ou d'un défi personnels.

V. Que conclure de tout cela ? J'en vois sortir, pour ma part, deux conclusions pratiques si évidentes à la fois et d'une application si constante que je ne saurais trop attirer sur elles l'attention professionnelle de mes jeunes confrères :

En premier lieu, étant donnée cette importance, ou plutôt cette nécessité absolue de l'emploi de l'affirmation optimiste dans le traitement de la « maladie », et étant donnée, d'autre part, l'extrême difficulté de cet emploi, et la manière différente dont chaque malade, pour ainsi dire, « réagit » à telle méthode particulière de l'affirmation susdite, il convient que, dès le début du traitement, le médecin, parmi les divers problèmes qu'il se posera et s'efforcera de résoudre, mette presque au premier rang un problème psychologique qui pourrait s'exprimer ainsi : « Sous quelle forme mon nouveau client accueille-t-il le plus mal l'affirmation optimiste ? et sous quelle forme, au contraire, l'accueille-t-il le mieux, avec le moins de résistance inconsciente ou voulue, et, donc, avec le plus de chances d'efficacité ? » Que si, ensuite, on me demande de quelle façon le médecin pourra se livrer le plus utilement à cette étude, je répondrai que celle-ci peut se faire au moyen de toute sorte de petits tâtonnements et de petites expériences sommaires, dont le résultat ne saurait manquer de nous révéler, tout au moins, la nature générale du terrain que nous aurons à cultiver, comme aussi les grandes lignes de la conduite qu'il conviendra désormais que nous adoptions.

A quoi j'ajouterai que, d'ailleurs, cette reconnaissance initiale nous sera beaucoup moins malaisée à cette première période de nos relations avec le malade, où nos fausses manœuvres, aussitôt réparées, ne risqueront pas de compromettre un lien de confiance mutuelle encore à peine établi [1]. Le « malade »

[1] Ceci n'est nullement pour contredire ce que j'ai laissé entendre précédemment, touchant les graves dangers d'une parole imprudente au cours des premiers interrogatoires du malade : car il ne s'agit ici que d'imprudences commises presque à dessein, par manière

le plus agressif et le plus rancunier consentira à nous « passer », au début, bien des paroles qui, plus tard, nous exposeraient à des représailles cruelles. Il se bornera, poliment, à ébaucher une grimace qui, saisie et interprétée par nous, aura pour nous la valeur d'une indication décisive. Et ainsi nous « pousserons » à notre client « botte sur botte », pareils à ces duellistes qui, avec patience et sagesse, tâchent d'abord à reconnaître le jeu de l'adversaire, de façon à savoir dorénavant et l'endroit où celui-ci est le plus vulnérable, et quel endroit de leur propre corps ils auront surtout à protéger. Un mot de consolation entre deux étapes de l'examen corporel, une allusion discrète, un peu plus tard, à la disparition probable de tel ou tel symptôme, et puis quelques questions plus ou moins « en l'air », serait-ce sur des sujets complètement étrangers à la santé du client : il n'en faut pas plus pour qu'un flair longuement exercé sente la catégorie distinctive dont fait partie le nouveau « malade », à ce point de vue de l'accueil qu'il réservera à nos prochains efforts pour le rassurer.

La seconde de mes deux conclusions pratiques sera celle-ci : Une fois en possession de la réponse au problème posé, le médecin doit adopter dès le début la ligne de conduite qu'il a reconnue la plus favorable à la pleine admission, par tel ou tel « malade », de l'affirmation optimiste ; et à cette ligne de conduite il doit se tenir obstinément, jusqu'à la guérison définitive, en évitant de compromettre son effet par des tentatives de moyens nouveaux. Voici, par exemple, un « malade » au sujet duquel mon premier examen me révèle qu'il n'aime pas à recevoir

d'épreuve, et, donc, savamment dosées, et habilement réparées dès que nous en avons aperçu le moindre effet fâcheux.

de menus encouragements trop répétés, ni à s'entendre redire que telle ou telle de ses souffrances va sûrement disparaître bientôt. Je m'abstiendrai donc, dans mes rapports avec lui, de le nourrir de promesses de ce genre, comme aussi de lui garantir que ses maux sont tout superficiels et sans grande importance organique. Il y aura, pour ainsi dire, entre lui et moi, une région plus ou moins circonscrite où toujours, avec un soin extrême, je m'interdirai de poser le pied. Mais renoncerai-je pour cela à faire en sorte que ce malade soit rassuré sur la nature intime et l'issue finale de sa « maladie » ? Ce serait, de ma part, une véritable désertion : car c'est surtout pour être rassuré que mon client renouvelle sans cesse ses visites chez moi, souvent même sans me manifester le moindre désir d'avoir de moi une prescription médicale nouvelle en plus de mes paroles pour le délivrer de ses craintes. Sans aucun doute, un moyen doit exister, pour moi, de remplir ainsi ma tâche psychothérapique, dans ce cas comme dans tous les autres. Par cela seul que mon client aspire à être rassuré, il faut nécessairement que son esprit et son cœur m'offrent une certaine « ouverture », un certain « joint » par où j'y ferai pénétrer le calme et la sécurité dont ils ont besoin. A moi de trouver ce passage, et de veiller ensuite à ne pas le laisser se refermer, ou plutôt même à l'élargir insensiblement de plus en plus, afin de pouvoir y verser à plus hautes doses le précieux élixir de mon affirmation optimiste.

Supposons, par exemple, que mon examen, à force d'être minutieux et serré, m'ait permis d'apercevoir quelque chose comme ceci : que ce malade particulier, plus impressionnable encore que la plupart de ses frères en « maladie », se tient pour satisfait s'il a lu dans mes yeux, après une exploration corporelle renouvelée chaque fois, l'expression de ma parfaite tranquillité au sujet de son état organique. Je tâcherai donc, désormais, à multiplier les occasions de lui prodiguer cette expression « muette » de mon contentement ; et puis je causerai avec lui de sujets indifférents, mais en m'efforçant d'y glisser quelques mots qui prouveront à mon client combien j'ai peu d'inquiétude sur l'avenir de sa santé. Je lui dirai, si l'on veut, mon projet d'employer mes vacances à telle ou telle excursion, que je lui conseillerai de tenter, lui aussi. M'arrêtera-t-il pour me dire que j'oublie son état de santé, qui certes le rendra bien incapable d'entreprendre un exploit aussi difficile ? J'insisterai ou je n'insisterai pas, suivant le cas : mais un sourire me suffira pour consolider, dans l'âme du malade, l'heureux effet de ce propos en apparence irréfléchi.

Ou bien encore voici un autre client qui, au contraire, est porté par son impressionnabilité morbide à ne pas oser m'interroger, ou même à paraître éviter les occasions de m'entendre exprimer mon opinion sur son état, — par peur d'y découvrir l'ombre d'une confirmation à ses craintes intimes. Il faudra que, dans ce cas aussi, je m'applique suffisamment à mon examen pour « dépister » ce tour d'esprit ; et puis, dès que je l'aurai découvert, il faudra que sans arrêt, durant les semaines ou les mois qui suivront, je l'aie bien présent à la pensée, de manière à y conformer mon attitude à l'endroit du « malade ». Infatigablement, je m'ingénierai à rassurer ce client qui semble n'avoir pas besoin que je le rassure ; je l'interromprai, s'il le faut, dans ses digressions pour lui attester qu'il va mieux, que son ton de voix me le prouverait à lui seul, et qu'il guérira dans plus ou moins de temps. En un mot, je n'hésiterai pas à user abondamment de n'importe quel moyen de persuasion dont j'aurai bien reconnu l'efficacité ; et, sauf naturellement le cas où la suite de l'expérience m'aurait révélé que je fais fausse route, c'est dans cette même voie que je marcherai jusqu'au bout, sans me laisser arrêter par aucun scrupule de monotonie, ni même quelquefois par telle ombre d'impatience ou de lassitude que je croirai avoir entrevue dans la mine de mon client. Toujours je me rappellerai que c'est de mon affirmation optimiste qu'il a le plus besoin, consciemment ou non, parmi les divers procédés de ma psychothérapie, et que, en conséquence, mieux vaut encore l'agacer superficiellement çà et là, plutôt que de le priver de cet indispensable secours que j'ai à lui offrir. Aussi bien lui-même, sitôt sorti de mon cabinet, aura-t-il de grandes chances d'oublier cette minute d'agacement, pour ne plus songer qu'à se réjouir de mes assurances de guérison prochaine, — à la condition, seulement, que ma manière habituelle de le rassurer m'ait été dictée par une étude approfondie des tendances les plus secrètes de son caractère individuel.

C'est ainsi que la terrible dame dont j'ai parlé plus haut n'a pas discontinué de venir chez moi, malgré le peu de sympathie qu'elle s'efforçait à me témoigner, jusqu'au jour où elle s'est sentie pleinement guérie. Toutes ses répliques et tous ses défis ne l'empêchaient pas de se rendre compte que mon affirmation optimiste l'aidait, somme toute, à se ressaisir. Et j'ajouterai que, de mon côté, comme je l'ai dit, j'ai commis à son endroit mainte faute regrettable, en lui promettant telle amélioration qui paraissait lui déplaire, ou en m'obstinant à lui prescrire tel remède qu'elle réussissait à se rendre funeste. Oui, mais ces fautes de tactique psychothérapique résultaient de ce que je n'avais point pris la précaution, au début, de me poser en sa présence le problème psychologique consistant à rechercher par quels moyens l'affirmation optimiste pouvait pénétrer en elle le plus utilement. Que si, en effet, j'avais mieux exploré à ce point de vue le caractère de ma cliente, il ne m'aurait pas fallu plusieurs mois pour découvrir qu'une courte phrase rassurante, la plus courte possible, et la moins susceptible d'être discutée, et puis un haussement d'épaules dédaigneux servant seul de réponse à des objections inévitables, que ces deux procédés élémentaires se trouvaient être à la fois, dans l'espèce, les moins dangereux et les plus efficaces.

« Gardez-vous donc, avant tout, de vous laisser décourager ! répéterai-je en terminant à mes jeunes confrères. Tout de même que, dans les cas de maladies organiques, le meilleur moyen de rassurer vos clients est de vous convaincre, pour votre propre part, de la possibilité de leur guérison, de même encore, dans le traitement de la « maladie », le meilleur moyen d'aider vos clients à ne pas perdre courage est de tâcher, pour votre part, à garder le courage de les mener victorieusement jusqu'au bout de la cure. Vouloir vous cacher l'extrême difficulté de la tâche, ce serait vouloir vous tromper en vous exposant la psychothérapie sous de fausses couleurs, et d'ailleurs vouloir vous tromper inutilement, car votre expérience ne tarderait pas à vous ouvrir les yeux sur les innombrables ennuis et périls que vous réserve le contact des « malades » : mais, tout en vous pénétrant de cette difficulté, gardez-vous bien de la croire insurmontable ! Soyez certains qu'il existe toujours un « joint » particulier dont la découverte vous permettra dorénavant l'accès dans l'âme de chacun de vos clients nouveaux ! Et de toutes vos forces appliquez-vous à le découvrir ; et puis lorsque vous n'aurez plus aucun doute sur sa place véritable, n'hésitez pas à vous servir amplement, infatigablement, de ce « joint » pour répandre dans l'âme assoiffée du malade les consolations et les promesses rassurantes dont elle ne saurait se passer jusqu'au jour où le cours du temps et vos prescriptions médicales auront enfin triomphé de la « maladie » ! Armez-vous d'assez de patience et de résolution, — et d'assez de compassion par-dessus tout cela, — pour que ni les lamentations inépuisables de la plupart de vos clients, ni les sarcasmes plus ou moins offensifs de quelques-uns d'entre eux, ni même tels menus échecs apparents ou passagers de votre tactique ne puissent vous décourager de « saturer » vos malades de cette affirmation optimiste que les plus dédaigneux sont encore trop heureux de recevoir de vous, et qui constitue, hélas ! — il faut bien l'avouer, — le principal appoint de toute notre jeune science psychothérapique ! »

VI. Quant aux règles générales concernant l'emploi de ce grand procédé psychothérapique dans le traitement de la « maladie », ai-je besoin de dire qu'elles sont absolument celles que j'ai tâché à exposer dans la première partie de ce livre ? La « maladie », encore une fois, soit qu'on la regarde ou non comme semblable, par nature, aux maladies organiques, doit être sûrement, en pratique, considérée comme telle ; et il en résulte que son traitement « moral » ne peut manquer d'être soumis aux mêmes lois qui dirigent le traitement des maladies organiques. Tout au plus me paraît-il moins nécessaire d'insister ici sur l'avantage qu'il y a, pour le médecin, à se convaincre soi-même de la légitimité de son affirmation optimiste, puisque cette conviction nous est presque toujours forcément suggérée par notre connaissance du caractère transitoire et éminemment « curable » de la « maladie ». Ce qui n'empêche pas que, même en présence de cette dernière, le médecin le plus expérimenté ait parfois besoin d'un certain effort pour se persuader de l'efficacité de conseils moraux et de prescriptions thérapeutiques qui tantôt paraissent demeurer longtemps à peu près inutiles, et tantôt n'amènent une amélioration momentanée que pour aboutir à de nouvelles rechutes. Il y a ainsi des circonstances où l'on dirait que la « maladie » prend un mauvais plaisir à nous déconcerter ; et je dois avouer que moi-même, plus d'une fois, ai été contraint de faire violence à mes sentiments intimes, pour continuer de promettre obstinément à un « malade » qu'il finirait par être guéri. Du moins ne me souviens-je pas ni d'avoir jamais échoué à trouver en moi le courage de persister dans ce qui m'apparaissait comme une promesse plus ou moins mensongère, ni non plus d'avoir manqué une seule fois à en être récompensé par la réalisation finale de cette promesse.

Et ceci me fait songer à un autre point sur lequel j'ai le devoir de compléter mon exposé général des grandes règles de l'affirmation optimiste. A plusieurs reprises déjà, j'ai été amené à parler des « rechutes », à la fois très fréquentes et très désolantes, qui surviennent dans l'évolution de la « maladie ». Il faut que le médecin, tout d'abord, prévoie lui-même ces rechutes, afin d'être prêt d'avance à les enrayer, et puis aussi afin de ne pas laisser paraître, devant elles, une surprise qui risquerait de produire l'effet le plus déprimant sur l'esprit du malade. Et il faut, en second lieu, qu'il les fasse prévoir au malade, dès le début de son traitement, en s'arrangeant de son mieux pour que cette annonce n'altère pas trop la confiance du malade dans l'heureuse issue finale de sa maladie. Au reste, c'est sans l'ombre de scrupule que le médecin pourra toujours adoucir l'amertume de sa prédiction en garantissant au malade que, si seulement il consent à prendre les précautions indispensables, ces rechutes à peu près fatales auront chance de devenir de plus en plus légères et de plus en plus espacées, chacune lui permettant ainsi de se rendre compte des progrès réalisés déjà dans la sûre voie de la guérison. Quant à l'attitude qu'il convient que nous adoptions en présence de chacune de ces rechutes, je me bornerai à dire que c'est dans ces circonstances que le médecin aura à user le plus abondamment et le plus hardiment de tout l'arsenal de ses moyens d'affirmation optimiste. Une certaine fermeté de ton, un rappel affectueux des prédictions antérieures concernant les rechutes inévitables, suffisent invariablement à réparer le dommage, — souvent énorme cependant, — causé par l'apparition de la rechute, même la plus prévue, à la confiance et à la bonne volonté du malade même le plus vaillant.

Enfin, j'ai dit, à propos de ma définition générale de l'affirmation optimiste, que l'emploi de celle-ci, dans les maladies organiques, ne comportait presque pas d'exceptions. Dans le traitement de la « maladie », cet emploi n'en comporte absolument *aucune*. Cela dérive expressément de la nature même de la « maladie », que l'on pourrait appeler une affection consistant, pour ceux qui en sont atteints, à avoir besoin d'être rassurés et encouragés. Depuis la petite demoiselle la plus ingénue, — comme celle qui venait chaque jour me montrer sa gorge, et s'en allait pleinement tranquillisée, — jusqu'au philosophe le plus sceptique ou au médecin le plus renseigné, en passant par toute la série de ces clients « intraitables » que j'ai essayé de présenter au lecteur, tout « malade », par cela seul qu'il est un « malade », est un malheureux qui s'inquiète affreusement de son état présent et de ses maux à venir, un malheureux qui ne peut s'empêcher d'attribuer aux symptômes les plus bénins une portée désastreuse, et qui, réduit à ses propres ressources, risque d'aller toujours aggravant ses misères : de telle sorte que notre premier devoir à son égard est de lui donner du dehors le complément d'énergie morale qui lui est nécessaire pour « remonter sur l'eau », ou du moins pour ne pas achever d'être submergé. Et après ce que l'on a lu déjà, touchant l'obligation où nous sommes de persévérer dans notre affirmation optimiste en dépit des obstacles que semblent y opposer parfois la méchante humeur ou le caractère disgracieux des malades, il me reste à mettre en garde mes jeunes confrères contre la tentation qu'ils pourraient avoir de prêter foi aux protestations pessimistes ou « stoïciennes » de tels autres de leurs clients. Notre nouveau visiteur serait-il l'homme le plus naturellement indiqué, par son individualité ou par sa profession, pour nous révéler le fond de son cœur en nous déclarant qu'il n'a nulle envie de guérir et se trouve entièrement résigné à son sort, ne commettons jamais l'erreur de le croire ! S'il est un « malade » soyons tout à fait certain qu'il nous est venu surtout pour être délivré de telles craintes dont lui-même n'a peut-être pas conscience, pour être assuré de la possibilité d'une guérison qu'il affecte de dédaigner, et pour entendre de nous la réfutation de ces arguments désespérés qu'il nous a prodigués. A nous, seulement, de trouver le « joint » par lequel pourront pénétrer en lui nos encouragements.

CHAPITRE IV

DU DIVERTISSEMENT DANS LE TRAITEMENT DE LA « MALADIE »

L'effort du médecin à « divertir » les malades tient une place si importante dans le traitement psychothérapique de la « maladie », et s'y trouve lié d'une façon si étroite au procédé de l' « affirmation optimiste » que je n'hésite pas à intervertir ici l'ordre adopté par moi dans la première partie de ce livre, où, comme l'on s'en souvient, je n'ai cité le « divertissement » qu'à la suite de toutes les autres méthodes générales du traitement psychothérapique. Aussi bien notre affirmation optimiste pourrait-elle déjà être considérée comme un premier effort à « divertir » le « malade » des angoisses et des craintes provoquées en lui par son état morbide ; et, en tout cas, l'on comprend sans peine que, sur des patients de l'espèce de ceux dont je m'occupe à présent, hantés qu'ils sont par l'incessante pensée de leur état, l'affirmation optimiste la plus habile et la mieux appropriée risquera toujours encore de demeurer inutile si, en même temps que nous attestons au « malade » le peu de gravité de son mal, nous ne réussissons pas à lui procurer un « divertissement » qui l'empêche de retomber sans cesse sous l'empire d'appréhensions et d'inquiétudes nouvelles.

Un « divertissement », ou plutôt même une « distraction, » en prenant ce dernier mot dans toute son étendue, avec le sens qui nous est suggéré directement par l'étymologie. Distraire quelqu'un, *distrahere*, c'est le tirer de quelque chose, l'enlever d'un certain endroit ou d'une certaine situation ; et il va sans dire que cet enlèvement n'a sa raison d'être que si, ensuite, on replace la personne ainsi « distraite » dans une position ou un lieu différent. Or, c'est bien une double opération de ce genre qui, dans bon nombre de cas de « maladie », s'impose au médecin psychothérapeute. Non seulement celui-ci a toujours le devoir de « divertir » son malade, c'est-à-dire de détourner son esprit de la funeste préoccupation de son mal : souvent aussi le médecin est tenu de le « distraire » au sens plus large de ce mot, tel que je viens de l'indiquer, c'est-à-dire de l'arracher à une situation ou à un milieu nuisibles, pour le transporter ensuite parmi d'autres conditions matérielles et morales, mieux adaptées à ses besoins présents. D'où résulte pour nous l'obligation d'examiner séparément ces deux opérations psychothérapiques, et de considérer tour à tour ce que je serais tenté d'appeler la « distraction » toute simple et ce qui mérite plus expressément d'être désigné sous le nom de « divertissement ».

I. — La distraction

I. Un médecin est appelé auprès d'une jeune femme qui, depuis assez longtemps déjà, sent en quelque sorte tout son organisme s'effondrer, et dont l'état corporel, cependant, ne présente à l'examen aucune lésion définie. La jeune femme, qui demeure avec son mari et avec les parents de celui-ci, se plaint d'avoir perdu l'appétit et le sommeil : elle maigrit, ses forces diminuent, et les innombrables traitements qu'elle a suivis jusqu'ici n'ont fait, assure-t-elle, qu'aggraver son mal. Désirant à tout prix sortir de cette situation lamentable, elle supplie le médecin de lui venir en aide. Or, ce nouveau médecin qu'elle interroge, pour peu qu'il ait d'expérience de cas analogues, est bien forcé de s'avouer que les remèdes ou le régime qu'il pourra prescrire n'auront guère plus de chances de succès que tous ceux dont la malade lui a décrit, tout à l'heure, les fâcheux effets. Mais, d'autre part, une enquête un peu approfondie révèle au médecin que l'une des causes, et peut-être la principale, de cet état morbide à la fois très vague et très inquiétant consiste dans une dépense nerveuse trop prolongée, ou plutôt continuelle, résultant de la vie même que la jeune femme se croit obligée de mener. Non pas que cette vie impose à sa victime la nécessité d'un dur travail, pour subvenir à son entretien : au contraire, la malade est proprement une désœuvrée, mais que ses loisirs laissent d'autant plus exposée à devoir subir toute sorte d'occupations jugées par elle indispensables, et dont l'unique effet est de la fatiguer bien plus encore que le ferait un travail professionnel. Et ce n'est pas tout : non seulement ces nécessités de l'existence mondaine contribuent à épuiser son capital nerveux : celui-ci se dépense également dans l'intérieur du ménage, sous la forme de mille petites querelles conjugales, de réponses aigres-douces à des interventions plus ou moins adroites des beaux-parents, etc., sans compter que la jeune femme, tenant à honneur d'avoir une maison en parfait état, ne laisse pas non plus de s'agiter constamment au sujet de sa cuisine, ainsi que de tous les autres aspects de sa vie domestique. Aussi bien n'y a-t-il pas jusqu'à ses enfants qui, ayant hérité un peu du tempérament nerveux de leurs parents, ne constituent encore pour elle, souvent à son insu, une source déplorable d'inquiétude et de fatigue nerveuse.

Ces éléments tout intimes de trouble corporel et moral sont d'ailleurs, naturellement, devenus encore plus fréquents et plus actifs depuis que l'état maladif de la jeune femme l'a condamnée à passer la plus grosse partie de ses journées sur sa chaise longue. Au lieu de trouver chez soi le repos, comme elle l'avait espéré, cette victime de la vie mondaine éprouve désormais une lassitude si profonde que, de plus en plus, une foule d'idées noires vient se substituer en elle au joyeux entrain de naguère : elle en arrive à souhaiter la mort, tout en s'affolant à la redouter ; elle se croit menacée de folie, se plaint de vertiges, d'angoisses soudaines et injustifiées. En un mot, aux conditions *extérieures* dont il s'agira de l'affranchir s'ajoutent dorénavant des conditions *intérieures* et toutes personnelles qui, à leur tour, exigeront tout un programme particulier de distraction morale et de divertissement.

Mais, avant tout, il est bien clair que le devoir du médecin sera de « distraire » la jeune femme suivant le sens étymologique du mot, c'est-à-dire de procurer à son système nerveux le repos dont elle sent elle-même qu'il a besoin, en l'arrachant à des circonstances extérieures qui rendraient inefficace, ou même impossible, tout essai de traitement sérieux. Ce qu'il faut obtenir en premier lieu, c'est que la malade change d'existence, qu'elle cesse de s'épuiser, ainsi qu'elle le fait tous les jours à la fois en veillant au bon ordre de son ménage et en se querellant avec son mari ou ses beaux-parents. Reste seulement à savoir par quel moyen cette transplantation indispensable pourra être opérée.

II. La première idée qui se présente à l'esprit, dans des cas de ce genre, est de trouver une combinaison permettant aux malades de changer leur manière de vivre sans toutefois leur imposer les émotions et les ennuis matériels d'un changement de milieu. Certes, il serait fort à souhaiter que la jeune femme dont je parlais tout à l'heure, par exemple, réussît à profiter de tous les avantages que lui offre son luxueux appartement, tout en parvenant désormais à se préserver des funestes effets que son séjour chez soi n'a point cessé, jusqu'ici, d'exercer sur elle. Mais la seule définition de ce moyen idéal de traitement suffit déjà pour en montrer, sinon l'impossibilité, du moins la grande et trop certaine difficulté. En fait, il n'y a rien de plus malaisé que de modifier favorablement les conditions de vie d'un malade si l'on ne recourt pas à l'opération radicale d'un changement de milieu.

Dans certains cas exceptionnels, pourtant, le résultat désiré peut être obtenu sans que le malade ait à être transplanté de son milieu ordinaire. On rencontre parfois des parents, des maris, des domestiques assez intelligents, pour comprendre la nécessité du repos absolu prescrit aux malades, et pour leur assurer de leur mieux le moyen de guérir en s'abstenant auprès d'eux de toute intervention inutile. Mais encore est-ce chose bien difficile ; et même en supposant un malade placé dans les meilleures conditions de repos matériel, d'organiser sa vie de telle façon que, tout en continuant à demeurer chez lui, il puisse se désintéresser désormais assez de tout ce qui l'entoure, de tout ce qui l'irrite ou qui lui est cher, pour retrouver pleinement ce calme de l'esprit qui doit être la première étape de sa guérison.

Cette difficulté résulte d'une foule de petites causes diverses, dont l'une des principales est que l'entourage de ces malades a toujours infiniment de peine à se figurer qu'il n'est point tenu de les « divertir », et ne manque jamais d'employer, pour y arriver, les moyens les plus contraires à l'espèce de « divertissement » qui serait désirable. Sans compter que, parfois même, une sorte de contagion se produit autour de ces malades, qui aggrave étrangement la situation. Tel mari qui aura supporté pendant deux mois la maladie de sa femme, qui lui aura servi de compagnon et de garde, veillant sur elle nuit et jour, finit lui-même, dès le troisième mois, par être « malade ». Il devient nerveux, irritable, ne réussit plus à cacher son mécontentement du désarroi introduit dans sa vie conjugale. De là, des froissements, des récriminations ; des heurts, suivis, dans les premiers temps, de réconciliations qui peuvent également n'être pas sans danger. Bref, ce couple se trouve dorénavant menacé de faire de la « névrose à deux », forme atténuée de ce que les aliénistes appellent « la folie à deux ». A partir de ce moment, impossible d'espérer une guérison si l'on ne prend point le parti de séparer les époux.

Dans d'autres cas encore, ce sont les exigences de la vie sociale qui rendent indispensable un changement de milieu. Une jeune femme, aussi longtemps qu'on la laisse dans son intérieur habituel, ne trouve pas le courage de renvoyer d'aimables visiteuses, de se refuser à un devoir mondain, ni surtout de renoncer à s'occuper activement de son mari et de ses enfants. Pendant trois ou quatre jours, elle se résigne à la solitude et à l'inaction qu'on lui a imposées ; et puis, insensiblement, l'habitude reprend le dessus, la jeune femme se persuade à soi-même qu'elle va mieux, ou bien se promet de recommencer sa cure de repos dans un délai plus ou moins lointain, et son mal grandit, s'enracine, et force est enfin au médecin de l'arracher à un milieu dont elle est devenue l'esclave.

III. Si bien, que d'une manière générale, et sauf un petit nombre d'exceptions, d'ailleurs parfaitement possibles, le premier degré de la « distraction » psychothérapique, c'est-à-dire l'arrachement du malade aux conditions ordinaires de sa vie, ne peut guère s'effectuer que sous la forme d'un déplacement complet. Pour procurer au malade le repos de corps et d'esprit dont il a besoin, le médecin doit presque toujours commencer par « l'isoler », et c'est à quoi il n'a guère de chance de parvenir si, d'abord, il ne transporte pas le malade dans un lieu nouveau, où se trouvent réunies les conditions extérieures les plus favorables à un tel « isolement ».

Mais ici une distinction s'impose entre deux façons différentes de concevoir l'isolement : car celui-ci peut signifier simplement la séparation du malade avec son entourage familier, ou bien il peut signifier sa condamnation à une solitude plus ou moins absolue et plus ou moins prolongée. Or, il me paraît évident que si la séparation, comme je l'ai dit tout à l'heure, est presque toujours une mesure indispensable, la solitude, telle que la recommandent maints de mes confrères, est bien loin de pouvoir être appliquée avec le même succès à tous les nerveux. C'est là, à mon avis, un procédé psychothérapique éminemment d'exception, ne convenant qu'à certains cas très spéciaux, et risquant d'offrir les inconvénients les plus graves dans une foule d'autres cas.

Lorsque la maladie provient, comme nous le voyions tout à l'heure, de causes morales, d'une dépense excessive d'émotions ou d'une incompatibilité de caractères, qui a fini par compromettre sérieusement l'équilibre fragile du cerveau humain, il est bien clair qu'une brève période au moins de solitude à peu près complète sera utile pour réparer le désordre et l'épuisement ainsi provoqués. Au reste, les malades eux-mêmes, dans ces conditions, réclament instinctivement la solitude, ou du moins en accueillent la perspective avec un plaisir infini. Ce désir spontané du malade constitue même, pour le médecin, une indication des plus précieuses, et l'on pourrait dire que l'emploi de la solitude, en psychothérapie, n'est destiné à réussir que dans la mesure et jusqu'au point où il répond à la volonté du patient.

J'ai eu plusieurs fois l'occasion de soigner des malades par le repos absolu, dans la solitude absolue. Je citerai notamment le cas d'une dame pour qui le son de la voix humaine était devenu intolérable, dans l'extrême tension morbide de son système nerveux, et qui, dès sa première visite chez moi, m'avait prié de lui procurer une tranquillité passionnément désirée. Je l'installai, le lendemain, dans une petite chambre de Passy, sans garde, sans visites ; une discrète servante de la maison lui apportait, sans mot dire, ce dont elle avait besoin : et quatre semaines de ce traitement suffirent à amener le résultat le plus encourageant. Mais les cas où une solitude aussi absolue s'impose sont, en vérité, très rares, car l'homme est essentiellement un être sociable, et il est pour moi tout à fait hors de doute que, même chez ces grands malades qui ne souhaitent que le repos et le silence, la solitude doit être habilement déguisée et graduée. Il faut que le malade sente la vie autour de soi, et sache, par exemple, que son premier coup de sonnette pourra toujours lui valoir aussitôt la société ou le secours demandés. En d'autres termes, il s'en faudrait de beaucoup que la prison cellulaire, même avec tous les soins thérapeutiques les plus parfaits, représentât l'idéal du milieu où doivent être transportés et gardés les « malades ». Non seulement il existe un grand nombre de personnes pour qui la société constitue un élément vital indispensable, des personnes que l'on s'exposerait à tuer en voulant leur appliquer le principe, beaucoup trop généralisé aujourd'hui, de l'isolement complet : il n'y a pas jusqu'aux malades les plus désireux de solitude qui, au bout d'un temps plus ou moins limité, ne cessent fatalement d'avoir profit à être laissés seuls. A l'instinct sourd et tenace dont je parlais tout à l'heure vient encore s'ajouter, par degrés, la sensation de l'ennui. Et ainsi le devoir du médecin est, en premier lieu, de tâcher à découvrir si le patient sera capable de supporter l'isolement absolu, et puis, en second lieu, de guetter avec soin l'heure inévitable où cet isolement aura fini d'être un bien pour commencer désormais à devenir dangereux.

Dès que la chose apparaît possible, il faut placer auprès du malade un compagnon qui l'assiste et le réconforte, tout en le servant. Pareillement, aussitôt que le malade sera sorti de ce qu'on pourrait appeler la phase « héroïque » de son traitement, il y aura avantage pour lui à recevoir quelques visites de choix, mais à la condition qu'elles soient très courtes et évitent soigneusement de toucher aux sujets irritants. Et ainsi, peu à peu, à mesure que l'équilibre nerveux du malade tendra à se rétablir, la rigueur de son isolement se relâchera, jusqu'au jour où la préoccupation dominante du médecin ne sera plus de le soustraire à des influences nuisibles, mais bien de le soumettre maintenant à des influences nouvelles, capables d'achever sa guérison.

Tel est donc, en résumé, le premier degré de cette « distraction » psychothérapique, et il s'agit maintenant de savoir où et comment, dans la pratique, les malades pourront se procurer ce repos et cette solitude nuancés et dosés dont j'ai dit combien il était difficile de songer à les obtenir dans le milieu habituel.

La première idée qui s'offre à l'esprit est, naturellement, celle d'un transfert des malades dans ce que l'on appelle une « maison de santé ». Certes, il est incontestable que l'installation particulière des établissements de ce genre leur permet aujourd'hui d'offrir à leurs hôtes des conditions éminemment propices d'isolement, d'aération, pour ne point parler des avantages supplémentaires qui résultent, par exemple, de la possibilité de joindre au traitement psychothérapique les influences physiques de l'hydrothérapie, de l'électricité, etc. Aussi me garderai-je de vouloir déconseiller le choix de l'un de ces sanatoria qui, en principe du moins, resteront toujours les maisons les mieux appropriées à ce que je considère comme la première étape de toute bonne cure psychothérapique. Mais il n'en reste pas moins que, dans la pratique courante, telles que nous les voyons organisées aujourd'hui en grande majorité, ces maisons nous offrent malheureusement, à côté de leurs avantages indiscutables, certains inconvénients assez graves pour que je ne puisse pas me dispenser de les signaler.

Tout d'abord, l'entrée d'un malade dans une maison de santé signifie, le plus souvent, la remise complète de ce malade aux soins du médecin qui dirige ladite maison. Or, quel que soit le mérite de ce praticien, il peut se faire que le malade ne ressente pas pour lui cette confiance et cette sympathie qui sont les conditions indispensables de toutes relations médicales vraiment efficaces. Et si même cette sympathie et cette confiance réussissent à s'établir, encore faudra-t-il au nouveau médecin des jours et des semaines pour qu'il arrive à se rendre compte aussi bien du caractère habituel que de l'état présent de son malade. Il y aura, de toute nécessité, une période d'initiation et de tâtonnements pendant laquelle il sera bien difficile au médecin d'éviter la moindre parole malencontreuse, risquant de replier le malade sur soi-même et de créer par là un obstacle de plus au bon effet du traitement commencé.

Et puis, en admettant que rien de tout cela ne se produise, il n'en restera pas moins que le malade se trouvera forcé de renoncer à la direction de son médecin ordinaire pour se soumettre dorénavant à une autre direction qui, si excellente qu'on la suppose, sera fatalement différente de la première, et constituera par là un heurt regrettable. Car la continuité de la direction médicale est assurément, en psychothérapie, l'un des éléments principaux du succès. Mieux vaut souvent, pour un « malade », demeurer attaché à un médecin qui le connaît depuis longtemps que d'échanger cette tutelle fût-ce même contre les soins du spécialiste le plus éprouvé.

Ces motifs et d'autres encore, que je ne puis songer à énumérer, nous obligent à reconnaître que la maison de santé, telle qu'elle est conçue le plus souvent chez nous, et malgré les précieux avantages que j'ai signalés, n'offre pas aux « malades » un abri aussi parfaitement approprié qu'on pourrait le croire. Certes, dès aujourd'hui, il existe en France un petit nombre de ces maisons où de jeunes directeurs travaillent, de la façon la plus méritoire, à réaliser un idéal nouveau, plus conforme aux exigences du traitement psychothérapique. Mais en attendant que cette heureuse réforme se soit généralisée, je connais bien des cas où la maison de santé peut être remplacée, très avantageusement, par une modeste pension de famille, située assez près du centre d'une ville pour que le médecin habituel du malade n'ait point de peine à y venir souvent, et cependant assez éloignée pour que ce malade y goûte une tranquillité absolue. Ces maisons de santé au petit pied, ayant à leur tête une personne intelligente qui sache comprendre et exécuter ponctuellement les prescriptions du médecin, seraient vraiment pour les névrosés ce qu'est, pour les tuberculeux, le « sanatorium de fortune », proposé par le docteur Brunon. L'installation des pensionnaires ne s'y ferait peut-être pas dans des conditions de luxe aussi parfaites, ni avec un aussi imposant appareil scientifique, que dans les coûteuses maisons de santé officielles ; et il est sûr que les moyens accessoires de traitement ne pourraient pas s'y obtenir d'une façon aussi complète, encore que la simple présence d'une salle de bain suffise à permettre de nombreuses applications hydrothérapiques. Mais, en échange de ces avantages extérieurs, combien il serait profitable aux malades, dans ces humbles petites pensions, de pouvoir rester soumis sans arrêt à une même direction médicale, et de n'avoir pas à craindre une suralimentation funeste, mais surtout de n'avoir pas à craindre le danger, bien plus grand encore, que constituerait pour eux un contact forcément trop peu surveillé avec d'autres malades de leur sorte !

Au reste, tous ces détails d'application pratique n'ont qu'une importance assez accessoire. En fait, les malades dont nous nous occupons ici se trouveront toujours bien de leur installation nouvelle, ou du moins seront toujours assurés d'en retirer un heureux effet, pourvu seulement qu'on les enlève à leur milieu, et que l'on écarte d'eux les influences qui ont contribué à la naissance ou à l'aggravation de leur maladie. Beaucoup plus importante m'apparaît une autre question, la dernière de celles qui concernent cette période initiale de la « distraction » psychothérapique : la question de savoir combien de temps doit durer cette période, et à quel moment le médecin peut faire intervenir, dans sa cure, des moyens plus actifs de « divertissement ».

D'une manière générale, c'est là un point sur lequel on ne risque jamais de pécher par excès de prudence ; et, au contraire, il arrive souvent que l'on s'expose à perdre ou à compromettre les bons résultats d'une cure d'isolement en autorisant les malades à rentrer trop vite dans le milieu d'où l'on avait réussi à les « isoler ». Et puis, il y a encore, sur ce point, cette difficulté particulière que, à l'opposé de ce que nous avons constaté pour le début de la cure d'isolement, le médecin ne peut guère se laisser guider par les malades pour ce qui est de leur retour chez eux. Presque toujours, en effet, ceux-là même de ces malades qui ont le plus profondément ressenti le besoin d'être arrachés à leur milieu demandent avec non moins d'insistance à pouvoir reprendre leur vie ancienne, dès qu'ils sentent leur système nerveux à peu près d'aplomb.

Jamais, en tout cas, le médecin ne doit céder à la tentation de fixer d'avance à ses malades la durée, même probable, de leur isolement ; et c'est affaire d'habileté professionnelle, pour lui, à trouver des paroles qui, tout en encourageant le patient, n'aient point le danger de contenir une promesse de guérison à date fixe.

II. — Le divertissement

I. Quand le système nerveux d'un malade a été ébranlé par l'effet d'un séjour trop prolongé dans un milieu nuisible, ou même simplement quand ce milieu a eu pour effet de maintenir et d'aggraver un trouble nerveux provenant de causes toutes différentes, la première préoccupation du médecin est naturellement d'arracher son client à ce milieu, soit en essayant de modifier celui-ci sur place, ou, plus souvent encore, en transportant le malade dans un autre milieu : et c'est seulement ensuite qu'il convient de travailler à « distraire » aussi ce malade de soi-même, à faire cesser en lui les causes intérieures de sa maladie, ce qui s'obtient par l'emploi, dûment gradué et contrôlé, de ce « divertissement » dont parlait autrefois Pascal, c'est-à-dire d'une « distraction » active, consistant à diriger désormais l'attention de l'esprit sur des objets nouveaux. Car j'estime que ceux-là de mes confrères en psychothérapie se trompent tout à fait, qui veulent se livrer déjà à un premier essai de divertissement avant que le malade ait cessé de souffrir, et que son système nerveux soit sensiblement apaisé. Lorsqu'un malade passe des nuits sans sommeil, ne peut tolérer aucun aliment, se plaint de vives douleurs dans la tête ou à l'estomac, il est absolument inutile, et même parfois dangereux, d'aller lui répéter avec insistance qu'il doit prendre le dessus, considérer dorénavant la vie sous un angle nouveau, se pénétrer de l'idéal stoïcien, etc. Tout cela peut rendre grand service à l'homme qui se trouve assez maître de soi pour être en état de le comprendre ; mais un malheureux dont les nerfs sont complètement désaccordés, au point que la moindre pensée le fatigue et que le son même d'une voix lui est pénible, un être provisoirement incapable du plus léger effort et n'aspirant qu'au repos de toute son âme, celui-là n'a que faire de pareils discours. Procurons d'abord à notre « malade » le silence et la solitude que lui-même réclame instinctivement ; puis, lorsque la crise aiguë de sa névrose se sera calmée, lorsque, sous l'influence de moyens thérapeutiques appropriés, il aura regagné l'appétit et le sommeil, ou tout au moins lorsqu'il aura un peu repris le courage de vivre et le désir de guérir, c'est alors seulement que nous devrons tâcher à compléter notre cure, en lui offrant, par degrés, les doses de « divertissement » qu'il pourra supporter.

Il va de soi, cependant, que, même dès le début du traitement, le médecin qui vient voir son malade est bien forcé de causer avec lui et, par là, d'employer déjà à son égard un certain degré de distraction active. Mais je suis d'avis qu'il doit apporter à ces premiers entretiens une réserve et une souplesse extrêmes, et se laisser guider, pour ainsi dire, là encore, par son malade touchant la mesure dans laquelle il tâchera à le « divertir ».

Pareillement, il est très difficile, comme je l'ai dit déjà, de se rendre compte du moment où l'on peut et doit commencer à « divertir » le malade, et peut-être est-il plus difficile encore, lorsque ce moment est enfin venu, de reconnaître la dose de « divertissement » qui ne risque pas de lui nuire. C'est là une matière où le médecin est tenu, en général; à ne procéder qu'avec la lenteur la plus discrète, et en se prémunissant avec soin contre la suggestion presque involontaire qu'exerce l'entourage du « malade ». Toutes ces personnes bien portantes qui s'intéressent au malade ne peuvent s'empêcher de concevoir sa situation à leur point de vue de personnes bien portantes, avec une tendance irréfléchie à lui recommander trop vite la « distraction » comme elles la comprennent ; et il arrive plus d'une fois que le médecin, tout instruit qu'il soit de la fragilité très grande des nerfs de son patient, se laisse persuader par ces conseils, qui s'accordent avec son propre instinct d'homme bien portant, et s'expose ainsi à dépasser la mesure, dans son désir d'arriver plus tôt à un résultat. En matière de

« distractions », on ne risque jamais de se tromper en restant en deçà de la quantité que le malade peut tolérer, tandis qu'il y a toujours danger à aller au delà : d'où la nécessité d'une surveillance assidue, qui permette de graduer constamment les doses, et de faire « machine en arrière » au moindre symptôme d'intolérance.

Mais, dira-t-on, quels sont ces symptômes avertisseurs, et sur quoi le médecin doit-il se fonder pour augmenter ou réduire les doses de distraction qu'il peut accorder à son malade ? C'est là une question à laquelle je ne me chargerai pas de répondre en termes précis : car les manifestations de la fatigue nerveuse ainsi provoquées varient indéfiniment d'un malade à l'autre, et d'un jour à l'autre chez le même malade. Sans compter que, ici encore, les patients n'ont guère de quoi venir en aide au médecin, ne se rendant guère compte eux-mêmes de l'instant où leur activité nouvelle atteint la limite, toute proche, du surmenage. Ils ne comprennent pas que ce mot de « surmenage » puisse leur être appliqué alors qu'on ne leur accorde que des doses « homéopathiques » de distraction : et cependant le mot est parfaitement juste dans leur cas. Il y a surmenage chaque fois que l'on excède le degré des forces actuelles d'un organisme, en lui imposant ou en lui laissant accomplir un travail quelconque : et c'est bien ce surmenage que l'on doit éviter tout particulièrement dans le cas qui nous occupe à présent. La quantité de travail, — ou de distraction, ce qui revient au même, — doit toujours être la plus haute quantité tolérée par le malade, de même qu'en thérapeutique ordinaire la dose utile des médicaments est « la dose maxima tolérée ». Reconnaître les moindres signes d'intolérance : en cela consiste l'un des éléments principaux de notre art médical, soit qu'il s'agisse de traitement physique ou moral.

Il y a, du reste, certains symptômes majeurs qui, d'une façon générale, permettent toujours de reconnaître que les forces du malade ont été dépassées ; et le plus important de tous est assurément l'altération de la qualité du sommeil. Si, toutes choses restant égales par ailleurs, le malade dort moins bien après un essai de distraction, corporelle ou morale, on peut en conclure presque sûrement que la ration de cet essai a été excessive. De même encore la réapparition du moindre trouble digestif, ou d'un autre quelconque des symptômes morbides de l'état antérieur, peut devenir un indice de surmenage. En un mot, la « distraction » ne doit jamais provoquer le moindre recul dans l'évolution de la maladie ; et il est indispensable que le médecin se charge lui-même d'observer, à ce point de vue, la situation journalière du malade, sans trop s'occuper de l'impression personnelle de celui-ci qui, bien souvent, ne parvient pas à imaginer que le retour de l'un de ces symptômes puisse résulter d'un divertissement dont il a conservé un souvenir agréable.

Mais, tout cela dit, il n'en reste pas moins vrai qu'un moment arrive, tôt ou tard, où le médecin doit prescrire à son « malade » une dose très prudemment mesurée de ce « divertissement » dont l'effet sera d'arracher le malade à soi-même, aux sentiments et idées funestes provoqués en lui par sa « maladie », et qui contribuent désormais à entretenir celles-ci : de telle sorte qu'il convient d'indiquer à présent en quoi doivent consister ces « divertissements », et de quelle façon ils peuvent devenir de véritables agents curateurs.

II. Encore faut-il que, avant de procéder à cette indication forcément très rapide, je rappelle à mon lecteur la distinction que j'ai établie, dans la première partie de ce livre, entre les deux grandes catégories de « tempéraments ». Car si déjà, lorsqu'il s'agit pour nous de « divertir » une personne atteinte d'une maladie organique, nous avons intérêt à reconnaître à laquelle des deux catégories cette personne appartient, — avec la résolution d'employer à son endroit des moyens de « divertissement » différents selon que nous aurons découvert en elle la prédominance du type « cérébral » ou du type « musculaire », — on comprendra sans peine combien une telle recherche du « tempérament » est plus importante encore et plus indispensable lorsque nous avons affaire à un « malade », c'est-à-dire à un patient dont la guérison tout entière dépend, pour une grande part, du degré où nous avons réussi à le pourvoir d'un mode de « divertissement » capable de le détourner de la préoccupation de son mal.

Il pourrait cependant sembler, au premier abord, qu'un seul des deux types opposés, — le cérébral, — fût vraiment justiciable d'une cure psychothérapique, puisque c'est seulement chez lui que la vie cérébrale joue un rôle assez important pour risquer d'ébranler ou de rompre l'équilibre psychique, tandis qu'au « musculaire » suffirait un traitement d'ordre tout physique. Mais, en fait, cela n'est point, et chaque jour nous voyons, malgré l'opposition de leurs tempéraments, musculaires et cérébraux avoir également besoin que le médecin, pour les guérir, s'adresse en eux à cet élément moral qui forme l'objet direct de la psychothérapie. Seules, les causes de leur état maladif diffèrent suivant la différence de leurs natures. Chez le cérébral, il est aisé de comprendre que l'exercice trop constant et trop exclusif des fonctions de l'esprit, des facultés intellectuelles ou émotives, fasse du cerveau un point faible et fragile sur lequel se portera de préférence l'atteinte de la « maladie ». Mais peut-être cette vulnérabilité du cerveau est-elle plus grande encore chez les musculaires, précisément en raison de l'effort plus grand que demande, chez eux, l'exercice cérébral. Voyez déjà ce petit collégien, qui d'instinct, n'aspire qu'à jouer et à dépenser le trop-plein de ses forces, alors que la discipline scolaire le contraint à rester assis pendant des heures devant un devoir ennuyeux de grammaire ou de géométrie ! Plus tard, ce même écolier pourra se trouver amené, par la volonté de ses parents ou par sa propre ambition, à devenir une « bête à concours » ; et la tension exagérée de son cerveau continuera à fatiguer chez lui cet organe, qui n'était point destiné à un tel travail, — prédisposant de plus en plus notre « musculaire » à subir le contre-coup du moindre choc infligé à son système nerveux. Ou bien, c'est la femme du monde dont j'ai parlé précédemment, cette « musculaire » méconnue et s'ignorant soi-même : désireuse de partager les plaisirs de ses amies, elle se croit tenue de passer son temps en visites, en auditions de conférences, en lectures des romans à la mode, voire en menues aventures sentimentales. Par cela même que son cerveau était moins apte à ce fonctionnement excessif, combien il a plus de chances d'en ressentir les mauvais effets !

III. Cela posé, de quelle espèce seront les « divertissements » qui conviendront à ces deux catégories de malades, dont chacune, je ne saurais trop le répéter, comporte un nombre infini de degrés et de nuances ? L'opinion commune, qui de tout temps s'est vaguement rendu compte de cette opposition des deux tempéraments, a toujours aussi été plus ou moins portée à penser que les distractions les plus favorables à la guérison de chacun d'eux devaient être cherchées dans la direction contraire à celle de son penchant naturel ; en d'autres termes, que les cérébraux avaient profit à se « délasser le cerveau » en faisant travailler leurs muscles, et qu'aux musculaires surmenés devait être conseillé, plutôt, un repos corporel accompagné d'amusements d'ordre cérébral. Et cette théorie est aussi celle que professent la plupart des médecins, même parmi ceux qui se flattent d'une compétence particulière en fait de traitement psychothérapique. Or, ici encore, mon expérience personnelle m'a conduit à des conclusions tout autres : ma conviction absolue est que, pour faire de bonne psychothérapie, on doit prescrire aux malades un divertissement conforme, et non pas opposé, à la qualité naturelle de leur tempérament. Pour le malade de nature « cérébrale », aucun divertissement ne sera aussi bienfaisant que celui qui répondra aux exigences secrètes de son être en lui permettant d'exercer agréablement sa pensée ou son cœur : tandis que le musculaire, surtout quand sa maladie aura pour cause une fatigue excessive de son cerveau, trouvera profit à employer des divertissements où le jeu de ses muscles tiendra une place prépondérante.

L'affirmation peut sembler paradoxale. Pour en établir la simple et évidente exactitude, je vais prendre encore un exemple concret : celui de deux « malades », un cérébral et un musculaire, que nous supposerons avoir été frappés tous les deux par la même influence perturbatrice, telle qu'une grippe infectieuse ou un choc moral très violent, et qui tous deux sont arrivés à cette même période du traitement psychothérapique où notre tâche doit consister à trouver, surtout, des moyens efficaces de les « divertir ».

Voici d'abord un cérébral, un homme qui, toute sa vie, depuis son enfance jusqu'au jour où un accident fatal a complètement désaccordé son système nerveux, n'a voulu chercher son occupation, son intérêt, ni son plaisir, que dans le seul exercice de sa pensée et de ses sentiments ! Peut-être, sous la force du heurt qui l'a terrassé, a-t-il consenti, pendant quelque temps, — un temps très court, nous pouvons en être assurés, — à accepter cette cure d'isolement et de repos absolu que le médecin a été forcé de lui imposer comme une première étape sur le chemin de la guérison. Mais maintenant il va entrer en convalescence, se reprendre peu à peu à une vie plus active et plus naturelle. Or, si l'on en croyait la doctrine courante, la meilleure façon de « divertir » ce malade serait de l'engager tout de suite, ou même de le contraindre, à sortir de son lit pour lui prouver qu'il peut parfaitement se tenir sur ses jambes ; après quoi on le ferait sortir de sa chambre pour lui prouver également qu'il est en état de marcher. Mais comment imagine-t-on que tout cela réussisse vraiment à « divertir » un homme que l'exercice musculaire ennuie, et que seules amusent les jouissances cérébrales ? Dira-t-on que ce malade a besoin de mouvement ? Le cérébral n'a besoin que d'un minimum d'activité corporelle : faites-lui faire, dans son lit, quelques frictions ou de légers massages, obtenez qu'il ouvre sa fenêtre et laisse amplement l'air du dehors pénétrer jusqu'à lui ; mais surtout gardez-vous de vouloir le « divertir » en lui imposant un exercice qui lui fasse l'effet d'une pénible corvée ! Car, bien plus que de mouvement, ce malade a besoin de « distraction », c'est-à-dire d'une occupation qui lui plaise assez pour l'arracher à ce qui reste en lui d'appréhensions, de souvenirs, et d'autres idées morbides. Pour arriver à ce résultat, il faut nécessairement que vous ameniez le malade à remplir volontiers vos prescriptions psychothérapiques, à les remplir sans répugnance et même avec plaisir : or, comment pouvez-vous espérer l'y amener si ce que vous lui prescrivez non seulement n'est point fait pour lui plaire, mais parfois représente à ses yeux un véritable supplice ?

Dès le moment où vous jugerez qu'il est en état de supporter le plus léger effort, ne manquez point de procurer un aliment aux besoins de son cerveau, et aussi approprié que possible à son goût personnel ! Commencez par l'autoriser à entendre une courte lecture sur un sujet qui l'intéresse, une lecture renouvelée plusieurs fois par jour, mais ne risquant de lui causer aucune fatigue ; et ne négligez pas, non plus, de donner un aliment plus indispensable encore à ses besoins affectifs, en lui permettant de rentrer en rapports avec des amis de choix, si vous estimez que le moment n'est pas venu encore, pour lui, de reprendre contact avec son entourage familial !

Ce qui ne veut point dire, naturellement, que certaines conditions d'hygiène ne puissent pas être d'un secours précieux pour tout « malade », si « cérébral » que nous le concevions ; j'affirme seulement que, au point de vue du résultat final, ces précieuses conditions elles-mêmes ne serviraient de rien sans l'accompagnement d'un choix de distractions adapté au tempérament particulier du malade. A quoi j'ajouterai que le traitement physique lui-même peut fort bien être concilié avec la satisfaction des exigences cérébrales. C'est ainsi que, notre malade étant désormais capable de sortir, l'on donnera pour forme à ses sorties non pas des promenades solitaires et sans objet sur des routes, ce qui n'occuperait en lui que les muscles, mais une série de visites plus ou moins longues dans des musées ; ou bien si le malade, ayant besoin d'un changement d'air, accepte de faire un séjour à la campagne, on s'efforcera de lui éviter les graves inconvénients que risquerait d'avoir pour lui l'inaction intellectuelle, en le décidant à emmener avec soi un ami éprouvé qui puisse l'occuper et le divertir par l'agrément de ses entretiens. Notre malade désire-t-il voyager ? Nous ne lui conseillerons point des ascensions de montagnes, mais bien une visite à Florence ou à Bayreuth, suivant que ses préférences natives iront à la peinture ou à la musique. Par là seulement, par cette appropriation incessante de l'emploi de son temps à ses aptitudes et à ses goûts individuels, nous lui assurerons le genre de distractions qui lui convient pour lui permettre de reconquérir peu à peu l'élasticité première de son cerveau, cette santé nerveuse d'où résultera également, pour lui, la santé corporelle. Car c'est une vérité pleinement confirmée par l'expérience pratique : autant les meilleures conditions d'hygiène et de traitement physique échouent fatalement à produire la guérison, lorsque les aspirations intellectuelles ou affectives des malades se trouvent contrariées, autant il est sûr que le contentement de ces aspirations a presque de quoi suffire, par soi-même, — en restituant l'équilibre du système nerveux, — pour amener la prompte disparition des symptômes morbides d'ordre corporel.

Que si, maintenant, nous prenons un « musculaire » réduit au même état maladif par une cause analogue, de quelle façon réussirons-nous à le « divertir » ? Voici, par exemple, un homme tout débordant de vitalité physique, mais qui, sous le choc d'une influence corporelle ou morale, a vu sa santé fléchir brusquement, et s'est trouvé dans l'obligation de subir une cure de repos ! Cette première période achevée, essaierons-nous, sous prétexte de le distraire sans fatigue excessive, de l'intéresser à quelque étude savante ou de lui recommander une excursion artistique ? Ce serait risquer de retarder sa guérison, et cela non point parce que cet homme se trouve incapable de comprendre les sujets intellectuels que nous imposerions à son attention, mais parce qu'il est, de nature, incapable de s'y intéresser, d'y apporter cet abandon complet de soi-même qui est la condition nécessaire de toute distraction psychothérapique un peu efficace. Aussi bien observerons-nous aisément que ce malade, dès le début de sa convalescence, attachera beaucoup plus d'intérêt au retour de ses forces physiques qu'à celui de ses facultés cérébrales. Si donc nous voulons lui rendre au plus vite le ressort et l'énergie que la crise aiguë de la névrose avait paralysés en lui, il convient que nous le mettions sur ses jambes dès qu'il pourra se tenir debout, le fassions marcher dès qu'il pourra marcher, et en l'autorisant à étendre chaque jour le cercle de sa promenade. Et, de même que le cérébral retrouvera par degrés sa vigueur corporelle sous le seul effet du fonctionnement normal de son cerveau, de même aussi, chez le musculaire, le fonctionnement normal des muscles ramènera insensiblement l'équilibre mental.

IV. Après cela, je dois répéter encore que cette distinction des deux tempéraments, très nette et contrastée au point de vue théorique, comporte dans la réalité une diversité infinie de nuances. A côté du pur cérébral ou du musculaire parfait, qui, d'ailleurs, se renoontrent beaucoup plus souvent qu'on le supposerait, il y a une foule de personnes chez qui la prédominance du cerveau sur les muscles, ou inversement, s'exerce d'une façon bien moins complète et plus mélangée. C'est affaire au médecin d'étudier très attentivement, sous ce rapport, la nature de son malade, et de lui doser la part respective du cerveau et des muscles, dans les distractions qu'il lui prescrira, d'après ce que j'ai nommé son diagnostic psychothérapique.

Mais particulièrement délicate est cette découverte des distractions appropriées dans le cas de ces pseudo-musculaires ou de ces pseudo-cérébraux chez qui la « maladie » se trouve précisément provoquée ou aggravée par une tension exagérée des facultés, — intellectuelles ou corporelles, — que leur tempérament leur conseillait de maintenir au second plan. Voici, par exemple, un ingénieur ou un avocat qui, amené par les circonstances à se choisir une carrière toute cérébrale, malgré l'impulsion inconsciente de son être intime, a surmené son cerveau et, aujourd'hui encore, n'imagine pas d'autre mode de divertissement que celui que lui suggèrent ses habitudes professionnelles ! Ou bien nous rencontrons plus d'une fois, surtout parmi les classes inférieures de la société, tel individu qui, ayant toujours été contraint de vivre du travail de ses muscles, a toujours vaguement senti, cependant, une curiosité invincible pour les modestes jouissances littéraires ou artistiques que lui permettait l'horizon borné de son milieu social. C'est pour les malades de cette catégorie, — et l'espèce, ici encore, est des plus fréquentes, — que convient la méthode de ces divertissements « croisés » qui, comme on l'a vu, sont d'ordinaire éminemment inefficaces. A l'ingénieur surmené, nous recommanderons l'exercice physique, et nous condamnerons l'ouvrier fatigué à faire reposer ses muscles, en y joignant une certaine dose appropriée de divertissement intellectuel. Mais c'est que, en fait, nous avons là devant nous un faux cérébral et un faux musculaire, deux malades dont le caractère et les penchants natifs ont été contrariés, et auxquels nous devons essayer de rendre, autant que possible, l'équilibre nerveux en leur permettant de rentrer, au moins momentanément, dans leur voie véritable.

V. Le lecteur n'attend pas de moi, après cela, une analyse détaillée, ni même une simple énumération, des différents procédés de divertissement psychothérapique. Le nombre de ces procédés varie à l'infini, et chacun d'eux peut offrir des avantages incomparables dans certains cas particuliers. D'une façon générale, la préoccupation dominante du médecin doit être, après avoir soigneusement étudié le tempérament du malade et la catégorie des divertissements qui peuvent lui convenir, d'adapter le choix de ces divertissements aux possibilités de sa situation individuelle. La chose se trouve, d'ailleurs, rendue facile par cette abondance même des moyens de distraction ; et il n'y a point de malade si déshérité de la fortune que l'on ne réussisse à lui procurer l'un de ces moyens dans des conditions très suffisamment capables de contribuer à sa guérison. Comme j'aurai à l'expliquer bientôt, il n'est même nullement nécessaire, le plus souvent, de forcer les malades à se détacher entièrement de leurs travaux professionnels, sauf pour eux à obtenir la faculté de se relâcher, pendant quelque temps, de leur application trop zélée à accomplir ces travaux. L'essentiel est que, à côté de leur tâche, ils aient ce précieux dérivatif moral qui, en accaparant provisoirement leur attention, les aide à se détourner de leurs anciennes idées morbides, et à reconquérir l'équilibre de leur système nerveux. D'où résulte cet autre principe, non moins évident, que les divertissements à prescrire doivent être cherchés en dehors des occupations professionnelles, ou simplement coutumières, du malade, et cela même lorsque ces occupations répondent, par leur nature, aux aspirations foncières de son tempérament. Si exclusivement « cérébral » que l'on suppose un homme de lettres ou un musicien, il va sans dire que l'on tâcherait vainement à le « divertir » en l'engageant à écrire un roman ou à composer un opéra ; et, pareillement, un « musculaire » que son métier oblige à user sans cesse du cheval de selle ou de la bicyclette recourra utilement pour se distraire, à quelque autre façon d'exercer ses muscles. Tout cela, encore une fois, est affaire de « diagnostic » personnel et spécial, sans que l'on puisse songer à établir une classification précise de procédés infiniment variables, et comportant une infinité de nuances, de degrés, ou de combinaisons.

Tout au plus me laissera-t-on ajouter que, parmi les grands moyens de distraction psychothérapique, l'un des plus salutaires est le voyage, à la condition expresse qu'il puisse être supporté sans la moindre fatigue. Le voyage présente, en effet, l'avantage merveilleux de faciliter cet isolement du milieu habituel, dont on a vu déjà la nécessité, et puis, en même temps, de pouvoir revêtir un nombre à peu près infini de formes différentes, répondant à la diversité de l'état de santé aussi bien que des tempéraments et des goûts des malades. Le voyage sera plus ou moins lointain, plus ou moins prolongé, suivant les circonstances : mais presque toujours on peut être assuré que ses bons fruits apparaîtront avec une rapidité singulière. Il y a même certains « malades » chez qui la seule sensation du changement de lieu amène aussitôt la disparition des symptômes morbides : j'ai connu, par exemple, une jeune femme qui, chaque fois qu'elle quittait Paris vers une direction quelconque, éprouvait, suivant son expression, une transformation complète, — et durable, — de tout son être, dès après la première heure passée en wagon.

Pareillement il va de soi que la lecture constitue, dans bien des cas, un excellent moyen de divertissement ; et, de fait, j'estime que le médecin n'a pas seulement le droit, mais aussi le devoir, de « diriger » les lectures des « malades » dont il a entrepris la guérison. L'on ne saurait croire à quel point une lecture mauvaise en soi, ou simplement inopportune, risque d'être funeste pour des âmes dont la « maladie » a infiniment avivé l'impressionnabilité native ; mais je ne saurais assez dire non plus à quel point une lecture sagement choisie et appropriée est capable de nous aider dans notre tâche psychothérapique. Il y aurait vraiment à écrire un petit manuel de la « lecture médicale », en appendice ou en « pendant » à ce manuel de la « conversation médicale » dont je m'efforcerai bientôt de montrer l'utilité pratique. J'ai connu naguère un médecin qui, très souvent, en guise d' « ordonnance », remettait aux malades de sa clientèle une liste de livres qu'il leur enjoignait de lire ; et sans doute bon nombre de ses confrères étaient tentés de sourire de ce qui leur apparaissait une « douce manie ». Mais ses malades, eux, s'accommodaient admirablement de cette « manie », et j'en ai rencontré plus d'un qui, maintenant encore, attribuent volontiers à ces lectures forcées une grosse part dans l'heureuse issue de leur « maladie ».

CHAPITRE V

LA SUPPRESSION DES OBSTACLES, DANS LE TRAITEMENT DE LA « MALADIE »

I. J'en viens maintenant aux applications particulières, dans le traitement de la « maladie », de cet autre grand mode d'action personnelle du médecin qui consiste à éliminer autant que possible, de la vie extérieure et intérieure du malade, tous les divers obstacles qui empêchent ou retardent la guérison. Ici encore, tout ce que j'ai dit dans la première partie de ce livre vaut naturellement aussi pour la seconde, puisque, comme on l'a vu, différente ou non des maladies organiques par sa nature, la « maladie » doit être, pratiquement, tenue pour l'une d'elles. Mais une différence très sensible apparaîtra dès le premier coup d'œil entre le degré, sinon la qualité foncière, de l'intervention personnelle permise au médecin dans les cas de « maladie », et de celle qui convient dans la plupart des cas d'affections organiques. Dans celles-ci, en effet, les obstacles dont j'ai parlé ne sont habituellement qu'une gêne, un embarras supplémentaires, s'ajoutant, pour les aggraver, aux maux produits par la lésion de tel ou tel organe. Ils sont le plus souvent, pour ainsi dire, de simples causes accessoires de l'état de souffrance du malade ; et, cela étant, il va de soi que le médecin, tout en ayant le devoir de tâcher à supprimer ou à alléger les obstacles susdits, ne doit cependant pas dépasser une certaine limite, au delà de laquelle son intervention risquerait soit de sembler indiscrète, soit même d'amener des dommages supérieurs au profit qu'il en compte retirer pour la santé de son client. Lorsqu'un tuberculeux ou un « cardiaque » est, en plus de son mal, rongé par le souci incessant d'avoir à supporter près de soi la société d'une personne qui lui déplaît, ou bien lorsque l'angoisse d'être séparé d'une personne qu'il aime pèse, comme un nuage sombre, sur son esprit, ou bien encore lorsqu'un malade de cette espèce se désole de ne pouvoir pas rentrer en possession de ses espoirs religieux de naguère, certes son médecin ne saurait rien négliger pour effacer de sa vie ces fâcheux éléments de tristesse et de dépression. Mais il n'en reste pas moins que la présence de ces éléments à l'horizon de la vie du malade n'a, le plus souvent, qu'un mauvais effet « secondaire », et que, par suite, l'intervention charitable du médecin n'a pas le droit d'aller « jusqu'au bout », si la présence des obstacles en question se trouve étroitement liée à l'existence matérielle ou morale tout entière du malade lui-même, ni surtout d'autres personnes de son entourage. Imaginons ainsi que la femme du tuberculeux ne puisse pas se passer, pour persévérer dans sa tâche précieuse de garde-malade, de l'assistance d'une mère que son mari, de son côté, rêverait d'éloigner de sa maison; ou bien supposons que l'arrivée sous le toit familial d'une maîtresse, tendrement aimée du malade, impliquerait, comme conséquence, une vive douleur pour la femme, ou un exemple funeste pour les jeunes sœurs de notre client ; ou bien, enfin, admettons que le même tuberculeux se désole devant nous d'avoir perdu sa foi de chrétien, mais que cette perte de sa foi l'ait conduit, notamment, à épouser une femme divorcée, ce qui entraînerait pour lui l'obligation de la renvoyer avant de recevoir la sanction de sa rentrée dans l'Eglise ; ne voit-on pas assez qu'il serait formellement interdit au médecin, dans chacun de ces trois cas, de pousser trop loin une action personnelle qui dépasserait à la foi les bornes naturelles de son office, et qui risquerait d'exposer aux inconvénients les plus sérieux et la vie familiale du malade lui-même et celle de ses proches ? Et semblablement il en est pour les autres obstacles « intérieurs » que constitue, par exemple, tel défaut dans l'intelligence ou le caractère du malade : ce dernier risquât-il même de se faire du mal en se laissant aller à des mouvements naturels de jalousie ou de haine, le médecin peut bien hasarder devant lui, à ce sujet, quelques remontrances amicales, mais non pas s'attribuer la dignité, — d'ailleurs bien vaine, — d'un moraliste « rééducateur », ni user à fond de son autorité sur son client pour essayer de transformer telle ou telle partie de la nature de celui-ci. En présence de ces divers obstacles, chez un malade atteint d'une affection organique, nous aurons à nous mettre en quête d'un moyen terme, d'un compromis plus ou moins accentué, nous permettant de réduire autant que possible la portée funeste desdits obstacles : mais nul droit pour nous d'aller au delà. Pourquoi ? parce que, je le répète, les plus désastreux de ces obstacles ne sont encore, dans les cas de maladies organiques, que des causes « occasionnelles » ; parce qu'ils ne jouent encore qu'un rôle accessoire dans la naissance et l'évolution de la maladie.

Or, l'affection particulière que j'ai appelée la « maladie » nous offre ce trait distinctif que les obstacles de ce genre y jouent, plus ou moins manifestement, le rôle de causes *efficientes*, soit qu'ils produisent expressément l'état de « maladie » ou bien qu'ils tendent à aggraver infiniment cet état et à le rendre inguérissable, dans des cerveaux dont le moindre trouble a le fâcheux privilège de retentir aussitôt très profondément sur tout l'ensemble de la vie nerveuse et corporelle. La société de la belle-mère détestée, l'impossibilité de revoir une maîtresse chérie, le doute religieux, ou le libre abandon du malade à tel ou tel défaut de son caractère, c'est cela même qui, bien des fois, a engendré la « maladie », ou qui s'oppose de la façon la plus fatale à sa guérison. Or, cela étant, quelle conduite doit tenir, dans les cas de ce genre, tout vrai médecin « psychothérapeute » ? S'il ne veut pas perdre son temps et celui du malade, sa conscience d'homme et de médecin lui enjoindra de s'attaquer de front à ces obstacles qui sont, pour lui, le principal adversaire à combattre ; et elle lui enjoindra de les combattre aussi à fond qu'il le pourra, en dépassant de beaucoup, s'il le faut, les limites de convenance sociale ou mondaine qu'il lui serait défendu de franchir dans la plupart des cas de maladies organiques.

Encore doit-on se garder de donner à ma pensée une acception trop large ! Cette lutte acharnée du médecin contre l'obstacle, extérieur ou intérieur, dans le traitement de la « maladie », elle n'est permise au médecin que si son très minutieux examen initial, confirmé par tout le fruit de son observation ultérieure, lui a expressément démontré que le ou les obstacles en question étaient vraiment, sans erreur possible, la cause originelle, ou l'une des causes efficientes actuelles, de l'état de maladie qu'il a pour tâche de guérir. Veut-on un nouvel exemple ? Voici un client qui, dès sa première visite, se plaint à moi très amèrement d'être condamné à subir la société d'une parente qui l'agace, ou bien encore me révèle qu'il est torturé d'objections diverses contre sa foi religieuse : que si, en l'examinant de tout près et longtemps, je constate en effet que sa « maladie » lui est venue de sa cohabitation avec cette parente, ou bien que ses doutes religieux contribuent très activement à le maintenir dans sa « maladie », force me sera alors de « jouer le grand jeu », et de m'employer tout entier à la destruction du fait ou des idées qui se dressent devant moi. Mais supposons, au contraire, que les lamentations de mon client touchant son martyre domestique, ou ses doléances les plus navrantes sur l'instabilité de sa foi religieuse ne m'apparaissent, en fin de compte, que comme autant d'expressions fortuites du simple besoin maladif qu'éprouve mon client de se plaindre et de récriminer ; ou bien même supposons que ces deux obstacles tiennent réellement une place parmi ceux qui s'opposent à la guérison, mais seulement une place secondaire, pareille à celle qu'occupent des ennuis du même ordre dans les souffrances d'un cardiaque ou d'un tuberculeux, — alors que les vraies causes efficientes de la « maladie » de mon client se trouvent ailleurs : en ce cas, je n'aurai aucun besoin d'aborder à fond la lutte contre ces obstacles, apparents ou secondaires.

D'où dérive, pour nous, une nouvelle conclusion pratique : à savoir, l'obligation où nous sommes de profiter de notre examen psychique du « malade » pour tâcher à découvrir l'échelle relative d'importance des différents obstacles, extérieurs ou intérieurs, que nous apercevrons se dressant à l'horizon de la vie de notre client. Nous aurons naturellement à recueillir, ou même parfois à prendre d'assaut, les propres confidences du « malade » ; après quoi nous aurons à les contrôler par une observation attentive des circonstances réelles de sa vie ; et puis, ayant ainsi sous les yeux quelque chose comme une liste de la série entière des obstacles authentiques, nous serons tenus de nous livrer sur eux à un classement ordonné, de manière à nous rendre compte de la gravité « morbigène » de chacun d'eux, et de combiner en conséquence le plan de la longue et patiente lutte que nous entamerons désormais contre eux.

Dira-t-on que cet article supplémentaire, ajouté à tous ceux dont j'ai chargé déjà le programme idéal de l'examen « psychothérapique », achèvera de faire paraître celui-ci trop compliqué et trop difficile pour les modestes ressources psychologiques de la moyenne des praticiens ? Hé ! mon cher confrère ! tout notre métier est semé de ces tâches complexes et difficiles, sauf pour chacun de nous à s'en rendre mieux maître en se « spécialisant » au besoin, dans l'une ou l'autre d'entre elles. Précédemment, lorsque j'ai exposé les règles générales de la psychothérapie dans le traitement des affections organiques, je ne vous ai point caché qu'à mon sens, depuis le plus savant des « professeurs » jusqu'au plus humble des médecins de village, chacun de nous était tenu de se pénétrer de ces règles élémentaires, à la fois pour contribuer ainsi à adoucir les souffrances de ses clients et pour éviter de les accroître par telle imprudence irréfléchie. Mais ici, il s'agit du traitement d'une affection spéciale, et qui, donc, a nécessairement ses règles « spéciales », tout comme les affections des yeux ou de la gorge. Et puis, au demeurant, mon cher confrère, il vous suffira d'une minute de réflexion pour comprendre que tous ces nombreux problèmes destinés à faire partie de l'examen d'un « malade » sont loin d'être aussi malaisés qu'ils vous l'ont semblé au premier abord. Il n'y faut, en vérité, que beaucoup de loisir, et beaucoup de compassion, deux choses qui se trouvent immédiatement à votre portée. Car pour ce qui est de la compassion, l'expérience vous prouvera bien vite que c'est là une condition indispensable de tout succès dans notre métier, et que votre seul intérêt bien entendu vous prescrit déjà de vous en armer au plus haut point possible. Et quant à ce qui est du loisir et du temps disponible, c'est ce que vos « malades » eux-mêmes se chargeront toujours de vous fournir : car ces infortunés s'attacheront tout de suite à vous, s'ils voient que vous les plaignez, et dorénavant ne connaîtront pas de plus grand plaisir que de causer avec vous : si bien qu'il ne tiendra qu'à vous d'utiliser habilement, pour la réussite plus ou moins secrète de votre examen « psychique », ces nombreux entretiens, — si courts qu'ils soient, d'ailleurs, — que vous aurez le devoir de leur accorder.

Voilà donc une première règle à peu près absolue, touchant cette importante partie du traitement psychothérapique de la « maladie! » Toujours, avant d'entreprendre ce traitement, le médecin doit tâcher à découvrir si tels obstacles qu'il aperçoit sur le chemin de la vie de son client jouent en réalité, dans la « maladie » de celui-ci, le rôle de simples causes accessoires, ou celui de causes efficientes. Après quoi, dans le premier cas, il faudra que le médecin s'efforce de lutter contre les obstacles qui se révéleront ainsi à lui, mais sans aller plus loin, dans cette lutte, que sa conscience l'autoriserait à le faire s'il s'agissait d'une personne atteinte d'une maladie organique ; tandis que, au contraire, dans l'autre cas, s'il a vraiment constaté que tel ou tel fait matériel ou moral contribue positivement à produire ou à entretenir la « maladie », il aura dorénavant le droit et le devoir de tâcher de toutes ses forces à supprimer un obstacle aussi dangereux pour la santé de son client, ou du moins à en affaiblir la portée funeste, soit en s'attaquant directement à l'obstacle lui-même, soit en aidant le malade à s'en affranchir. L'obstacle étant pareil à une grosse pierre qui serait placée au milieu d'un sentier, nous pouvons, en effet, ou bien déblayer le sentier en écartant la pierre, ou encore faire en sorte que notre client apprenne à se frayer un passage sur l'un ou l'autre des deux côtés de cette pierre qui, jusque-là, l'empêchait d'avancer. Et ce sont là, précisément, les deux manières d'agir que j'aurai à exposer plus en détail tout à l'heure. Mais en tout cas, soit que nous adoptions l'une ou l'autre d'entre elles, il sera tout à fait indispensable que nous nous préoccupions très activement de la présence de la pierre dans le sentier, et ne reculions devant aucun moyen possible pour réussir à faire en sorte que cette présence ne gêne plus le cours normal de la guérison du malade.

II. Oui, sans doute, me dira-t-on, cela est fort raisonnable : mais ne se peut-il pas que ni l'une ni l'autre de ces deux manières d'agir ne se trouve être utilisable, dans telles ou telles circonstances données ? Voici, par exemple, un malade dont l'état morbide est provoqué et entretenu par l'impossibilité où il se trouve d'installer chez soi, à son foyer familial, la femme d'un autre homme, dont il est follement amoureux; ou bien voici une pauvre femme, — combien cette espèce-là est nombreuse ! — qui se désespère et aggrave de jour en jour son état de « maladie » parce que son mari, ayant cessé de l'aimer, s'est épris d'une autre femme, et la trompe avec elle! Aborder l'obstacle de front, cela est entièrement impossible. Le médecin a eu beau sonder soigneusement le terrain : force lui a été de reconnaître que le premier de ces deux clients ne pouvait pas introduire chez lui la femme qu'il aimait, ne serait-ce qu'en raison du refus de celle-ci de se prêter au scandale qui en résulterait, et que, semblablement, le mari de la femme jalouse éprouvait désormais à l'égard de celle-ci une indifférence invincible, sans parler de son ardente affection pour sa nouvelle maîtresse. Reste à essayer de « tourner » l'obstacle ; et le médecin ne manque pas de s'y employer. De tout le poids de son éloquence la plus affectueuse, il engage le premier des deux clients à oublier la femme qu'il lui est impossible de posséder comme il le voudrait, et il s'efforce d'amener l'autre cliente à fermer les yeux sur un mal décidément inévitable. Mais non, dans les deux cas, tous ses efforts échouent. Le désir passionné est si fort, dans l'un des deux cœurs, si profonde et tenace la jalousie dans l'autre, que toutes les paroles du sage et compatissant médecin risquent simplement, après un certain temps, d'envenimer des plaies incurables, et de rendre plus pénible encore la « maladie » des deux clients. Dans ces conditions, que doit faire le médecin ?

A cela je répondrai que l'objection est réellement très sérieuse, mais comporte plusieurs solutions différentes. Car, d'abord, si les choses étaient tout à fait comme je viens de le dire, je suis d'avis que le devoir du médecin serait de renoncer à un traitement incapable d'aboutir à la guérison du malade. S'il nous était prouvé que non seulement la « maladie » a pour cause efficiente une situation à laquelle tous nos efforts ne sauraient rien changer, mais que, en outre, tous nos efforts resteront toujours impuissants à changer, si peu que ce soit, le dommage causé par cette situation à la santé corporelle et morale de notre client; la loyauté nous ordonnerait, je ne dis pas d'abandonner celui-ci à son misérable sort en lui signifiant que personne au monde ne peut rien pour lui, mais tout au moins de renoncer pour notre compte à une œuvre trop parfaitement vaine, et d'engager le « malade » à essayer d'une autre direction psychothérapique. Oui, et il y a sûrement quelques cas où j'estime que le médecin, est tenu, en conscience, de renoncer à une cure qui lui est rendue radicalement infructueuse par la présence « inamovible » d'un obstacle déterminé. Qu'on me permette de prendre encore un ou deux exemples. Voici un « malade » dont tout l'état morbide résulte uniquement des ennuis que lui a causés la funeste passion du jeu ; et le médecin constate, au bout de quelque temps, que ce client s'obstine à jouer, et à s'émouvoir très vivement de ses pertes au jeu, de telle façon que sa « maladie » va toujours s'aggravant ! Voici un autre « malade » qui ne connaît plus l'appétit ni le sommeil parce que l'humeur acariâtre de sa femme lui est devenue intolérable ; et le médecin a beau le raisonner, l'exhorter tendrement à plus de patience ou de résignation, il a beau démontrer plus ou moins expressément à la femme le danger que constituent ses saillies pour la santé de son mari ; il a beau proposer à ce couple mal assorti une séparation momentanée, qui suffirait peut-être à le pacifier : rien de tout ce qu'il tente ne réussit à empêcher le moins du monde la continuation perpétuelle d'un état de choses contre lequel viendra toujours, forcément, échouer toute sa science médicale et psychologique. Eh ! bien, je dis que, s'il en est ainsi, et qu'une longue expérience ait attesté au médecin la parfaite impossibilité d'espérer jamais un changement favorable, ce médecin fera bien de s'épargner à soi-même et d'épargner à ses clients la déception qui résulterait de l'échec assuré de sa cure, en leur conseillant de s'adresser à d'autres médecins plus habiles ou plus heureux, — sauf à entendre ici par ce mot de « médecin » telle personne accoutumée, par son caractère ou sa profession, à pratiquer le traitement des maladies de l'âme. Est-ce que les médecins de nos villes d'eaux ne refusent pas, tous les jours, de donner leurs soins à des malades qu'ils ne jugent pas en état de tirer profit de telle ou telle cure thermale, soit qu'ils renvoient simplement chez lui le patient nouveau ainsi congédié, soit qu'ils le dirigent vers une autre station mieux appropriée à la nature de sa maladie ? Est-ce que nous ne voyons pas, tous les jours, les chirurgiens résister aux supplications de malades qui les conjurent de se livrer sur eux à une opération qu'ils estiment dangereuse, ou simplement inutile ? Et je dirai plus. Il n'y a pas jusqu'à la menace de renoncer à s'occuper d'un « malade », qui, dans bien des cas, ne constitue un dernier coup asséné à un obstacle jusqu'alors insurmontable, un coup vigoureux et parfois décisif. Lorsque nous voyons que tous nos efforts se heurtent fatalement à la persistance de telle ou telle cause efficiente de « maladie », rien ne vaut, pour faire disparaître cette cause ou pour en atténuer la « nocuité », de déclarer, bien franchement et catégoriquement, au « malade » lui-même ou aux membres « malfaisants » de son entourage, notre résolution de « lâcher la partie ». Il y a bien des chances pour que, devant cette menace d'être privé d'un soutien précieux, le joueur mette un frein à sa tyrannique passion, et pour que l'épouse acariâtre s'ingénie tout au moins à contenir, pendant quelque temps, le flot tumultueux de ses plaintes ou de ses reproches.

Mais à cela je m'empresse d'ajouter que la nécessité de cette solution « radicale » est beaucoup plus rare qu'on le supposerait. C'est seulement dans un petit nombre de cas, tout à fait exceptionnels, que les efforts assidus et multipliés du médecin échouent complètement à agir contre l'obstacle producteur de la « maladie ». Presque toujours, ces efforts peuvent se promettre d'apporter un changement, plus ou moins considérable, à la situation qui constitue l'obstacle susdit ; et puis, à défaut de ce succès direct, c'est d'une façon à peu près constante que le médecin peut espérer de réussir à « tourner » l'obstacle reconnu insurmontable, c'est-à-dire à faire en sorte que la présence de cet obstacle devienne moins funeste pour la santé du « malade ».

Combien de fois, dans ma propre pratique, ai-je eu le grand bonheur, et parfois même inespéré, de réussir à améliorer les conditions extérieures de la vie d'un « malade » ! Au premier abord, il nous avait semblé, à mon client et à moi, que nul effort ne parviendrait à triompher d'un obstacle consistant, par exemple, dans la présence au foyer familial d'une personne détestée ou redoutée du malade, ou encore dans la nécessité où se trouvait celui-ci de subir tels ennuis qui lui étaient imposés par son métier ou sa condition sociale. Mais à force de patience et de bonne volonté, tantôt en multipliant les attaques de front, tantôt en procédant par petits coups successifs à la manière de la lime qui ronge un barreau, voilà que, un beau jour, j'ai pu obtenir de la personne « morbigène » l'offre spontanée de s'éloigner pour quelque temps ; j'ai pu faciliter, dans l'existence professionnelle ou sociale de mon client, telles modifications plus ou moins profondes qui, désormais, ont suffi pour écarter de sa voie le principal obstacle à sa guérison. Rien (ou presque rien) n'est impossible à une action réfléchie et tenace, lorsqu'elle est dirigée par la charité. Telle montagne qui, d'en bas, nous paraît inaccessible, voici qu'après quelques heures de marche nous découvrons son sommet à deux pas de nous ! Et pareillement ce n'est qu'à la suite de bien longs essais, de maintes et maintes opérations décidément infructueuses, qu'un médecin psychothérapeute est en droit d'admettre son impuissance totale à éliminer, de l'horizon de l'un de ses clients, cet obstacle qui constitue à ses yeux l'une des causes principales de la « maladie ».

Et puis, lorsque le médecin se trouve forcé d'en arriver à ce fatal aveu d'impuissance, toujours encore (ou presque toujours) il lui reste l'espoir de « tourner » l'obstacle qu'il n'a pas pu détruire, c'est-à-dire d'amener son client à prendre, dorénavant, un sentier de traverse qui lui évitera la rencontre désastreuse de l'obstacle susdit. C'est en ce sens que la psychothérapie peut employer avec une certaine apparence de légitimité le terme, toujours un peu présomptueux, de « rééducation ». Voici un « malade » qui souffre cruellement de ne pouvoir pas posséder une femme qu'il aime : faute de pouvoir, de notre côté, l'aider à la posséder, — à quoi nous devons nous employer, par exemple, s'il s'agit d'une jeune fille pauvre ou de naissance obscure, et que les parents du « malade » refusent de la laisser entrer dans leur famille par un simple scrupule de vanité nobiliaire ou de convenance bourgeoise, — il y a bien des chances qu'une diplomatie patiente et sagace, éclairée à la belle flamme de notre compassion, réussisse à détendre peu à peu, dans le cœur de notre client, la force excessive du désir qui fait de lui un « malade ».

III. Il me faut maintenant entrer plus à fond dans l'examen des méthodes par lesquelles peut et doit s'exercer cette lutte nécessaire contre les obstacles ; et je vais, pour la commodité de mon examen, considérer séparément les deux grandes catégories d'obstacles que j'ai appelés déjà obstacles « extérieurs » et « intérieurs » : les premiers étant ceux qui existent, — et contre lesquels nous devons lutter, — en dehors de l'âme des « malades », tandis que les autres sont à la fois ceux que nous découvrons au fond de leurs âmes et aussi ceux qui, tout en existant au dehors d'elles, ne peuvent cependant être combattus qu'en elles, par le moyen de cette action indirecte dont je viens de parler.

I. — Les obstacles extérieurs

I. Ces obstacles, comme je l'ai dit, sont à peu près les seuls contre lesquels le médecin soit en droit de lutter lorsqu'il s'agit pour lui du traitement d'une maladie organique, les règles de la discrétion ne lui permettant point de s'investir d'un rôle de « directeur » de conscience, ni même de conseiller et de guide moral, auprès de clients qui lui demandent, avant tout, de les aider à guérir d'une affection corporelle déterminée. Et donc, il me suffirait de renvoyer mon lecteur, sur ce premier point, au chapitre de la première partie où j'ai traité de la suppression des obstacles, si celle-ci ne se trouvait pas revêtue, dans le traitement de la « maladie », d'un caractère exceptionnel d'importance « thérapeutique » d'où résulte, pour le médecin, la nécessité d'en pousser l'emploi beaucoup plus avant.

On n'attend pas de moi, j'imagine, une indication précise de la différence de ces deux frontières jusqu'où peut s'étendre légitimement notre intervention, dans les deux ordres de cas. C'est affaire de tact individuel ; et, non seulement chaque médecin aura à s'inspirer, là-dessus, de sa propre conscience, mais force lui sera, en outre, de tenir compte des possibilités particulières que lui offrira, sous ce rapport, la situation de chacun des clients confiés à ses soins. L'essentiel est que, d'un bout à l'autre de sa cure d'un « malade », le médecin garde présente à l'esprit cette vérité : que la cure qu'il a entreprise est proprement un combat, et que son devoir professionnel est toujours de s'attaquer à son adversaire là où il le voit, c'est-à-dire parfois à l'intérieur de la personne de son client, mais parfois aussi en dehors de lui. En d'autres termes, il convient que, dans certains cas, le médecin comprenne et se persuade profondément que toute la besogne qu'il accomplit dans son cabinet ne servira de rien, s'il ne s'enhardit pas à la compléter par telles ou telles opérations stratégiques accomplies ailleurs, dans la famille du « malade », dans les bureaux où il est employé, etc. Cette pensée lui dictera jusqu'au moindre des articles du programme de son œuvre ; et je suis bien sûr que, la portant gravée dans son esprit et son cœur, aucun médecin n'hésitera davantage à entreprendre, par exemple, une démarche personnelle auprès de la femme, de la belle-mère, ou du chef hiérarchique de son client, qu'il n'hésiterait à aller en personne réclamer, pour celui-ci, les soins d'un chirurgien ou d'un oculiste.

Et il y a encore ceci, que je crois indispensable d'ajouter. C'est que l'on ne se figure pas à quel point des interventions de ce genre, pour indiscrètes qu'elles puissent sembler, ont de chances d'être bien accueillies par les personnes à qui elles s'adressent, et de devenir profitables à la santé du « malade » en faveur duquel nous les hasardons. J'en ai vu, pour ma part, je le répète, produire de véritables miracles, réussissant où avaient échoué les démarches les plus habiles des « malades » eux-mêmes et de leur entourage. Quand une personne quelconque, — à moins de la supposer bien méchante ou bien déraisonnable, — reçoit la visite d'un médecin qui, en sa qualité de médecin, vient la prier de l'aider à sauver la vie ou la santé d'un semblable, et qu'elle l'entend faire appel à ses sentiments de pitié ou d'honneur, d'amour-propre ou de charité, c'est chose infiniment vraisemblable qu'elle se laissera émouvoir. Ou bien même, si cette personne, — car cela aussi est possible, — ne parvient pas à admettre qu'elle ait été capable d'avoir des torts envers quelqu'un, ou bien encore si la vérité est que cette personne n'a point de torts ailleurs que dans l'imagination pervertie du « malade », même dans les cas de ce genre j'affirme que la démarche désintéressée du médecin peut amener des résultats excellents, soit que l'homme à qui elle s'adresse s'ingénie, d'accord avec son visiteur, à trouver une combinaison que lui inspirera sa compassion, et se résigne même à tel léger sacrifice de par ce sentiment généreux, ou bien parfois que le prestige du médecin en impose simplement à sa naïveté, et que, pour complaire à ce représentant de la « Science », il consente à des concessions que n'aurait pu obtenir de lui aucun sentiment altruiste.

C'est de quoi je pourrais citer maints exemples, et qui, peut-être, ne laisseraient pas d'offrir à mes jeunes confrères certaines « suggestions » pratiques capables de leur être utiles, — ne serait-ce qu'en leur prouvant, mieux que toutes les affirmations générales, l'efficacité de cette intervention personnelle du médecin auprès de parents, d'amis, ou d'autres « relations », sociales ou professionnelles, des « malades ». Mais cela me prendrait trop de place, et je préfère me borner, ici, à l'exemple suivant, le plus « topique », je crois bien, de tous ceux que je retrouve en feuilletant la longue série de mes souvenirs :

C'est l'histoire d'un de mes clients qui était, en outre, mon camarade, au temps déjà bien lointain où j'avais l'honneur de remplir mes fonctions de médecin militaire dans une garnison de province. Mon camarade, un jeune et brillant officier, avait commencé à être « malade » depuis près d'un an. Une cause d'ordre purement matériel, — une grippe infectieuse, si mes souvenirs ne me trompent pas, — avait amené chez lui un ensemble de manifestations nerveuses dont la véritable nature pathologique ne pouvait laisser aucun doute : c'était bien la «maladie», sous une forme presque « normale », qui s'était installée en lui. Aussi lui avais-je prodigué, dès lors, en plus de mes soins purement médicaux, tous les soins psychothérapiques que me suggéraient, à défaut d'une science plus approfondie, ma certitude et mon ardent désir de sa guérison. Et, en effet, la « maladie » de mon ami s'était peu à peu atténuée ; et je commençais déjà à considérer la guérison comme toute proche, lorsque, soudain, un étrange et désastreux arrêt s'est produit dans la convalescence ainsi commencée. Un arrêt, ou même proprement une rechute : et désormais non seulement toute ma thérapeutique s'était trouvée impuissante à relever mon ami de cette rechute imprévue, mais je n'avais pas même pu réussir, malgré mon intimité avec lui, à découvrir la cause nouvelle d'un état qui, de jour en jour, s'aggravait d'une façon plus inexplicable.

En l'absence de toute cause « physique », j'avais naturellement eu aussitôt l'idée de quelque « choc » moral pouvant avoir interrompu et compromis l'heureux effet de ma cure. Mais non, toutes mes recherches de ce côté-là ne m'avaient apporté aucune lumière. L'officier était riche, libre de toutes chaînes, et rien absolument, dans sa vie privée, n'avait de quoi lui procurer ces inquiétudes et alarmes d'ordre sentimental qui, trop souvent, contribuaient à ébranler la santé nerveuse de plusieurs autres de nos camarades. Et cependant, je voyais M. V... recommencer à maigrir et à dépérir ; je voyais reparaître chez lui ces troubles intestinaux et cardiaques dont mes soins l'avaient presque entièrement débarrassé depuis plusieurs mois, et qui à leur tour, comme l'on peut penser, retentissaient de la façon la plus fâcheuse sur son être moral. Mais c'était surtout l'âme qui, cette fois, m'apparaissait atteinte chez lui, avec des crises de plus en plus fréquentes de découragement et de sombre tristesse. Son métier même, qu'il avait adoré jusque-là, ne parvenait plus à l'intéresser ; et à plusieurs reprises il m'avait fallu user auprès de lui de toute mon autorité de médecin et d'ami pour l'empêcher de donner une démission qui, à mon sens, aurait eu sûrement pour effet d'aggraver l'état de déséquilibre nerveux où je le voyais.

Du moins ne renonçai-je pas à poursuivre mon enquête, m'efforçant par tous les moyens d'arriver à mettre le doigt sur l'introuvable cause de la rechute de mon camarade. Et, un jour, j'eus enfin l'impression d'y avoir réussi. Je crus m'apercevoir d'un phénomène tout à fait imprévu pour moi, et dont mon ami lui-même ne semblait pas s'être encore rendu compte, mais dont la régularité périodique m'apparut indéniable. Chaque fois que le jeune officier avait eu l'occasion d'avoir directement affaire avec son nouveau colonel, je constatais que sa mélancolie, son irritabilité, voire ses troubles corporels redoublaient d'intensité.

Mon ami n'appartenait pas au même régiment que moi, et tout ce que je savais de ce colonel, tout récemment arrivé, était que celui-ci, type parfait du chef militaire à la fois estimé et redouté de ses inférieurs, joignait à de très remarquables qualités professionnelles une conception un peu trop absolue de ses devoirs vis-à-vis des officiers placés sous ses ordres. On le disait très juste et d'un zèle infatigable dans l'exercice de ses fonctions, mais, avec cela, trop enclin à traiter ses officiers comme il le faisait autrefois pour ses soldats lorsqu'il n'était que maréchal des logis, et n'admettant pas qu'un capitaine pût apporter à sa tâche l'ombre d'indépendance personnelle ou d'initiative. Mon ami, lorsqu'il me parlait de lui, raillait volontiers ce qu'il appelait son « caporalisme » ; et à plus d'une reprise il avait regretté devant moi que le hasard lui eût donné pour nouveau chef un homme aussi incapable de le bien comprendre. Mais jamais je ne l'avais entendu mêler à ces observations générales un véritable grief particulier.

Et cependant le phénomène que j'ai dit n'en restait pas moins manifeste. Après chacun de ses contacts immédiats avec son colonel, mon camarade se trouvait plus souffrant. Je résolus donc de « pousser » de mon mieux cette « piste » nouvelle ; et, sans en rien dire à mon ami, je me mis à questionner d'autres officiers de son régiment, qui m'apprirent qu'en effet, depuis son arrivée, leur colonel employait invariablement, dans ses rapports avec M. V., — comme aussi avec deux ou trois autres officiers du genre « mondain », — un ton à demi railleur et à demi bourru, sans que jamais pourtant une véritable « scène » se fût produite entre ces deux tempéraments, opposés de tous points.

N'importe, j'étais trop heureux d'avoir pu enfin former une hypothèse pour me résigner à l'abandonner avant de l'avoir vue s'écrouler définitivement. Et c'est alors que, dans la belle ardeur de ma jeunesse, je pris sur moi de tenter une démarche qui, lorsque je me la rappelle aujourd'hui parmi les circonstances qui l'entouraient, ne laisse pas de m'effrayer à la fois par sa hardiesse et par le peu de solidité des motifs qui m'y ont conduit. Entièrement étranger à ce colonel, et sans autre titre à sa bienveillance que mon humble qualité de petit médecin militaire, j'allai trouver chez lui, dans sa maison, ce terrible personnage, un peu à la manière de ces vieux prophètes que le seigneur envoyait à la cour de David ou de Roboam. Introduit en sa présence, j'eus un premier moment de gêne inexprimable ; et puis, peu à peu, puisant je ne sais trop où des renforts merveilleux d'éloquence et de témérité, je déclarai au colonel que je le soupçonnais d'être involontairement la cause de la déchéance physique et morale d'un de ses officiers. Je lui expliquai que, sans doute, lui-même n'avait pu se faire aucune idée de l'influence déplorable exercée sur mon ami par sa manière d'être à son endroit, puisque mon ami, de son côté, n'en avait qu'une conscience des plus vagues ; mais que, toutefois, je lui serais reconnaissant de vouloir bien m'aider dans ma cure en essayant, au moins pendant quelques semaines, de modifier son attitude ordinaire envers l'officier. Après quoi, naturellement, je ne dus pas manquer d'affirmer au colonel que mon ami m'avait toujours parlé de lui avec la respectueuse admiration que méritaient ses talents militaires, universellement appréciés de tout le régiment ; et je me souviens tout à fait nettement de l'aplomb avec lequel, peu à peu, en voyant cet homme intraitable m'écouter sans trop d'impatience, je m'enhardis à lui signifier que son devoir lui ordonnait de collaborer avec moi à la guérison de mon camarade. Puis lorsque j'eus fini, je me rappelle aussi que le colonel se borna à me répondre, en quelques mots, que « c'était bien », et qu'il « réfléchirait » à mon étrange discours. Mais que l'on imagine, — je ne dirai pas ma surprise, car c'était un temps de ma vie où je ne doutais de rien, — que l'on imagine ma double joie d'ami et de médecin quand, le surlendemain de cette mémorable visite, mon ami, en revenant du « quartier », se mit à me faire un éloge enthousiaste de son colonel, en se reprochant de n'avoir pas su reconnaître suffisamment, jusque-là, toute l'intelligence et toute la bonté de l'un des chefs les plus remarquables de la cavalerie française ! Et que l'on juge de ma joie quand, le lendemain, je vis notre convalescent se régaler de l'ordinaire de notre modeste pension, et que je l'entendis se féliciter d'avoir presque réussi à dormir, durant cette nuit-là ! Je ne dirai pas qu'il était guéri, car il m'a fallu encore plusieurs semaines de soins pour que mon « opération » achevât de porter tous ses fruits ; mais ce que je ne puis m'empêcher d'ajouter ici, en terminant cette fidèle relation de l'un des incidents de ma vie militaire dont l'image m'est restée la plus présente à l'esprit, c'est que, depuis lors, une réelle sympathie réciproque s'est établie entre moi et cet excellent colonel, auprès duquel j'avais rempli la singulière mission susdite.

II. Cette histoire, tandis que j'essayais de la résumer, m'a rappelé la nécessité d'attirer l'attention du lecteur sur un autre point de pratique générale que j'estime être d'une importance considérable dans le traitement de la « maladie ». Lorsque, il y a de longues années, j'ai usé de tout mon empire sur mon camarade, le capitaine V., pour l'empêcher de donner suite à son projet de démission, j'ai agi là en vertu d'un instinct spontané m'avertissant du danger qu'il y aurait, pour mon ami, à un brusque changement d'occupations pendant cette période « aiguë » de son état morbide. Or, il se trouve que, depuis lors, toute mon expérience professionnelle m'a appris l'obligation où nous sommes de procéder, à l'égard d'un bon nombre de nos « malades », de la manière que j'ai fait dans cette circonstance. Oui, presque toujours, — sauf dans certains cas déterminés que j'indiquerai tout à l'heure, — le devoir du médecin est d'user de toute son autorité auprès d'un « malade », quel qu'il soit, pour le dissuader de renoncer à une carrière ou à un travail qu'il se croit incapable de poursuivre désormais avec toute l'application et toute la conscience voulues.

Bien souvent, en vérité, un tel désir de renoncement semble justifié par d'excellentes raisons. Le « malade » devient positivement hors d'état d'apporter à ses occupations ordinaires ce *maximum* d'intelligence et de zèle qu'il estime indispensable d'y apporter, sous peine de démériter à ses propres yeux ; et il va sans dire que cette constatation d'une déchéance réelle le dispose à s'exagérer encore infiniment son incapacité, présente et future. Lorsque nous lui demandons de nous dire, en toute franchise, s'il se sent toutefois capable de fournir un *minimum*, ou même une moyenne d'activité professionnelle, il est forcé de nous avouer que, jusqu'ici, il en a été capable, mais en ajoutant invariablement que, d'abord, l'humble moyenne qu'il peut fournir est indigne de lui, et que d'ailleurs, en second lieu, la fatigue corporelle et morale résultant pour lui de l'effort qu'il est contraint d'y employer suffirait à lui faire prévoir, sans erreur possible, le jour prochain où cette moyenne elle-même se trouvera au-dessus de ses forces. De telle façon qu'il s'affole de remords et de crainte, nous attestant qu'il lui est impossible non seulement de guérir, mais de s'arrêter dans le progrès continu de sa maladie, aussi longtemps qu'il n'aura pas « secoué son joug », sacrifié le métier ou l'occupation qu'il accuse d'être pour lui une cause incessante de souffrances physiques et de dépression cérébrale.

Accusation qui, dans certains cas, est fondée ; et alors il va sans dire que le médecin ne saurait s'opposer à la suppression d'un obstacle qu'il a reconnu être vraiment l'une des principales causes « efficientes » de la « maladie ». Mais, en vérité, ces cas sont extrêmement rares, et presque toujours le « malade » se trompe sur le dommage qui lui vient de cette continuation de sa tâche familière. La « maladie » peut bien, parfois, avoir pour cause « efficiente » le travail professionnel d'une de ses victimes ; mais c'est seulement lorsque ce travail, ou bien brusquement accru ou encore tout récemment imposé, constitue pour le cerveau d'un homme un véritable « choc », ayant pour effet de bouleverser sa santé nerveuse. Un obscur député appelé tout d'un coup à la direction d'un ministère, un provincial transporté dans le tourbillon de la vie parisienne, un petit avocat (ou médecin) qui se voit « lancé » à l'improviste par un succès retentissant : voilà autant de « candidats » à la « maladie », — sans parler des autres éléments « pathogènes » qui, le plus souvent, viennent s'ajouter au « surmenage » professionnel pour ébranler des nerfs jusque-là trop placides. Mais un travail régulier et constant, et d'ailleurs aussi pénible qu'on voudra l'imaginer, un travail accepté et connu de longue date : c'est chose infiniment exceptionnelle qu'il contribue à produire un état morbide à l'origine duquel il y a presque toujours une « secousse », un grand changement physique ou moral, rompant l'équilibre naturel du système nerveux. L'officier, le fonctionnaire, l'employé, ne deviennent presque jamais des « malades », — si accablés de travail qu'on les suppose, encore une fois, — du fait de leur profession ordinaire ; et jamais non plus celle-ci, lorsqu'ils se trouvent atteints de la « maladie », ne devient pour eux une vraie cause « efficiente » ultérieure, contribuant à entretenir l'état provoqué par une autre influence. Ce qu'ils prennent volontiers pour une « cause » est, tout au plus, un « effet ». C'est parce qu'ils sont « malades » que leur travail les fatigue et leur pèse, sans que, d'ailleurs, cette fatigue ni ce fardeau risquent de s'aggraver pour eux au point de leur rendre impossible l'accomplissement de la « moyenne » susdite d'effort professionnel.

J'ai vu, par exemple, un professeur qui littéralement ne vivait plus, pendant vingt-deux heures de ses journées. Il ne pouvait plus se tenir sur ses jambes, vomissait à peu près tous ses aliments, n'avait plus dormi depuis des mois. Avec cela, un état psychique déplorable, où mon client ne se réveillait par moments de son apathie découragée que pour redouter follement toute sorte de maladies organiques, qu'il tirait de je ne sais quel coin de son cerveau détraqué. J'étais forcé de le conduire moi-même jusqu'au seuil de son lycée, ou bien de le faire conduire (et ramener) par un de mes confrères. Mais à peine était-il installé dans sa chaire, qu'un ressort inconscient recommençait à se déclencher en lui, et que ce moribond, ce « demi-fou », se remettait à interroger ses élèves, à leur expliquer les auteurs du programme, à leur rendre compte de devoirs qu'il avait dû, chez soi, confier à l'obligeance d'un collègue, en se bornant à y transcrire de son mieux les observations de celui-ci.

Et, bien loin que la tâche habituelle ainsi poursuivie contribue à créer ou à entretenir la « maladie », c'est au contraire cette nécessité de s'y employer à tout prix qui, seule, empêche le « malade » de succomber entièrement à son mal, tout de même que l'obligation de soigner son enfant en danger suffit pour remettre sur pied une mère alitée depuis très longtemps. La continuation du travail coutumier, — pourvu seulement que celui-ci ne soit pas l'origine de la « maladie », — c'est elle qui en est le grand « dérivatif », contraignant l'infortuné à se donner, chaque jour, au moins la provision de santé et de vie indispensable pour accomplir ce *minimum* de besogne à défaut duquel il découvre derrière soi le fantôme menaçant du déshonneur ou de la misère. Ce professeur dont je parlais tout à l'heure, à peine était-il installé dans sa chaire, que surgissait devant ses yeux la perspective des conséquences terribles l'attendant si, par malheur, il « lâchait pied » un seul instant ; et il allait, pareil à un soldat qui se sait entouré de fusils prêts à le tuer à la moindre velléité de recul ou de fuite. Tout le cortège d'idées morbides qui, sauf pendant ses deux heures de classe, le hantait jour et nuit, s'effaçait sous l'empire de l'ordre énergique, de l'espèce d' « auto-suggestion », qu'il était ainsi tenu de s'imposer à soi-même. Et, de cette façon, le pauvre M. K... avait, tous les jours, deux heures de santé, durant lesquelles un peu de repos, un peu d'équilibre se rétablissait à son insu dans son être intime. Il y avait là pour lui une brève période quotidienne où, en quelque sorte, son « moi » normal revivait et s'affirmait, empêchant la « maladie » de l'envahir tout à fait et irrémédiablement. Cela obtenu, il est vrai, au prix d'une certaine fatigue extérieure et superficielle ; mais qui ne voit ce qu'une telle fatigue a de négligeable, en comparaison du bienfait que constitue, pour le « malade », cette reprise de contact obligée avec la santé ?

Et maintenant que l'on songe, d'autre part, aux conséquences désastreuses qu'aurait pour le malade, s'il persistait à le réaliser, son abandon de cette tâche qui est pour lui comme le seul élément stable et sain, dans le désarroi de sa vie intérieure ! Indépendamment même de la fatigue que j'ai dite, — fatigue rendue encore moins dangereuse par son renouvellement régulier, qui la fait bénéficier de l'action lénitive de l'habitude, — que sont jusqu'à ces remords et ces craintes dont se nourrit le « malade », comparés au complet écroulement que lui infligerait la perte définitive de son métier, ou de l'occupation qui le faisait vivre ? Semblable à un baigneur à demi submergé, le « malade » se rattache inconsciemment à ce poteau qui lui permet, du moins, de tenir la tête au-dessus de l'eau. Qu'il le lâche, et le voilà fatalement noyé ! Chaque jour, depuis lors, notre client sentira en soi un vide intolérable. Au désespoir d'avoir dû s'avouer vaincu s'ajoutera, dans son cœur, un regret bien autrement angoissant que les scrupules qui le tourmentaient au spectacle de l'imperfection de la besogne fournie. Et puis les doutes, et l'incertitude du lendemain, et le terrible ennui ! Et puis, surtout, le nouveau « choc », constitué infailliblement par cette modification de l'existence journalière, — car je ne saurais assez dire combien fréquemment le « choc » producteur de la « maladie » résultait du passage trop rapide d'un mode de vie quelconque à un autre trop différent !

Jamais, dans toute ma longue carrière, je n'ai vu une telle « désertion » offrir à aucun « malade » un profit réel et durable. Les plus riches, ceux qui avaient le moins besoin (en apparence) de poursuivre leur tâche ordinaire, et qui semblaient l'accomplir le plus en « amateurs », ceux-là même ont fini tôt ou tard par me présenter l'image lamentable de ce baigneur submergé dont je viens de parler. Et jamais non plus, depuis bien des années, je ne me souviens d'avoir eu à regretter le conseil invariablement donné par moi à tout « malade » : le conseil de « tenir bon » jusqu'au bout, de concentrer tout son reste d'énergie à l'exécution du *minimum* nécessaire de sa tâche, — sauf pour moi à avoir dû, plus d'une fois, intervenir discrètement auprès des chefs ou des collègues d'un « malade », afin de rendre possible à celui-ci une telle limitation momentanée de son travail, en attendant le jour, à peu près inévitable, de la guérison.

Mais, me dira-t-on, que deviennent alors tous vos arguments sur l'utilité, la nécessité de « divertir » les « malades » ? Faut-il que ceux-ci continuent leur tâche, ou bien convient-il qu'ils s'en « distraient » de telle ou telle façon, la mieux appropriée à leur tempérament individuel ? Ma réponse sera bien simple : autant que possible, il faut que le « malade » fasse l'une et l'autre de ces deux choses, nullement inconciliables. Tout d'abord, je crois avoir expliqué que le « divertissement » psychothérapique consistait, pour les « malades », à s'écarter d'une situation qui était la « cause » de leur maladie. Or, je viens d'indiquer comment et pourquoi un « métier » n'avait presque jamais le caractère d'élément « morbigène ». On devient « malade » par ennui, ou par agacement d'un obstacle continu et intolérable, ou encore sous l'effet d'un « choc » corporel ou moral : et c'est donc de son ennui ou de son agacement, ou des causes du « choc », que l'on doit tâcher à se « divertir ». Quant au « métier », je répéterai que celui-là m'apparaîtrait plutôt, lui-même, une précieuse « diversion » aux soucis qui enfantent la « maladie », ainsi qu'à ceux qu'elle enfante à son tour : un « dérivatif », n'est-ce pas le mot que j'ai employé ? Pendant qu'il faisait sa classe, mon professeur se « divertissait » des scrupules, des craintes, de l'appareil effrayant d'idées morbides qui le hantaient au sortir du lycée, et s'opposaient à sa guérison.

Non pas, certes, que je songe à déconseiller les « congés », les vacances normalement accordées à un fonctionnaire, ou même sollicitées et obtenues par faveur pour lui. Il y trouve une détente complète, un oubli total de ses misères, vraies ou imaginées: et son système nerveux ne peut qu'y gagner, — le « malade » n'ayant point l'angoisse d'avoir perdu sa position, ou de devoir recommencer une vie nouvelle. Quinze jours, un mois, au besoin une année de repos, pendant que la « maladie » en est à sa crise « aiguë », — et de préférence au début de celle-ci, — voilà ce que je ne manque jamais de proposer à mes clients. Le congé obtenu, je vois partir mon malade sans trop d'inquiétude, — à moins, naturellement, que son état me paraisse exiger sa soumission à mon influence personnelle et directe sur lui. Je prévois bien que l'interruption de son travail accoutumé ne laissera pas d'agir défavorablement sur son équilibre nerveux : mais le « choc » résultant de ce changement de vie sera, pour lui, très atténué par la perspective de son prochain retour au travail ordinaire; et puis cet inconvénient inévitable se trouve largement compensé, à mes yeux, par l'action salutaire du « divertissement » qu'offrira au malade sa transplantation provisoire dans un autre milieu. Et que si, au contraire, je découvre que le « congé » proposé n'est pas possible, ou bien ne l'est qu'à des conditions risquant de nuire aux intérêts du malade, c'est le plus aisément du monde que je me résigne à un état de choses qui, dans bien des cas, présente aux malades presque autant d'avantages que l'auraient fait les vacances reconnues impossibles. Car, précisément parce que le travail « professionnel » n'a guère de chances d'être la cause originelle, ni même l'une des causes efficientes actuelles, de la « maladie », j'estime que le malade peut toujours, au besoin, allier la continuation de ce travail, dans la mesure restreinte que j'ai dite, avec la part de « divertissement » qui lui est nécessaire.

J'irai plus loin. A côté de ces « malades » qui se croient victimes de leur profession, et que le médecin doit exhorter infatigablement à persévérer dans leur tâche jusqu'au jour où eux-mêmes reconnaîtront leur erreur, et béniront cette tâche injustement accusée, il y a d'autres « malades » que le médecin est moralement obligé de pourvoir d'une tâche nouvelle, plus ou moins équivalente à celle dont la cessation a été l'une des causes principales de la « maladie ». Ceci, d'ailleurs, dérive trop directement de ce que je viens de dire plus haut pour que j'aie besoin d'y insister. Tout de même que, en empêchant nos « malades » d'abandonner leur métier habituel, je tâche à leur éviter le « choc » funeste qui résulterait pour eux d'un changement trop brusque et trop complet dans l'allure de leur vie, de même il convient que, parfois, lorsqu'un « choc » semblable s'est produit, et a eu pour effet de rendre « malade » l'homme qu'il atteignait, je m'efforce d'en enrayer les mauvaises conséquences.

Je me souviens notamment d'un officier supérieur qui, après m'avoir eu autrefois sous ses ordres, m'a fait plus tard l'honneur de réclamer mes soins, en me décrivant des troubles où lui-même ne voulait voir que des signes de cette légendaire « artério-sclérose » dont la crainte a, désormais, remplacé celle de l'enfer chez l'immense majorité de nos contemporains, pour peu qu'ils aient dépassé la cinquantaine. Le pauvre colonel passait son temps à se tâter le pouls, à s'empoisonner d'iodures ; et j'ai bien compris, dès sa première visite, que je n'aurais aucune chance d'acquérir sur lui une action durable si je voulais détruire trop brusquement, en lui, une crainte à laquelle il avait fini par s'attacher. Mais, de mon côté, je m'accommodais bien volontiers d'avoir à l'entretenir de la décroissance progressive d'une « artério-sclérose » imaginaire, dans la joie où j'étais de découvrir avec quelle admirable et précieuse lucidité il me parlait, au contraire, de l'unique cause véritable de son mal. Car il n'hésitait pas à reconnaître que l'état douloureux de fatigue, d'insomnie, d'énervement, voire de vertiges momentanés, qui était en train de l'envahir, avait commencé quelques mois à peine après sa mise à la retraite ; et sa simple et vigoureuse logique ne manquait pas d'admettre, sous cette succession de deux ordres de faits, un rapport positif de causalité. Si bien que je n'ai pas eu la moindre peine à le persuader de l'avantage qu'il y aurait, pour lui, à arrêter les ravages de ce qu'il lui plaisait d'appeler son « artério-sclérose », en se pourvoyant au plus vite d'une occupation régulière, — et non pas du tout d'une de ces occupations d' « amateur », comme l'on a tort, à mon sens, de vouloir souvent les recommander à des « malades » dont les souffrances ont pour origine un désœuvrement trop complet, ou succédant trop vite à des habitudes de travail. J'ai l'impression que, sur vingt « malades » qui se trouvent dans ce cas, on en rencontrera malaisément deux ou trois qui poussent l'obéissance envers leur médecin jusqu'à considérer sérieusement comme une « occupation », et capable de remplir désormais leur vie, une tâche toute fantaisiste, comme celle d'apprendre le dessin, une langue étrangère, etc., ou encore une tâche inutile comme celle qui consisterait à creuser, et puis à combler régulièrement, deux fois par jour, un fossé dans un coin de jardin. (Ceci n'est nullement une invention. Je connais un garçon très riche et très cultivé qui, pendant plusieurs années, sur l'ordre d'un glorieux « psychiatre » étranger, a passé toutes ses journées à bêcher et à rebêcher, de cette façon éminemment inutile, un petit carré de terre, au fond de l'un des plus magnifiques vieux parcs de notre Touraine.) Mon colonel, en particulier, m'aurait ri au nez, si je lui avais proposé de se consoler de l'impossibilité où il était d'administrer son régiment en étudiant la sculpture, ou en répétant invariablement, de jour en jour, la même promenade autour des fortifications de Paris. Ce qu'il lui fallait, ce qu'il faut toujours à ce genre de « malades », c'est un travail aussi ressemblant que possible à leur occupation antérieure, — sinon par la matière, du moins par la forme, c'est-à-dire par la qualité de l'effort intellectuel et moral que réclamera son accomplissement. Au médecin de se rendre compte de cette qualité, et d'y adapter la direction des conseils qu'il devra donner à son client. C'est ainsi que le colonel, pour en revenir à lui, a accueilli avec enthousiasme l'offre que je lui ai faite de le recommander à un grand industriel de mes clients, qui, quelques jours auparavant, m'avait exprimé le désir d'être un peu allégé de sa lourde tâche par le concours d'un honnête et actif administrateur. Je pourrais me dispenser d'ajouter que, depuis lors, l'artério-sclérose de l'excellent colonel l'a laissé aussi tranquille qu'elle l'avait inquiété et tourmenté jusque-là.

Mais ce qu'il me paraît indispensable d'ajouter, c'est que cet exemple que j'ai pris au hasard peut servir de « type » à une foule de cas analogues, où la « maladie » a pour point de départ un passage trop rapide de l'activité à l'inaction, et où une prompte intervention du médecin dans le sens que j'ai indiqué est assurée de produire des résultats excellents. Tous les jours, nous voyons venir à nous des « malades », hommes et femmes, dont les misères n'ont pas, en réalité, d'autre cause. Tel savant devient un « malade » parce qu'il a terminé un gros livre qui avait été toute sa vie pendant des années ; telle femme plongée dans la « neurasthénie », et s'ingéniant à chercher bien loin l'origine de son mal, finit par nous laisser découvrir que cette origine a été, simplement, la transmission à une domestique de besognes longtemps exécutées par notre cliente elle-même. Toujours il est bon que le médecin songe à cette place considérable que tient le « choc » du désœuvrement trop brusque, parmi les causes efficientes de la « maladie » ; et que si, par bonheur, les confidences du malade lui permettent de reconnaître assez tôt la présence de cette cause, toute démarche qu'il fera pour lever cet « obstacle » constituera l'un des modes les plus efficaces de son action psychothérapique. Mais, hélas ! plus d'une fois le « malade » nous consulte trop tard, ou bien nous rend difficile de dépister cette origine véritable de sa maladie. Et alors c'est un « obstacle » supplémentaire, d'ordre intérieur, que nous nous trouvons encore appelés à combattre, sous les espèces d'un mélange désastreux d'habitudes anciennes et de goûts nouveaux [1].

[1] Il y aurait bien à dire encore quelques mots d'autres « malades » qui, ayant toujours vécu désœuvrés, et s'étant en somme fort bien accommodés de leur désœuvrement, se trouvent amenés à souffrir de celui-ci lorsqu'une cause quelconque a fait d'eux des « malades ». Que si, cependant, leur désœuvrement n'a pas une influence trop directe sur leur état morbide, il va sans dire que le médecin n'est

III. La grande conclusion qui ressort, en un mot, de tout ce chapitre, c'est que le médecin, — et simplement en tant que médecin, — a l'obligation de ne rien négliger de tout ce qui est humainement à sa portée pour détruire ou pour aplanir les obstacles « extérieurs » qu'il considère comme ayant une influence décisive et immédiate sur l'origine ou l'entretien de la « maladie ». En tant que médecin, à qui son client a donné mission de le guérir, il doit presque toujours, dans ses rapports avec les « malades », sortir de son rôle purement médical, — à supposer que ce rôle ait pu jamais s'accommoder d'une délimitation qui risquerait de lui enlever une partie de son efficacité, pour ne pas dire de sa raison d'être. Non seulement notre devoir est de prodiguer à nos malades les conseils, exhortations, et remontrances, qui sont notre façon « intérieure » de lutter contre les obstacles « extérieurs » susdits, et dont j'aurai à m'occuper dans les pages suivantes : souvent aussi il faut que nous nous employions per-

nullement tenu de s'en préoccuper : mais il arrive parfois, ou même assez souvent, que, sans avoir été la cause « originelle » de la « maladie » de ces personnes, leur inaction a pour effet d'entretenir ou d'aggraver celle-ci, en raison du vide intérieur qu'elle creuse en elles, et qui les incline à toute sorte de craintes, angoisses, et autres manifestations éminemment favorables aux progrès de leur mal. Force nous est donc, dans ces cas particuliers, de tâcher à écarter cet obstacle en intervenant, au besoin, dans la vie quotidienne de ces malades tout à fait de la même manière que nous le faisons dans celle des désœuvrés « accidentels » dont je viens de parler. La seule différence entre les deux catégories de « malades », à ce point de vue, consiste en ce que notre tâche est infiniment plus difficile à l'égard des désœuvrés « professionnels » qu'à l'égard de l'officier ou du fonctionnaire retraités. A ces derniers nous devons conseiller, voire procurer, une occupation dont les lignes générales nous sont connues ; puisqu'il s'agit pour nous de leur trouver quelque chose d'équivalent à leur travail coutumier de naguère. Mais comment découvrir le véritable moyen d' « occuper », de remplir et d'absorber fructueusement, l'existence d'un client qui n'a jamais rien fait ? C'est surtout dans les cas de ce genre que notre examen psychothérapique doit être poussé le plus loin possible, avec une recherche minutieuse du « tempérament » et du caractère véritables des malades, et sans nous en tenir à l'idée que se font d'eux-mêmes des clients peu accoutumés, en général, au *gnôthi seauton !*

sonnellement et directement à la lutte contre ces obstacles, en nous constituant comme les « tuteurs » de clients que leur état morbide empêche, pour l'heure, de tenir bien en main la gestion de leur vie familiale ou professionnelle. Inutile de songer à entreprendre le traitement d'un « malade », — dirais-je volontiers à mes jeunes confrères, — si vous n'êtes point prêts à sortir avec eux de votre cabinet, à l'extrême besoin, pour les assister auprès d'une femme, d'une belle-mère, d'un chef hiérarchique, etc., de la complaisance ou de la justice desquels dépendra, pour vos clients, la possibilité de la guérison !

Et que si l'on m'objecte, à ce propos, un « secret professionnel » dont personne ne reconnaît mieux que moi l'éminente sagesse et l'utilité sociale, je répondrai que l'esprit qui a présidé à la codification de ce secret ne s'oppose nullement à la tâche de traitement « extra-médical » que je viens de décrire. Le « secret professionnel » nous défend de rien dire à personne de la nature des maladies de nos clients, mais non pas de tenter les moyens que nous jugeons indispensables à leur guérison. Jamais la législation qui l'a établi n'a eu l'idée de nous mettre hors d'état, par exemple, de solliciter le concours de la femme d'un malade, ou d'une infirmière, pour donner à notre client les soins qu'exige son état ; et, pareillement, il n'y a point de discrétion professionnelle qui ne nous laisse libres d'aller solliciter la collaboration d'autres personnes, lorsque nous savons que tel de leurs actes, tel changement dans leur conduite à l'égard d'un « malade » aura pour effet de faciliter grandement, à celui-ci, le retour à la santé. Il y a là, une fois de plus, une simple question de mesure et de tact ; et, une fois de plus, je dirai que la meilleure source de lumière dont nous disposions, pour trancher les menus problèmes « déontologiques » relatifs à cette conciliation de notre lutte contre les obstacles extérieurs avec les exigences de notre secret professionnel, toujours nous serons assurés de trouver cette source de lumière dans notre affection compatissante pour les malades qui recourent à nos soins.

II. — De la lutte « intérieure » contre les obstacles extérieurs

I. Je disais tout à l'heure que le médecin, pour lutter du dehors contre les obstacles « extérieurs » regardés par lui comme produisant ou entretenant la « maladie », avait le devoir de se faire le « tuteur » de ses clients, et parfois même de se substituer entièrement à eux dans la direction pratique de leur vie. Mais combien plus complexe encore, et plus intime, et plus délicat est le rôle du médecin qui veut se consacrer efficacement à la seconde partie de sa lutte contre les obstacles rencontrés devant soi dans la vie ou dans l'âme des « malades », seconde partie consistant, ainsi qu'on l'a vu, soit à attaquer « intérieurement » les obstacles « extérieurs » en détruisant leurs effets dans l'âme des malades, ou bien à attaquer dans celle-ci les obstacles « intérieurs », habitudes, sentiments, idées, etc., dont la présence retarde ou arrête la guérison souhaitée! Ici, ce n'est plus le nom de « tuteur » qui conviendrait pour définir ce rôle imposé au médecin, mais bien les noms d'éducateur, et de « directeur ».

Ce que j'ai à dire de cette seconde partie de la lutte psychothérapique du médecin contre les obstacles s'opposant à la guérison des « malades » devrait à son tour, semble-t-il, comporter deux divisions, puisqu'il s'agit ici, tout ensemble, et de lutter contre des obstacles vraiment « intérieurs », et d'attaquer « intérieurement » d'autres obstacles, résidant au dehors de l'âme de nos clients. Mais il suffit de réfléchir à la nature et aux conditions possibles de cette dernière lutte pour comprendre qu'elles doivent fatalement se confondre, pour nous, avec la nature et les conditions de la première. La seule manière dont nous puissions tâcher à détruire, dans l'âme d'un « malade » le mauvais effet d'un obstacle constitué par la société d'une belle-mère insupportable (je prends cet exemple au hasard), ou par l'humeur acariâtre d'un chef hiérarchique, ou encore par des revers de fortune ou le départ ou la mort d'une personne aimée, il va sans dire que cette seule manière consiste à essayer de déraciner, dans l'âme susdite, les sentiments ou idées qui contribuent à lui rendre trop douloureux l'obstacle en question; et l'on comprend aussi que cet effort-là ne diffère en rien de celui que nous sommes tenus de tenter pour déraciner, de l'âme d'un malade, des sentiments ou des idées qui, eux-mêmes, et indépendamment des circonstances extérieures, nous apparaissent constituer un obstacle à la guérison.

II. Tout au plus ajouterai-je que cette œuvre de psychothérapie intérieure, d'action personnelle et immédiate sur l'âme des malades, offre pour nous une difficulté spéciale lorsqu'il s'agit de nous en prendre à ce que je pourrais appeler des « reflets » psychiques de circonstances extérieures défavorables. C'est alors que le médecin a vraiment besoin de recourir à toute sa science de psychologue, et à toute la charité de son cœur : sauf pour lui à devoir trop souvent reconnaître, en fin de compte, l'impuissance de toute sa tactique à alléger l'âme endolorie de ses clients d'un fardeau que les circonstances de leur vie ne cessent point d'y entretenir et d'y renouveler.

Voici, par exemple, un « malade » dont l'état morbide résulte de l'existence, autour de lui, de l'un quelconque des obstacles que j'ai cités dans le chapitre précédent : l'officier en butte à l'antipathie de son colonel, le mari abandonné par sa femme, le fonctionnaire condamné brusquement à l'inaction, etc. Que si, après l'avoir dûment interrogé et « exploré » de fond en comble, nous entrevoyons la possibilité de supprimer directement l'obstacle qui cause sa « maladie » on a vu déjà les magnifiques résultats curatifs qui auront bien des chances de naître d'une telle intervention amicale du médecin en sa faveur. Mais supposons maintenant que, pour un motif quelconque, une intervention de ce genre nous apparaisse impossible à tenter, ou bien encore se trouve aboutir à un échec complet. Force nous sera donc de ne plus travailler désormais que sur l'âme du malade, pour tâcher, en quelque sorte, à la modifier, de façon à la rendre insensible à une influence extérieure qui, jusqu'ici, exerçait sur elle l'empire le plus absolu et le plus funeste. Nous démontrons de notre mieux à l'infortuné le peu d'importance réelle des misères qui l'irritent, — démonstration qui elle-même, déjà, nous est souvent bien malaisée, et d'autant plus qu'il y a telles de ces misères dont nous sommes trop évidemment contraints de reconnaître la gravité. Nous ingéniant à découvrir des arguments persuasifs, nous avons la satisfaction de voir, peu à peu, le visage de notre visiteur s'éclairer, et de constater que nos bonnes paroles ont enfin réussi à produire chez lui la conviction de l'inanité de ses craintes ou de ses angoisses. Oui, mais le voici qui, dès le soir même ou le lendemain, se heurte de nouveau à l'obstacle dont nous étions parvenu à lui dissimuler l'importance néfaste ; et voici que tout notre effort est à recommencer ! Aborderons-nous ensuite une autre méthode, consistant non plus à modifier l'intelligence de notre client, en l'engageant à comprendre d'une façon nouvelle la gravité de l'obstacle, mais à armer son cœur d'une dose plus forte de patience et de résignation ? Sans chercher davantage à lui dissimuler, pour ainsi dire, l'existence d'un obstacle qu'il ne pourra s'empêcher de retrouver bientôt sur sa route, nous l'exhortons à admettre dorénavant cette existence comme inévitable et fatale, et puis à se dire qu'elle représente, pour lui, la part d'infortune assignée de tout temps à chacun de nous. Nous lui citons des exemples d'autres misères bien autrement cruelles, et supportées cependant avec plus de courage. Nous faisons appel à ses sentiments d'honneur, à la dignité de son caractère, qui lui ordonnent de ne pas se laisser accabler par de simples « accidents », et de hausser dédaigneusement les épaules devant les plus malicieuses « taquineries » du sort.

Nous dépensons là des trésors d'éloquence et de philosophie : mais hélas ! avec l'impression qu'une grosse part de ces trésors va se trouver perdue. Car il convient de ne pas oublier, tout d'abord, que l'homme à qui nous adressons ces touchants discours est un « malade », c'est-à-dire un malheureux dont l'intelligence se trouve momentanément trop faussée pour que nos paroles aient chance d'atteindre jusqu'à son cœur, en passant par les voies ordinaires de la perception. Et non seulement notre client, en tant que « malade » est empêché de comprendre comme nous le faisons les rapports véritables des choses, et de réduire cet « accident » qui le torture aux proportions que nous voudrions lui assigner devant ses yeux : sa « maladie » le rend même incapable d'apprécier, du moins pour ce qui le touche individuellement, la beauté morale de ces sages et précieuses vertus que nous lui prêchons. A nos exemples d'autres misères vaillamment subies il ne manque pas de répondre que sa misère, à lui, n'a rien de commun avec celles-là, étant à la fois infiniment plus grave et d'une persistance qui la rend infiniment plus intolérable ; et à toutes nos remontrances sur sa lâcheté il répond que celle-ci résulte, en lui, d'un état général d'affaiblissement corporel et psychique, — réponse qu'il nous serait souvent bien difficile de désapprouver dans notre for intérieur.

En un mot, c'est toujours une entreprise extrêmement dure et incertaine, pour le médecin, de travailler à transformer un « malade » en un philosophe résigné à son sort. Mais j'aurai à revenir plus en détail sur ce point dans la suite, en m'occupant des résultats que peut et que ne peut pas obtenir une telle « éducation » morale des « malades ». Pour l'instant, je veux supposer que mes leçons ont porté leur fruit : une fois de plus, j'ai vu les traits de mon client se rasséréner, une fois de plus j'ai eu le droit de croire que mon action psychothérapique « intérieure » l'avait mis à même de souffrir moins vivement de l'obstacle extérieur qui lui barre le chemin de la guérison. Hélas ! la même déconvenue m'arrive, cette fois encore, que lorsque je m'étais ingénié à convaincre mon malade de l'inanité de ses griefs ou de ses alarmes. Rentré chez lui, notre « philosophe » retombe à peu près immanquablement sous le « choc » que je me suis évertué à lui adoucir. Son impressionnabilité de « malade », sur laquelle notre psychothérapie n'a malheureusement que bien peu de prise, recommence à s'agacer, puis à s'exaspérer ; et bientôt sa souffrance, pareille à un torrent gonflé par les pluies, emporte les pauvres digues élevées avec tant de peine ! A côté de l'obstacle extérieur que nous nous étions ingénieusement flatté de réduire à l'impuissance, nous n'avions pas compté avec un autre obstacle qui, celui-là, défie toutes les recettes de notre psychothérapie, et qui est la « maladie » même de notre client, l'obligeant à penser, à sentir, à souffrir en « malade ».

III. D'où il ne faudrait point conclure que je veuille détourner mes jeunes confrères d'entreprendre jamais cette lutte « intérieure » contre les causes extérieures de la « maladie » ! Parfois, en effet, les choses ne suivent pas le cours désastreux que je viens de dire ; et le médecin a vraiment la consolation de découvrir que son éloquence, ou sa ruse, ou sa compassion, ou une heureuse combinaison de tout cela, a réussi à enraciner profondément, dans l'âme du malade, le courage ou la résignation qui lui permettront désormais de ne plus ressentir au même degré d'acuité la piqûre infligée sans arrêt, par tel ou tel des éléments de sa vie, à son amour-propre, à sa notion de l'équité, ou encore à telle affection de son cœur. Et puis, s'il est vrai que ces bonnes fortunes psychothérapiques sont extrêmement rares, il n'y a pas jusqu'aux demi-succès remportés sur cette voie, jusqu'à ces conversions superficielles et provisoires dont je parlais tout à l'heure, qui ne soient d'un prix considérable pour le succès final du traitement de la « maladie ». C'est encore là un point sur lequel j'aurai à insister beaucoup plus longuement dans la suite en étudiant, sous un aspect plus général, les méthodes de notre lutte psychothérapique contre les obstacles intérieurs. Qu'il me suffise d'ajouter ici, simplement afin de faire comprendre ma pensée, que, selon moi, toute l'habileté la plus « géniale » de notre persuasion psychothérapique risquerait le plus souvent de n'aboutir à rien si nous n'étions assurés de la collaboration éminemment bienfaisante de la nature et du temps : de la nature qui, soutenue et stimulée par un traitement « médical » approprié, arrive tôt ou tard à ramener l'équilibre du système nerveux, débarrassant ainsi les malades du funeste surcroît d'impressionnabilité que produisait chez eux l'état de « maladie » ; et du temps, qui seul permet à la nature de conduire à bien cette mission réparatrice. L'essentiel est donc, pour nous, de ne laisser échapper aucun moyen contribuant à seconder la nature et à « gagner » du temps. Ces demi-succès, dont on a vu le peu de durée ordinaire dans les cas particuliers que j'examine pour le moment, c'est assez qu'ils aient duré quelques jours, fût-ce même quelques heures, pour que, pendant cet intervalle, le système nerveux du « malade » ait pu se ressaisir, ou du moins se réconforter par un peu de repos. Par là nous réussissons à seconder la nature, à rendre plus facile l'action curative du temps. Et, de proche en proche, il vient un jour où notre client, à qui nous avons ainsi maintes fois « prêté » de petites provisions de cartouches et de poudre pour poursuivre sa lutte inégale contre l'adversaire qu'était pour lui l'obstacle susdit, se trouve dorénavant capable de poursuivre cette lutte sans notre assistance, et de n'avoir plus besoin que de ses propres mains pour détourner de sa route l'obstacle longtemps immuable. Dira-t-on que cela encore est bien loin d'être constant, et que trop souvent ni les efforts du temps, ni ceux de la nature ne prévalent contre l'influence détestable d'un obstacle toujours présent à l'horizon de la vie d'un « malade » ? Hélas ! j'ai assez clairement exprimé, dès le début de cette parenthèse sur la lutte « intérieure » contre les obstacles « extérieurs », combien cette lutte était féconde en difficultés, comme en déceptions, pour le médecin psychothérapeute. Mais aussi ne saurais-je trop recommander à tous mes confrères l'autre façon de lutter contre les obstacles, je veux dire la façon « extérieure » et directe, consistant à tâcher par tous les moyens à délivrer le malade non pas du mauvais effet produit sur lui par les obstacles en question, mais bien de la présence de ces obstacles eux-mêmes !

« Mon jeune ami, — dirai-je une fois de plus à l'aspirant-psychothérapeute qui me fera l'honneur de lire ces lignes, — n'hésitez pas à choisir plutôt ce moyen-là, pour peu qu'il soit à votre portée ! Lorsqu'un de vos clients se trouve être devenu « malade » sous l'effet d'une cause extérieure qui persiste, et ne s'arrête point de le tourmenter, cherchez aussitôt s'il ne vous serait point possible, par vos conseils ou même par une intervention personnelle plus active, de supprimer cette cause, ou tout au moins de la rendre plus supportable à votre client ! Ecrivez, au besoin une demi-douzaine de lettres, allez voir au besoin les parents du malade ou ses chefs ou patrons ! En un mot, constituez-vous son « tuteur », avant de songer à devenir son maître de morale ! Ne vous fiez ni à votre science, ni à votre « doigté » exceptionnel de diplomate et de « rééducateur » ! N'écoutez pas les brillantes promesses que vous murmurera votre intelligence, mais suivez simplement l'impulsion de votre cœur de « brave homme », de ce même cœur qui, dans la rue, vous porte instinctivement à protéger l'enfant ou le chien que va écraser une automobile ! Oubliez tous vos diplômes, pour vous mieux pénétrer de l'illusion que l'inconnu qui vous consulte est un ami ayant besoin de votre aide privée ! En quoi vous vous montrerez non seulement un bon chrétien, mais aussi un savant et admirable médecin ! Car à peine aurez-vous obtenu de la belle-mère de votre client qu'elle consente à avancer de quelques mois ses vacances, ou de son chef de bureau qu'il lui serre la main plus cordialement ; dès la visite suivante, vous serez émerveillé de l'aisance avec laquelle vous pourrez procéder à votre tâche de conversion morale et de « rééducation » ! Désormais tous vos sages conseils trouveront une oreille docile pour les accueillir ; et il vous suffira de quelques mots « bien sentis » sur la beauté du sacrifice et les avantages métaphysiques de la résignation pour que le « malade », n'ayant plus dorénavant à faire usage personnellement de ces nobles vertus, s'émeuve du plus généreux enthousiasme à entendre la façon dont vous les lui prêchez ! »

III. — De la lutte contre les obstacles intérieurs :

A. — La psychothérapie religieuse.

I. J'ai évité à dessein de nommer le sentiment religieux parmi les divers ressorts de l'âme des « malades » sur lesquels peut et doit agir le médecin, — mais hélas ! trop souvent sans succès, — pour neutraliser dans cette âme le mauvais effet produit par des obstacles « extérieurs » à la fois persistants et insurmontables. Le fait est que le sentiment religieux, lorsque par bonheur il existe au fond de l'âme des malades, constitue pour nous un appui d'une valeur exceptionnelle ; et cela se comprend sans peine si l'on songe à la différence de profondeur qu'il y a, d'ordinaire, entre l'empire possédé sur nous par de simples croyances philosophiques ou morales et celui que possède le sentiment religieux (fût-ce sous la forme la plus grossière) sur tout cœur qui en a été imprégné dès l'enfance. Notre client a beau faire profession d'être un

« stoïcien », ou un « idéaliste »; il a beau concevoir une très haute notion du devoir et de l'honneur : tout cela appartient, pour ainsi dire, aux ornements habituels de sa pleine santé. C'est pendant qu'il est tout à fait maître de soi, de son esprit et de son cœur, et de sa vie nerveuse et corporelle, qu'il trouve le loisir de méditer plus ou moins fièrement ces « concepts » généraux, et de tâcher à régler sur eux sa propre conduite : mais l'un des premiers effets, et des plus constants, de la « maladie » est précisément de refouler au second plan de son âme tout cet appareil théorique, en exagérant dans des proportions énormes l'unique pensée et souci du « moi » égoïste. Qu'il le veuille ou non, le « malade » est si préoccupé de son état morbide et, par conséquent, de sa personne individuelle, que souvent même nous risquons de l'offenser, au lieu de le secourir, en multipliant les allusions à ces principes qui, naguère encore, conservaient heureusement leur prise sur lui, mais qu'il se sent désormais incapable de revêtir d'une autorité et d'une « réalité » suffisantes pour y puiser le moindre réconfort.

Et pareillement il en serait pour lui des dogmes religieux dont on l'a autrefois nourri, si, d'abord, l'âge et les circonstances où il les a acquis ne les avaient, en quelque sorte, assimilés à l'essence la plus intime de son être, et puis surtout si ces dogmes religieux, à côté de leur contenu théorique, ne s'accompagnaient pas pour lui de l'idée d'une sanction pratique, la mieux faite du monde pour s'imposer à son égoïsme inconscient de « malade ».

En premier lieu, comme je viens de le dire, un malade élevé « religieusement » n'a pas été accoutumé à regarder les dogmes religieux comme de belles doctrines librement offertes aux plus nobles aspirations de son imagination ou de sa raison : avant même de naître, il avait déjà dans le sang un « atavisme » séculaire de sentiments chrétiens, — car il va sans dire que c'est principalement aux dogmes des diverses confessions chrétiennes que j'entends faire allusion ici. Et puis, dès l'enfance, ses parents et ses maîtres l'ont presque forcé à accueillir ces dogmes et ces sentiments, de la même façon qu'on lui a fait boire le lait maternel; si bien que, par-dessous la valeur réfléchie et voulue que leur accorde aujourd'hui son esprit, il y a grande chance qu'ils continuent à vivre en lui une vie spontanée et irréfléchie, voire parfois cachée, — mais alors cachée comme l'est un feu sous une couche de cendres. Tel malade qui, durant ses années de pleine santé, croyait avoir oublié son éducation religieuse, voici qu'à la première atteinte de la « maladie » tout l'appareil de ses croyances philosophiques de naguère s'écaille ou s'efface comme un vernis superficiel; et voici que le malade découvre en soi toute espèce d'échos vivants de ses anciennes croyances religieuses, sauf pour ces échos à revêtir en lui l'apparence, éminemment douloureuse, de doutes ou de remords, de vagues inquiétudes passagères ou d'une angoisse ne lui laissant plus, désormais, de repos.

Sans compter que, comme je le disais encore tout à l'heure, ce réveil de l'éducation religieuse, chez le « malade », consiste bien moins dans la réapparition, à son horizon intellectuel, des dogmes généraux ou des émouvantes leçons morales de la religion qu'en un retour, plus ou moins pressant, des craintes tout égoïstes qu'entraînent fatalement pour lui ces leçons et ces dogmes. Déjà dans cette vie, n'est-ce pas un Maître outragé qui commence à faire peser son châtiment sur une âme indocile à ses ordres ? Et surtout ne se peut-il pas que, vraiment, la rigueur de ce Maître souverain attende l'âme désobéissante après la mort, après cette mort que tout « malade » est irrésistiblement entraîné à se figurer prochaine ? De telle façon que l'homme le plus parfaitement indifférent ou sceptique, lorsque la « maladie » l'a touché se trouve contraint désormais d'attribuer à la pensée de la mort, dans son existence intérieure, pour le moins autant de place que lui en attribue l'ascète méditant au fond de sa cellule ; et de là, pour le médecin, une prise beaucoup plus forte sur ceux de ses malades au fond de l'âme desquels il découvre, et réussit à faire jouer, ce puissant ressort psychothérapique du sentiment religieux. Un « malade » que son éducation a, je ne dirai pas accoutumé, mais nourri et formé à concevoir comme possible la prolongation immortelle de sa vie au delà du tombeau, ce malade-là, se croyant sur le point d'aborder à ce port mystérieux et effrayant de la justice divine, se laissera bien plus facilement convaincre de la nécessité pour lui de se résigner à l' « épreuve » de tel obstacle extérieur que le fera un autre malade n'ayant désormais d'autre crainte que celle de déchoir aux yeux des autres hommes, ou à ses propres yeux.

II. Mais il peut arriver, dans certains cas particuliers, que le sentiment religieux devienne lui-même, au fond de l'âme du « malade », un de ces obstacles qui produisent ou entretiennent la « maladie ». Certes, ce n'est nullement chose fréquente, je m'empresse de le déclarer, que la religion joue ainsi le rôle de cause « efficiente » de la « maladie ». Mais la chose n'en est pas moins possible, et tout médecin un peu expérimenté se souviendra d'avoir rencontré des cas de « maladie » où tel de ses clients, malgré l'examen le plus long et le plus approfondi, ne lui a point laissé découvrir d'autre cause de son état morbide qu'un sentiment ou une idée d'ordre religieux. Parfois aussi, et plus souvent encore, il en est de cet obstacle comme de ceux dont j'ai déjà parlé plus haut : il n'a pas été, proprement, la cause originelle et première de la « maladie », qui est résultée, par exemple, du « choc » d'un grand chagrin intime ou même d'un simple « choc » physique : mais plus tard, peu à peu, l'obstacle religieux s'est dressé à l'horizon de la vie du « malade », grossi démesurément par l'impressionnabilité excessive de celui-ci, et a fini par se substituer en lui à la cause initiale, de manière que c'est désormais contre lui surtout qu'il s'agit de lutter.

Ai-je besoin d'ajouter que cet obstacle religieux peut revêtir, chez le « malade », une variété infinie de formes, depuis le doute intellectuel pur jusqu'au scrupule absolument personnel et spécial, concentré sur tel ou tel acte isolé de l'existence morale du « malade »? Voici un homme qui, aussi longtemps qu'il s'est bien porté, a très simplement admis et confessé les dogmes religieux dont il a été instruit dès l'enfance, ou même n'a attaché à ces dogmes qu'une signification de plus en plus vague, et n'a accordé à la religion qu'une assez faible part de sa pensée ordinaire. Tout d'un coup, une grande douleur, la perte d'une compagne aimée, ou bien encore une chute trop brusque dans le désœuvrement, ou la secousse d'une maladie quelconque, est venue rompre l'équilibre de sa vie nerveuse ; et voici que, par degrés, cet homme en est arrivé à ne plus pouvoir distraire son esprit de l'angoissante méditation du dogme chrétien en général, ou de tel problème théologique particulier! Lui qui, naguère, s'accommodait à merveille de croire plus ou moins « verbalement », et presque sans y songer, aux différents articles de son catéchisme, le voici qui, dorénavant, se trouve comme obsédé par l'incertitude religieuse ! Il ne cesse plus de rouler dans sa tête les objections qu'il a entendu émettre contre la foi chrétienne, d'y joindre d'autres objections qu'il se crée lui-même, et de tâcher à trouver dans ses souvenirs, ses lectures, ses conversations, des réponses à tout cela, mais des réponses dont les plus décisives en apparence ne tardent pas à rencontrer chez lui des objections nouvelles.

Et cet homme, qui était déjà un « malade » lorsqu'a débuté chez lui cette hantise du doute religieux, est devenu bien plus « malade » encore depuis ce moment. Il n'a plus de goût pour manger, pour s'amuser, pour se livrer à son cher travail professionnel; la nuit, c'est à grand'peine que l'idée obsédante le laisse s'endormir ; et malheur à lui s'il se réveille après quelques heures de sommeil ; car ses doutes sont là qui le guettent, à son chevet, ou plutôt qui veillent dans une petite cellule de son cerveau, et qui, pendant des heures, vont lutter en lui contre tout le reste de son être réclamant le bienfaisant repos du sommeil. Existe-t-il un Dieu ? se demande, avec une angoisse fiévreuse, un honnête négociant, tout stupéfait lui-même de sa crise imprévue de curiosité métaphysique. Se peut-il que les Evangiles soient d'inspiration divine ? se dit, à toute heure de la nuit et du jour, un mondain qui, pendant un quart de siècle, n'a pas songé une seule fois à ouvrir l'Ecriture, et dont on pouvait supposer que son unique hantise serait toujours d'inventer de spirituelles figures de cotillon.

Après cela, on entend bien qu'une telle préoccupation purement « théologique » ne représente que l'une des catégories, et la moins commune, de ces obstacles « religieux » dont j'essaie de décrire brièvement les manifestations. A côté du « malade » dont la santé corporelle et morale est désastreusement compromise par l'incertitude où il est sur tel ou tel problème du dogme, il y a celui qui, à la fois plus raisonnable et moins touchant, regarde surtout la religion au point de vue de son intérêt personnel, soit qu'il fasse porter ses doutes sur la seule question de savoir s'il existe ou non pour lui une vie future, soit que tous ses doutes ne consistent qu'à se demander s'il s'élèvera au ciel ou sera plongé dans les flammes de l'enfer. Cette dernière « variété » de l'inquiétude religieuse est même, je crois bien, l'une des plus fréquentes, se produisant volontiers jusque chez des clients qui, durant toute leur vie antérieure, s'étaient montrés absolument réfractaires aux émotions religieuses. J'ai connu ainsi des personnes qui brusquement, sous le coup de fouet de la « maladie », passaient d'un scepticisme radical à la foi la plus aveugle, — si du moins l'on peut attribuer ce beau nom de foi à un état d'esprit aussi platement intéressé, — et qui, désormais, n'hésitaient plus un seul instant à accepter l'ensemble du dogme chrétien avec tous ses mystères, simplement parce qu'ils éprouvaient une folle peur inconsciente que l'un des articles les plus rigoureux de ce dogme ne risquât de leur être expressément appliqué. Eux qui, naguère, n'avaient pas assez de mépris pour une religion qu'ils déclaraient incompréhensible, les voilà qui, tout d'un coup, rivalisent avec les « bigotes » les plus zélées dans la ferveur de leurs pratiques pieuses, allant de sanctuaire en sanctuaire offrir des cierges ou assister à des récitations de chapelet, sans que, d'ailleurs, tout cela leur apporte le moindre réconfort, — ce qui suffirait déjà à prouver le mauvais aloi de leur « conversion ». Tandis que leurs voisins de procession se sentent intimement pénétrés de confiance et de douceur, on dirait que ce contact incessant avec les choses divines ne serve qu'à exaspérer la méfiance plus ou moins haineuse du « malade » à l'égard d'un Dieu qui lui apparaît fatalement résolu à le perdre. Et puis, de retour chez eux, ils ont l'impression de lire leur arrêt inéluctable sur les murs de leur chambre, dans le livre qu'ils ont essayé d'ouvrir pour se distraire, sur la nappe de leur table et sur leur oreiller. A un bien plus haut degré encore que le « malade » de la catégorie précédente, qui dépérissait faute d'arriver à comprendre la signification véritable d'un mot de l'Evangile, le malade qui a peur de l'enfer trouve dans ce sentiment un « obstacle » énorme, effroyable, sur le chemin de sa guérison.

Enfin, sur les degrés inférieurs de la série, par-dessous le doute purement théologique, et la crainte de l'enfer, l'obstacle intérieur issu du sentiment religieux peut encore revêtir une autre forme : celle du « scrupule » misérablement égoïste et stupide, consistant, pour un « malade », à hésiter devant la moindre action ou la moindre parole, avec la crainte de se trouver exposé à commettre un péché. C'est une forme qui m'est presque invariablement apparue chez des « malades » du sexe « faible ». A la différence des formes précédentes qui, y compris la peur de l'enfer la plus « superstitieuse », semblent se choisir de préférence pour victimes des personnes de l'autre sexe, des hommes d'âge et d'expérience, — ceux-là même que l'on pourrait supposer les plus incapables d'une pusillanimité comme celle-là, — le « scrupule », lui, tel que je l'envisage ici, est avant tout un sentiment féminin.

Ce scrupule atteint parfois les proportions d'une véritable « monomanie », dérivant volontiers d'une perversion morbide de l'instinct sexuel, et requérant un traitement « psychique » des plus difficiles. Mais, ici, je n'ai naturellement en vue que des manifestations moins extrêmes et qui, tout en compromettant la santé des

« malades », n'empêchent pourtant pas ceux-ci, — ou plutôt celles-ci, — de nous offrir, dans l'ensemble de leur état, maints autres symptômes distinctifs de la « maladie ». Mme S..., par exemple, me parle de tout autre chose que de ses scrupules religieux, pendant ses premières visites. Se plaignant d'un état général de fatigue et de dépérissement, elle me décrit tout au long nombre de phénomènes d'ordre corporel ; et il me faut un long travail de tâtonnement, une véritable lutte diplomatique, pour contraindre ma jeune cliente à me faire l'aveu du véritable obstacle qui, depuis des mois, l'empêche de recouvrer son ancienne santé d'esprit et de corps.

L'infirmité particulière dont souffrait la jeune femme était l'exagération maladive d'un sentiment issu de ses croyances religieuses, et qui d'ailleurs lui aussi, en soi-même, n'avait rien que d'absolument légitime et raisonnable : le sentiment du scrupule moral. Toujours très assidue à la pratique de tous ses devoirs, Mme S..., depuis que la « maladie » s'était emparée d'elle, — et probablement sous l'influence de la crainte plus ou moins consciente d'une mort prochaine, — avait commencé à se poser d'insolubles problèmes de casuistique, morale et religieuse, presque à l'occasion de chacun des actes familiers de sa vie intime. La terreur de commettre un péché était véritablement en train de lui « casser bras et jambes ». Le matin, lorsqu'elle avait à s'habiller, l'angoisse d'agir par coquetterie et son sens naturel des convenances mondaines se livraient, en elle, une lutte acharnée. Dans la rue, ensuite, elle se reprochait de ne pas se rendre à tel office pieux, plutôt que d'aller faire des visites qui, avec cela, lui paraissaient indispensables. Ou bien, si un passant la regardait (car j'ai oublié de dire qu'elle était charmante), ce regard lui valait des heures d'un fatigant conflit intérieur, où la pauvre femme se demandait si, involontairement, elle n'avait pas provoqué la curiosité des passants par une recherche instinctive d'élégance et de grâce féminines. A table, chaque bouchée qu'elle avalait, — ou plutôt qu'elle ne pouvait pas se décider à avaler, — était pour elle l'occasion de nouveaux scrupules, touchant le péché de gourmandise où elle se reprochait de s'abandonner.

Encore ces derniers mots ne rendent-ils pas compte de l'état d'esprit réel de ma cliente, ainsi que de plusieurs autres « malades » de ma connaissance, chez qui l'exagération et perversion « maladive » du sentiment religieux avait également revêtu cette forme du « scrupule ». Mme S... et ses pareilles auraient été trop heureuses de pouvoir « se reprocher » d'avoir commis tel ou tel péché, dont il ne leur serait plus resté, alors, qu'à se repentir. La vérité était que leur principale angoisse ne leur venait pas de la conscience même de la faute, mais de l'incertitude où elles étaient touchant l'existence de celle-ci. A table, par exemple, Mme S... aurait infiniment désiré se trouver en état de savoir que sa religion lui interdisait de toucher à tel entremets dont elle était trop friande : elle se serait dispensée d'y toucher, et, en échange d'un petit sacrifice, aurait goûté la grande joie du mérite supplémentaire ainsi acquis. Mais, au lieu de cela, elle ne parvenait pas à trancher la question que soulevaient devant elle les moindres détails de sa conduite quotidienne. Chaque mot qu'elle avait à dire, chaque mouvement qu'elle avait à faire, creusaient aussitôt sous ses pieds un fossé de doute et d'irrésolution, — un fossé que la pauvre femme était naturellement obligée de franchir « d'office » en maintes circonstances, mais au prix de tortures intérieures que l'on peut aisément se représenter.

III. Ma première question, en entendant cette douloureuse confidence de Mme S..., fut naturellement pour demander à celle-ci de quelle manière son « directeur » appréciait ces scrupules qui lui empoisonnaient l'existence. A cela ma cliente me répondit, je m'en souviens, que depuis plusieurs mois déjà elle n'avait plus osé revoir son « directeur » habituel, ni s'adresser à aucun autre prêtre, par l'effet d'une timidité dont elle-même ne pouvait pas s'expliquer exactement les motifs.

Il se trouvait donc que cette « malade » là n'avait point consulté de prêtre sur l'obstacle religieux qui était en elle. Mais ai-je besoin de dire que, à côté d'autres « malades » retenus par une crainte irréfléchie du même genre, il y a nombre de ces « scrupuleux », comme aussi de ces victimes du remords ou de la peur de l'enfer, qui ne se font pas faute d'avouer plus ou moins à leurs « directeurs » les idées ou les sentiments qu'ils finissent tôt ou tard par « confesser » à leur médecin ? Et cependant, hélas ! il faut bien le reconnaître, le médecin ne peut guère compter, pour le traitement de cette variété de « malades », sur une collaboration très sérieuse et très efficace du « directeur » professionnel. Car parfois celui-ci ne se rend pas compte du caractère « morbide » des difficultés dont lui parle son visiteur, et alors il ne considère ces difficultés que d'un point de vue tout général, ou plutôt d'un point de vue qui serait parfaitement sage s'il s'adressait à des consciences saines, mais qui, dans l'espèce, risque trop souvent d'aggraver la plaie au lieu de la panser. Croyant avoir affaire à un fidèle pleinement en possession de ses ressources normales d'intelligence et de volonté, le prêtre tantôt reproche sévèrement au « malade » des fautes dont celui-ci n'est déjà que trop enclin à s'exagérer l'importance, et tantôt tâche à le détourner de ses doutes ou de ses scrupules, mais avec un ton et des expressoins qui, encore une fois, risquent d'être aussi funestes pour l'âme d'un « malade » qu'ils auraient de chance d'être secourables pour un esprit dûment équilibré.

Tout au plus un prêtre merveilleusement avisé réussit-il, parfois, à toucher réellement une fibre secrète de l'âme du « malade » en lui affirmant que ces doutes, ces scrupules, cette crainte de l'enfer, dont il apprécie entièrement la douloureuse réalité, ne sont que des « tentations », des « épreuves », auxquelles certaines âmes de choix se trouvent exposées, et qui deviennent d'autant plus dangereuses qu'on se laisse aller plus longtemps à leur prêter l'oreille. J'ai vu un ou deux cas où des arguments de cet ordre, énoncés avec une sagesse et une bonté appropriées, acquéraient toute la valeur d'un précieux traitement psychothérapique. Mais il n'y a pas jusqu'aux « malades » ainsi réconfortés qui, très vite, n'aient vu se dissiper l'heureux effet d'une persuasion qu'eux et moi avions, d'abord, espérée plus durable. Il en est en vérité de cela comme de ces arguments dont je parlais tout à l'heure, tendant à nous faire oublier la gravité malfaisante d'un obstacle qui, cependant, continue à se dresser au milieu de notre chemin. Pendant quelques heures, voire quelques jours, les bonnes raisons dont on nous a munis nous permettent de nous accommoder plus ou moins de la rencontre de l'obstacle ; et puis, bientôt, l'effet d'insensibilisation produit sur nous par de sages et touchantes paroles se trouve épuisé, et l'obstacle est toujours là, qui nous arrête ou nous gêne dans notre marche, et un jour arrive où nous en souffrons de nouveau autant, sinon plus encore, que par le passé.

Voilà donc ce qui arrive lorsque le « directeur », ne

se rendant pas compte du caractère essentiellement anormal et « morbide » des confidences que lui fait un « malade », ou des avis que ce malade sollicite de lui, lui applique les principes qui conviennent à la « direction » spirituelle de l'ordinaire de ses pénitents ! Mais un jour vient tôt ou tard, où le prêtre finit par reconnaître que la personne qu'il a devant soi est un (ou une) malade, dont les troubles intellectuels et moraux se rattachent à une perturbation profonde de sa vie organique tout entière ; et alors ce prêtre comprend à la fois et l'impossibilité où il se trouve de faire du bien à son pénitent par les moyens habituels de son ministère, et l'impossibilité où il se trouve de recourir à d'autres moyens, exigeant une compétence et une autorité trop différentes des siennes. Si bien qu'il renvoie le « malade » à un médecin, se refusant désormais à descendre avec lui dans les profondeurs de sa conscience, — jusqu'au jour où ces doutes et scrupules contre lesquels il a vainement essayé de lutter ne lui apparaîtront plus le simple produit d'un état de désordre nerveux indépendant de la libre volonté du patient. C'est à nous, médecins, qu'il s'en remet dorénavant pour l'accomplissement d'une tâche qui relève, en effet, de notre compétence plutôt que de la sienne. Mais on n'en peut pas moins juger par là de tout ce qu'a pour nous de lourd et de malaisé cette tâche psychothérapique, dans laquelle nous ne saurions compter sur le concours de personne, et pas même de ceux qui d'abord pourraient sembler désignés pour nous y aider.

IV. Reste à savoir, maintenant, de quelle façon doit s'exercer, pour le plus grand profit de nos « malades », cette tâche délicate, et quelque peu imprévue, dont nous avons ainsi le droit et le devoir de nous charger.

Etant donné un de ces « malades » dont les troubles « psychiques » se trouvent être provoqués ou entretenus par ses croyances religieuses, que ce soit sous la forme de doutes ou de craintes, de remords ou de scrupules, par quels moyens réussirons-nous à écarter cet obstacle du chemin de sa guérison ? Nous y réussirons surtout par des moyens indirects, en permettant à notre client d'introduire lui-même plus d'ordre et de tranquillité dans ses préoccupations religieuses : car les troubles psychiques susdits ont beau être devenus, par degrés, de véritables causes « efficientes » de la prolongation de la « maladie », ces troubles n'en sont pas moins, à leur tour, les effets d'une cause antérieure, qui est proprement la « maladie », le déséquilibre produit (le plus souvent par un « choc ») dans l'ensemble de la vie nerveuse et organique de notre client. Je ne saurais trop le répéter : il est bien rare que la religion soit une cause « première » de la « maladie » ; et, par suite, on comprend sans peine que le « malade » qui, grâce à un traitement physique et « psychothérapique » approprié, est parvenu à voir s'atténuer en lui l'intensité foncière de la « maladie », ait bien des chances de voir s'atténuer, du même coup, tous ces troubles psychiques dont ses croyances religieuses sont pour lui la cause, — ou plutôt l'occasion.

Mais, avec tout cela, il n'en demeure pas moins que de tels troubles, pris en soi, constituent un obstacle, et souvent des plus graves, à cette guérison ou à cette atténuation de la « maladie ». Et, bien qu'il n'y ait point là un « cercle vicieux » absolument infranchissable, — car les autres obstacles, d'ordre physique ou émotionnel, sont presque toujours beaucoup plus graves et dangereux encore que celui qui résulte de ces troubles « religieux », et, par suite, exigent de la part du médecin une lutte beaucoup plus directe, — cependant les cas sont nombreux où le médecin a l'impression que tout son traitement physique et psychothérapique (affirmation optimiste, divertissement, suppression des obstacles extérieurs, etc.) risque de rester impuissant si les malheureuses préoccupations d'ordre religieux que j'ai décrites plus haut continuent à agiter et à harceler l'âme du « malade ». Si bien que, tout en ne négligeant rien pour affaiblir ces préoccupations par des voies indirectes, c'est-à-dire par un traitement d'ensemble s'adressant à l'essence et à la racine même de la « maladie », il importe souvent que nous attaquions de front les doutes ou scrupules de nos clients, sauf pour nous à devoir y dépenser un effort parfois énorme de diplomatie et de dialectique, comme aussi, hélas! à devoir accepter d'avance la perspective d'une abondante série de déboires et d'échecs.

Oui, il faut souvent que nous abordions franchement, face à face, ces préoccupations d'ordre religieux dont la seule découverte, comme je l'ai dit, nous aura peut-être coûté déjà des semaines de patiente investigation. Lorsque, après une première lutte plus ou moins adroitement déguisée, nous avons réussi à extraire, du fond de l'âme d'un de nos clients, l'aveu du pénible secret qui la ronge jour et nuit, lorsque nous avons enfin acquis la certitude que l'un des obstacles qui s'opposent à la guérison de ce client consiste en ce que ses croyances religieuses (souvent toutes fraîches en lui et quasi adoptées uniquement pour la circonstance) se sont déformées, ou follement exagérées, dans son esprit sous l'un des divers aspects morbides que j'ai essayé de définir, il est presque toujours nécessaire que nous tentions, tout au moins, un effort de résistance immédiate contre l'exagération ou perversion du sentiment religieux ainsi constatée

J'ajouterai qu'une telle entreprise, pour peu que l'on y réfléchisse, n'a rien de trop présomptueux, et n'implique nullement la supériorité absolue de nos moyens de persuasion religieuse sur ceux des personnes spécialement chargées d'émouvoir et de convaincre les cœurs. Que l'on se rappelle simplement qu'il n'est pas question ici d'une persuasion vraiment « religieuse », destinée à ramener la lumière dans un esprit et un cœur librement ouverts à ses rayons, mais bien qu'il s'agit pour nous d'extirper, du fond d'âmes « malades », des sortes d'excroissances pleinement fatales qu'y a fait naître un état général de « maladie ». Qui ne voit combien, cela étant, la tâche susdite sied mieux aux mains d'un médecin que d'un prêtre ? Tout d'abord, le médecin y a sur le prêtre cet avantage considérable que, en sa qualité de médecin, il peut affirmer et démontrer avec plus d'autorité au « malade » le caractère « morbide » des craintes ou scrupules dont il est travaillé. Affirmer, signifier, ordonner au malade l'obligation pour lui de ne considérer ses préoccupations religieuses que comme un symptôme d'un état de « maladie » plus profond, et indépendant de sa volonté, et destiné à s'atténuer peu à peu : tel est le premier article du programme que doit suivre le médecin dans sa lutte directe contre l'obstacle issu d'une perversion du sentiment religieux.

Dès le début et sans arrêt, obstinément, nous devons donc prêcher à notre client cette vérité « scientifique », sauf à en varier l'expression de jour en jour, comme je l'ai dit, et à essayer d'en accentuer de plus en plus la portée. En vain notre client nous attestera que nous nous trompons, et confondons sa situation particulière avec d'autres entièrement différentes : nous tiendrons bon, et, par-dessous ses scrupules ou ses doutes, nous introduirons en lui la hantise d'une possibilité d'erreur commise par lui-même sur son propre compte. Nous nous efforcerons, en quelque sorte, de briser en lui cette force mauvaise qui semble s'ingénier à le torturer, ou plutôt à lui inspirer le besoin de se torturer lui-même. Et puis, infatigablement, en réponse à ses objections, nous l'inviterons à prendre patience, à laisser librement s'accomplir en lui l'œuvre réparatrice du temps, dans la mesure où il le pourra, à concentrer toute son attention sur l'accomplissement de nos prescriptions médicales, qui, à leur tour, lui rendront ensuite plus facile de ramener en lui cette sage quiétude d'esprit qu'il se prétend, à présent, hors d'état d'acquérir.

Que si ensuite, au contraire, nous avons l'impression que ce premier assaut, tout « médical », livré par nous à l'obstacle « religieux », risquera toujours d'être insuffisant aussi longtemps qu'il ne se trouvera pas renforcé d'un autre mode d'action plus immédiat, nous pourrons et devrons alors recourir à un second moyen, empiétant déjà un peu sur le terrain habituel du « directeur ». Si nous découvrons que tout ce que nous avons dit au malade, sur le caractère « maladif » de ses préoccupations, demeurera à jamais impuissant contre des états psychiques trop raisonnés, fondés sur des arguments dogmatiques trop nombreux et trop spécieux pour que nous puissions nous dispenser d'en aborder à notre tour, directement, le contenu « dogmatique », il y aura grand profit pour nous à inaugurer modestement notre rôle improvisé de « théologiens » par l'emprunt pur et simple aux confesseurs expérimentés de celui de tous leurs arguments dont j'ai dit plus haut qu'il avait le plus de prise sur l'âme des malades. Sans entrer dans aucune des discussions particulières où nous invite souvent le « malade » de l'espèce « religieuse », nous lui déclarerons, nous aussi, que tous ses doutes, toutes ses craintes, tous ses scrupules ou remords exagérés, en même temps qu'ils sont des symptômes « morbides », risquent fort d'être également, à un point de vue plus élevé, des « tentations » ou des « épreuves », destinées à faire, tôt ou tard, trébucher sa foi. Variant le choix de l'image employée, d'après le caractère et l'éducation des divers « malades », à l'un nous parlerons d'un piège, à l'autre d'une épreuve, mais toujours notre conclusion sera que, éminemment funestes au bien « corporel » de nos clients, ces soucis d'origine religieuse ne sont pas moins dangereux pour son bien « spirituel ».

Et parfois même le médecin pourra, s'il le juge tout à fait indispensable, entrer plus avant dans la discussion de certains problèmes théologiques. Tel de nos clients serait bien heureux de pouvoir détourner son attention d'un doute qui lui est venu sur un certain passage de l'Evangile : mais le passage est là, toujours présent à sa mémoire, et vainement nous tenterions de l'en déloger aussi longtemps que nous n'aurons pas trouvé quelque moyen de montrer au malade que la contradiction ou l'obscurité qui le torturent n'ont pas, au fond, l'importance qu'il leur attribue. Alors, force nous est bien d'aborder, — en dernier ressort, et très à contre-cœur, — le terrain scabreux de la doctrine. Après avoir longuement refusé d'examiner avec notre client l'objection qui le ronge, ou le scrupule qui le paralyse, force nous est bien de l'inviter à étaler devant nous toutes les pièces du procès, et puis de nous inspirer de notre plus haute dose possible de science théologique, comme aussi de notre plus haut don possible d'éloquence persuasive et d' « aplomb » péremptoire, pour reprendre avec lui une controverse plus ou moins approfondie. Moi-même, plus d'une fois, j'ai eu ainsi l'occasion de m'improviser théologien, et de découvrir combien ma qualité de médecin, — par un phénomène singulier, mais incontestable, — me conférait d'autorité pour l'explication de tels ou tels problèmes que jamais, certes, je ne me serais cru appelé à devoir discuter.

Après quoi il va sans dire que, pour réels que soient les avantages que nous procure notre autorité de médecins dans ces débats dogmatiques, une étude sérieuse des questions dogmatiques elles-mêmes nous sera toujours éminemment profitable, pour nous permettre de discuter fructueusement avec nos « malades » de l'espèce « religieuse ». Et que l'on ne m'objecte pas l'impossibilité, pour le médecin, de s'initier aux secrets de la théologie ! La physique, la chimie, la botanique, sont aujourd'hui des sciences non moins riches que la théologie en problèmes d'une complexité merveilleuse ; et certes l'on ne saurait exiger du médecin qu'il dépensât des mois, des années de sa vie à l'étude complète du détail de ces sciences, ni même de telle ou telle de leurs grandes divisions. Mais cependant n'est-il pas naturel qu'un médecin approfondisse les plus intimes secrets de la physique, et en particulier de l'électricité, si ce médecin projette de se consacrer désormais surtout à l'électrothérapie ? Pareillement, il y a des cas où un médecin est tenu d'employer des années à s'initier aux lois de la chimie ou d'une autre science ; et pareillement je n'estimerais pas du tout impossible, ni déplacé et paradoxal, qu'un médecin qui projette de se consacrer surtout à la psychothérapie, et qui, d'autre part, a pu observer l'énorme importance que conservent toujours les questions religieuses dans la vie intellectuelle et « émotive » de notre société française, que ce médecin intelligent et consciencieux se résolve à compléter sa formation professionnelle par un examen plus ou moins poussé de ces problèmes de doctrine, d'histoire, ou de morale religieuse, sur lesquels il aura presque inévitablement à revenir et à insister, en compagnie de « malades » torturés de doutes ou de remords, de scrupules ou de craintes, de l'une ou l'autre des formes diverses que peut revêtir, dans l'âme de ces infortunés, l' « obstacle » religieux.

Il y aura même des cas où le médecin sera pleinement en droit d'aller plus loin encore. Jusqu'ici, dans toutes les circonstances que j'ai eues en vue, son rôle de théologien a consisté à éliminer simplement de l'horizon religieux du « malade » tel nuage qui s'y était formé, un doute, un remords, un scrupule particulier. Mais il peut se produire certains cas exceptionnels où le médecin, quelles que soient ses propres croyances religieuses, et précisément sous le seul effet d'une compatissante et active charité d'inspiration toute « chrétienne », se trouve tenu d'interdire momentanément à un « malade » l'accès des questions religieuses, lorsqu'il constate, sans erreur possible, que la légitime curiosité de ces questions lui est devenue dangereuse, et risque de constituer de plus en plus un grave et funeste obstacle à sa guérison.

V. Oui, il y a des « malades » dont il faut bien reconnaître que nous avons pleinement le devoir (et le droit) de les détourner, — au moins provisoirement, — d'une « religiosité » qui n'a d'ailleurs rien de commun avec la religion. Certes, rien n'est plus opposé à ma pensée que l'idée de vouloir déconseiller la piété à une âme qui se sent sincèrement attirée vers Dieu, ou même qui, à un degré quelconque, apparaît sérieusement préoccupée du problème religieux. Pour cette âme-là, quelque dommage que puisse lui causer sa foi, sous la forme de remords ou scrupules d'ordre religieux, nous pouvons être assurés qu'elle lui apportera toujours, en fin de compte, une somme plus grande encore de profit corporel et moral. Mais en vérité j'ai la conviction que, le plus souvent, chez le « malade », ce que j'ai appelé « l'obstacle religieux » ne résulte pas autant de la vraie piété que d'une sorte de pseudo-religion spécialement inventée pour la circonstance. Même chez les « malades » les plus pieux et de la dévotion la plus exemplaire, je ne serais pas éloigné d'affirmer que ce n'est jamais cette dévotion qui donne naissance aux doutes, scrupules, et remords « maladifs » qui constituent un obstacle à leur guérison. Les « malades » ont comme un besoin pervers de trouver, autour d'eux, quelque chose qui puisse leur servir à se torturer. Non contents de s'imposer un énorme (et inutile) surcroît de souffrances en s'exagérant leur maladie, ou en se mettant en quête d'affections effrayantes dont ils vont désormais redouter d'être atteints tôt ou tard, il faut qu'en outre ils se créent un sujet d'angoisses plus purement « morales » ou « spirituelles », pour ainsi dire ; et il n'y a pas jusqu'aux plus pieux qui n'aillent chercher ce sujet dans des croyances ou des sentiments religieux quasi « improvisés », ou du moins d'une nature qui jamais ne les avait préoccupés jusque-là.

En d'autres termes, la religion véritable n'est presque jamais la « cause », mais tout au plus le « prétexte », de l'obstacle religieux chez les « malades ». Que si la religion n'existait pas, les « malades » ne renonceraient nullement à se créer des obstacles de fantaisie : ils se les chercheraient ailleurs, n'importe où, dans la science ou dans la vie pratique, et ne seraient pas en peine de les y trouver pour le moins aussi abondamment qu'ils le font aujourd'hui dans la « religion ».

Non, je le redis une fois de plus, le médecin même le plus hostile à la religion ne s'avisera jamais, — s'il parvient à être tout à fait de bonne foi, — d'imputer à la religion la faute de ces fâcheuses perversions « maladives » du sentiment religieux. Et semblablement, d'autre part, j'ai la certitude qu'il n'existe pas un seul médecin, croyant ou athée, qui ose mettre en doute l'éminente et incomparable utilité « psychothérapique » du sentiment religieux lorsque celui-ci, au lieu de se trouver faussé jusqu'à constituer vraiment un obstacle sérieux à la guérison du « malade », n'intervient au contraire que pour calmer, consoler, et rassurer ce « malade », l'aider à subir plus patiemment l'épreuve cruelle de son mal, en un mot contribuer activement à sa guérison. De la façon la plus certaine et la plus évidente, la religion est, pour le traitement de la « maladie », une arme psychothérapique de premier ordre, aussi excellente pour aider le « malade » à subir le contre-coup « intérieur » des obstacles « extérieurs » rencontrés par lui sur sa route, que pour l'aider à lutter contre ces obstacles purement « intérieurs » dont il me reste maintenant à parler.

IV. — De la lutte contre les obstacles intérieurs :

B. — Les conditions de la lutte

I. Comme je l'ai dit, la psychothérapie religieuse offre au médecin un moyen d'action des plus fructueux pour lutter à la fois contre les obstacles « extérieurs » et contre les obstacles « intérieurs » qui, chez les

« malades », risquent de retarder ou d'entraver la guérison. Mais je m'aperçois que je n'ai pas encore indiqué jusqu'ici, avec une netteté suffisante en quoi consistaient les obstacles que j'ai appelés « intérieurs », et par quoi ils se distinguaient de ces obstacles « extérieurs » sur lesquels je me suis arrêté dans un chapitre précédent. C'est donc à cette indication que je vais devoir procéder tout d'abord, le plus rapidement possible, avant d'examiner non moins rapidement les autres moyens d'action dont dispose notre psychothérapie dans ce nouvel et dernier domaine où elle peut s'exercer.

Les obstacles « intérieurs », ce sont toutes les idées et tous les sentiments qui, par leur présence dans l'âme d'un « malade », s'opposent à la guérison de la même manière que s'y opposent les obstacles « extérieurs » résultant, par exemple, de la cohabitation avec une personne antipathique, d'un désœuvrement inaccoutumé, de l'animosité d'un supérieur hiérarchique, etc. Tandis que tel « malade » se trouve empêché de guérir parce que sa belle-mère, qu'il ne peut supporter, demeure avec lui et empoisonne sa vie, tel autre « malade » se trouve réduit à un état tout semblable par un de ces doutes ou scrupules religieux dont j'ai parlé plus haut, ou bien encore par un certain défaut naturel de son caractère, ou bien par une aberration intellectuelle ou morale qui s'est produite en lui sous l'effet immédiat de sa « maladie ». Voici, par exemple, une dame très riche, qui, depuis qu'elle est devenue « malade », a été envahie de la crainte, absolument insensée, d'une catastrophe financière risquant de la ruiner ; et désormais, cette crainte, sans le moindre fondement raisonnable, s'est mise à la travailler nuit et jour, constituant pour sa guérison, — je le répète, — un « obstacle » tout à fait pareil à celui que constituait, pour la guérison de mon ami l'officier, la malveillance plus ou moins inconsciente de son colonel. Ou bien voici un malheureux qui, de naissance, se trouve chargé, — affligé, — d'un caractère soupçonneux et craintif, qui de tout temps l'a porté à se créer mille dangers ou ennuis imaginaires. Dès que cet homme a été touché par la « maladie, » c'est naturellement sur son état corporel et mental que s'est transporté son besoin constant de voir le malheur suspendu au-dessus de sa tête. Chacun des menus troubles réels qu'il éprouvait s'est aussitôt accompagné, dans son esprit, de cent troubles plus graves, déjà manifestés (croit-il) ou ne pouvant manquer de survenir avant peu. Et, en effet, voici qu'un bon nombre de ces troubles ont fini vraiment par survenir chez lui, sous l'influence à peu près fatale de cette « autosuggestion » qui, bien souvent déjà, nous est apparue à l'œuvre dans des cas de « maladie », comme si un mécanisme inconscient contraignait « le malade » à provoquer en soi des misères dont l'idée nous est trop vivement présente à la pensée. De telle façon que, maintenant, notre « malade » est sensiblement plus malade qu'il l'eût été sans ce funeste penchant de son caractère à concevoir et à redouter toujours des conséquences futures bien pires encore que tous les maux présents. Et je n'ai pas besoin d'ajouter que, dans ces conditions, un penchant comme celui-là constitue un « obstacle » sérieux à la guérison du malade, puisque son existence chez ce dernier risque non seulement de rendre cette guérison impossible, mais même d'aggraver indéfiniment les manifestations de la « maladie ». Notre client est absolument dans une situation pareille à celle de ceux de ses frères en « maladie » que nous avons vus empêchés dans leur guérison par le fait d'un obstacle « extérieur » très grave ; et certes, il n'y a pas jusqu'à la nécessité de vivre en tête-à-tête avec la plus « impossible » des belles-mères qui, chez un « malade », ne se montre encore pour le médecin un « obstacle » moins fâcheux et moins inquiétant que le perpétuel tête-à-tête d'un autre « malade » avec ce penchant, ce travers, ce vice intime, lui interdisant presque la confiance et l'espoir dont il aurait besoin pour pouvoir guérir.

Cette ressemblance complète des effets « pathologiques » des obstacles « intérieurs » avec ceux des obstacles « extérieurs » étudiés précédemment me dispensera de multiplier les exemples, comme aussi de pousser plus loin mes définitions. Exactement de la même manière que certaines circonstances de la vie extérieure des « malades », il y a des circonstances de leur vie intime qui peuvent, à la fois, retarder ou entraver indéfiniment le retour à la santé, et accentuer de jour en jour l'importance de la « maladie ». Et tout de même que le médecin, lorsqu'il découvre la présence d'un obstacle « extérieur » dans la vie d'un « malade » est tenu d'employer tout son pouvoir pour le faire disparaître, de même on comprend sans peine qu'il soit tenu de lutter de toutes ses forces contre l'obstacle « intérieur » dont il a constaté l'existence au fond de l'esprit ou du cœur de son client.

Mais comment engager cette lutte ? Avant de répondre à la question, je dois établir, tout au moins, une distinction sommaire entre deux grandes catégories d'obstacles intérieurs, — deux catégories assez différentes pour impliquer, à mon avis, des différences essentielles dans l'attitude que peut et doit prendre à leur endroit le médecin psychothérapeute. Aussi bien les quelques exemples que j'ai cités plus haut nous permettent-ils déjà d'apercevoir la différence de ces deux catégories, qui n'ont ni la même origine, ni forcément, par suite, la même nature et portée « pathologique ». D'une part, nous avons vu des « malades » chez qui le doute, le scrupule, la crainte, le vice quelconque d'intelligence ou de sensibilité qui constitue un obstacle à leur guérison se trouve être, expressément, un produit de la « maladie » elle-même. A plusieurs reprises déjà j'ai eu l'occasion de mentionner avec plus ou moins de détail ces espèces de « perversions » ou d' « excroissances » morbides que faisait surgir la « maladie » jusque dans les âmes normalement les mieux équilibrées. Un « malade » dont les troubles corporels revêtent une apparence exclusivement « intestinale » ou « urinaire », le voilà qui, tout d'un coup, sans aucun motif appréciable, change d'humeur, devient hargneux, méfiant, irritable à l'excès ! Encore ce changement d'humeur s'expliquerait-il, à la rigueur, par l'agacement ou la souffrance qu'amène toujours tout désordre corporel : mais, d'autres fois, voici que des « malades » dans la même situation voient se produire en eux d'autres troubles « psychiques » infiniment plus difficiles à expliquer ! Ils sont pris brusquement de l'un de ces doutes, scrupules, ou remords religieux dont j'ai parlé, et cela tandis que leur foi religieuse, jusqu'alors, n'avait jamais connu l'ombre de ces « accrocs ». Ma cliente de tout à l'heure, sous l'effet mystérieux et certain de la « maladie », se met en tête que le Crédit Lyonnais va lui voler sa fortune. Tel autre « malade » devient dorénavant incapable de prendre une décision ; il ne peut ni s'habiller, ni sortir, ni s'occuper d'une affaire, sans que chacun de ses actes soit précédé d'hésitations et de tâtonnements interminables. Tel autre s'avise soudain d'une folle passion pour une personne qui jamais, jusque-là, ne lui avait semblé digne d'attention. Il s'arrête tout d'un coup d'être l'excellent mari, le père affectueux qu'il était. Son cerveau et son cœur ne vivent plus que de cet étrange désir improvisé, et s'adressant même parfois à des objets tout chimériques, tels qu'une figure entrevue dans un rêve ou l'héroïne d'un roman de M. Paul Bourget. Je ne puis continuer cette énumération de troubles psychiques infiniment divers : mais la diversité de ces troubles ne les empêche pas d'avoir entre eux un caractère commun, et qui est, à savoir, d'être tous des produits « artificiels » de la « maladie ». Ils sont nés « artificiellement » dans le cerveau des « malades », et sans que rien, jusqu'alors, y eût annoncé leur apparition. Ils grandissent et se développent au fur et à mesure des progrès de la « maladie » ; tel scrupule, telle crainte, tel désir pervers s'accroissent lorsque les troubles intestinaux du « malade » deviennent plus aigus, et décroissent lorsque ces troubles corporels s'atténuent, de leur côté.

Il y a plus. On a pu voir déjà, par de nombreux exemples mentionnés en passant dans les chapitres précédents, que toujours, sans une seule exception, ces excroissances psychiques de la « maladie » s'effaçaient et disparaissaient complètement dès que se dissipait la « maladie » qui les avait fait naître. Oui, mais combien par ailleurs leur présence, dans le cerveau des « malades », risque de rendre difficile cette guérison qui réussirait à les supprimer ! Depuis l'instant où ils s'installent dans l'esprit d'un « malade », les voilà devenus, à leur tour, un « obstacle » à la guérison, ou même comme je l'ai dit, une cause supplémentaire de « maladie ». Combien de fois ai-je eu à constater l'influence désastreuse d'un scrupule ou d'une hésitation « chronique » sur un état « intestinal » qui, naguère, avait paru constituer toute la « maladie » d'un client !

Ainsi il peut arriver que les « obstacles intérieurs » que nous rencontrons en face de nous soient sûrement, incontestablement, des produits immédiats de la « maladie ». Mais à côté de ces obstacles intérieurs que j'appellerai « accidentels », il y en a d'autres qu'il convient d'appeler « naturels », et qui, eux, préexistaient à la « maladie », étant issus du fond même du caractère des « malades ». Au point de vue de leur forme, ces obstacles peuvent ressembler à ceux de la catégorie précédente : ils peuvent consister en des vices d'humeur, en des doutes ou scrupules exagérés, en des hésitations inutiles, voire en des désirs soudains et capricieux, s'emparant de toute l'âme de telle créature humaine. Mais, je le répète, la différence de leur origine suffit pour les revêtir, à nos yeux, d'une portée toute autre. Au lieu de n'être que des « accidents », des troubles provisoires résultant expressément de l'état de « maladie », ces obstacles-là sont innés dans l'esprit ou le cœur du « malade » ou tout au moins s'y sont formés depuis longtemps sous l'effet de l'éducation ou de l'habitude : évidemment ils ont, dans les âmes, des racines beaucoup plus profondes, et ne sauraient être combattus par les mêmes armes.

Ai-je besoin de donner des exemples de cette seconde catégorie d'obstacles intérieurs ? Les formes qu'ils peuvent revêtir sont encore plus diverses que celles des obstacles « accidentels » dont je viens de parler : car qui donc pourrait se vanter de nous offrir une liste complète de tous les vices et de tous les travers, de toute la série sans fin des infirmités intellectuelles ou morales de notre misérable nature humaine ? Tout au plus peut-on essayer de les classer en trois groupes, suivant qu'ils ressortent plutôt de l'un ou l'autre des trois ordres de notre vie psychique, c'est-à-dire de l'ordre intellectuel, de l'ordre émotionnel, et de l'ordre volontaire.

II. Obstacles d'ordre intellectuel. — Ce sont des idées fausses, des jugements illogiques, des erreurs de mémoire ou d'imagination, etc. Tel homme, par un vice d'esprit qui provient en lui de la naissance ou de l'habitude, ne sait pas *percevoir* les choses, et remplace leur perception par les rêves de sa fantaisie ; tel autre ne sait pas *imaginer*, et cela aussi est un défaut, car le fonctionnement normal de notre intelligence implique toujours un mélange des deux éléments. Le premier de ces deux hommes est incapable de se rendre compte de la réalité, le second de l'interpréter et de la comprendre. Ou bien voici un cerveau qui ne sait pas raisonner juste, tirer des conclusions d'un ensemble de prémisses, ou s'élever de données particulières à des principes plus généraux. Cet autre ne se souvient de rien ; les acquisitions de son esprit s'écoulent au fur et à mesure, comme l'eau d'un vase fêlé. Cet autre encore se souvient trop, et son esprit est comme une maison trop pleine, où la pensée n'a plus de place disponible pour circuler librement. Mais à quoi bon prolonger l'énumération ? Chacun ne sait que trop ce que signifient les mots : « avoir l'esprit mal fait », et combien, hélas ! le nombre de ces esprits-là est grand, et combien il est malaisé de s'entendre avec eux.

Ce qui, peut-être, n'apparaît pas d'abord aussi nettement, c'est la manière dont les vices ou travers « intellectuels » peuvent constituer des « obstacles » à la guérison, en cas de « maladie » ; et cependant il suffit de se rappeler le caractère et la marche de la « maladie » pour concevoir le désavantage que vaut, à un « malade », telle ou telle de ces habitudes mauvaises de son cerveau. Voici un « malade » qui, par nature, perçoit mal, et accorde une part excessive à l'imagination : celui-là ne manquera pas de s'exagérer follement le moindre des troubles morbides qu'il croira avoir constatés en soi. Une simple céphalalgie, et qui elle-même serait beaucoup moins vive si l'attention qu'il y apporte n'en avait exagéré l'intensité, lui apparaît aussitôt comme le signe certain d'une méningite ; sous les paroles rassurantes du médecin, il croît découvrir les pressentiments les plus sombres ; et, de jour en jour, il ajoute au dommage réel de la « maladie » un énorme surcroît de dommages non pas irréels, mais résultant uniquement du déplorable travail de son imagination. Il est vrai que le « malade » qui ne sait pas imaginer est pour le moins aussi à plaindre, lorsqu'il est touché par la « maladie ». Car, s'il ne se crée pas un supplément de souffrances fictives, il se trouve quasi sans défense contre les souffrances réelles. Il n'a pas cette précieuse faculté de nier la douleur qui permet à l'imaginatif de supporter plus facilement le poids de son mal. Chacune de ses sensations douloureuses est, pour lui, un fait positif, et dont il saisit jusqu'aux moindres nuances, sans pouvoir en négliger une partie et se distraire de l'autre en substituant un rêve plus agréable à la tristesse cruelle de la réalité. On aura peut-être quelque peine à le croire : mais c'est pour moi un fait démontré que ce « malade » qui perçoit trop bien, qui voit et qui sent trop fortement les choses réelles pour pouvoir en transformer l'aspect par l'imagination, que ce « malade » là est, en fin de compte, plus difficile à guérir que son confrère trop imaginatif. Oui, j'aime mieux avoir à traiter un infortuné qui s'affole de tout, qui transforme le moindre « bobo » en tuberculose ou en cancer, que l'un de ces esprits « posés » et glacés pour qui l' « illusion » n'existe pas, et qui peuvent à bon droit se flatter d'appeler toutes choses exactement par leur nom. C'est sur ceux-là que la psychothérapie risque le plus de perdre ses frais. A l'affirmation optimiste ils opposent leur certitude, trop incontestable, de la souffrance présente ; et nul moyen de les « divertir », de détacher leur esprit d'un sol où les rive encore plus pesamment leur obligation de percevoir toutes les nuances de leurs maux : tandis que l'imaginatif, lui, est en somme si facile à rassurer, — dussions-nous le tromper un peu pour y mieux réussir !

Voici, d'un autre côté, les vices de raisonnement. Un « malade » a l'esprit fait de telle sorte qu'il ne tire pas, de prémisses données, la conclusion légitime qui en ressort. Ah ! combien celui-là aussi est malaisé à guérir ! Ses faux jugements s'accumulent en lui comme un bloc, une véritable banquise, pour faire obstacle à sa guérison. De tout ce qu'il sent, de tout ce qu'il imagine, et de tout ce qu'on lui dit, il déduit des conséquences qui, s'engrenant l'une dans l'autre, risquent de troubler gravement son équilibre intérieur. Pour le médecin, en particulier, le traitement psychothérapique d'un tel « malade » apparaît constamment semé d'embûches impossibles à prévoir. Et puis, nul moyen de le « raisonner », et, partant, de le persuader. J'ai cependant connu, dans ma longue expérience, cinq ou six personnes, un mari et quelques femmes, qui, à force de volonté et de tendre bonté, avaient réussi à découvrir le secret de faire entendre raison à des esprits faux de cette espèce : mais quel courage héroïque, quel sublime dévouement il leur avait fallu y prodiguer ! La tâche était plus dure, cent fois, que d'apprendre à causer avec un sourd-muet. Ces personnes admirables avaient fini par se pénétrer complètement des vices de conformation du cerveau de leurs compagnons d'existence, par se fausser volontairement leurs propres cerveaux. Elles savaient comment il convenait de suivre les susdits compagnons dans les erreurs de leur jugement, et de quelle façon, par exemple, le seul moyen de persuader à leur « mari » (ou à leur femme) qu'un objet était blanc consistait à leur prouver que cet objet était noir. Oui, mais l'on devine ce qu'un tel entraînement exige de conditions irréalisables pour un médecin. Malheur à celui d'entre nous qui se voit obligé de traiter l'un de ces « malades » au raisonnement faux ! C'est là un des cas (plus nombreux d'ailleurs qu'on le supposerait) où un silence plus ou moins dissimulé est encore la plus sûre des méthodes psychothérapiques.

III. Obstacles intérieurs d'ordre émotionnel. — Et voici maintenant les obstacles intérieurs d'ordre « moral » et « émotionnel ». Tout de même que chacun sait ce que signifie d'avoir « l'esprit mal fait », je n'aurai pas besoin d'apprendre à mes lecteurs ce que signifie d'avoir « le cœur mal fait », non plus que les inconvénients ou dangers que présente le commerce des personnes atteintes de ce défaut naturel de conformation intérieure. Tel homme a simplement « mauvais caractère ». C'est la forme la plus commune du « cœur mal fait », mais aussi, peut-être, la plus détestable. Notre client est bourru, quinteux, insoucieux de plaire, ou même parfois expressément désireux de déplaire. Tantôt d'une façon constante, tantôt par accès, il affecte de rabrouer nos paroles même les plus amicales ; il fait mine de ne pas nous croire, il s'ingénie à nous contredire; tous nos efforts pour conquérir sa confiance échouent pitoyablement, les uns après les autres. A la même catégorie appartiennent encore les « contredisants », espèce terrible et relativement assez nombreuse, dont j'ai eu déjà l'occasion de parler à propos d'une cliente chez qui cet obstacle « naturel » se trouvait encore aggravé par la « maladie ».

Cette pauvre femme, comme je l'ai dit, poussait l'amour de la contradiction jusqu'à se rendre plus malade tout exprès afin de démentir mes affirmations et promesses optimistes : celle-là représentait l'espèce à un degré « héroïque », ou, en tout cas, exceptionnel; mais j'ai retrouvé vingt fois, à des degrés plus modestes et moins invraisemblables, la même tendance plus ou moins inconsciente, portant des malades à ne pas trop souhaiter leur guérison, voire parfois à en négliger un peu les moyens, pour pouvoir m'accabler sous la non-réalisation de mes pronostics favorables. Et la seule possibilité, pour l'humeur « contredisante », d'en arriver quelquefois à cette manière de penser ou d'agir suffit déjà à prouver combien la présence d'une telle humeur, chez un « malade », risque vraiment de constituer un obstacle à la guérison. Sans compter l'extrême difficulté qu'offre toujours, pour le médecin, la présence de cette humeur chez l'un de ses clients. Les plus consciencieux et zélés d'entre nous, hélas ! n'en sont pas moins hommes ; et souvent, il faudrait au médecin une patience surhumaine pour « jouer tout son jeu », en quelque sorte, et déployer librement tout l'appareil de ses procédés psychothérapiques, lorsqu'il sait que la personne à qui il a affaire est toujours prête à lui « rentrer dans le ventre » chacune de ses paroles. Fatalement, un jour arrive, tôt ou tard, où notre bonne volonté se lasse, où la peur d'un nouveau conflit nous amène à éviter des sujets que nous ne manquerions pas d'aborder avec des clients qui seraient eux-mêmes plus « abordables », en un mot à ne remplir que timidement, mollement, incomplètement, notre tâche de conseillers et de « directeurs ».

Il y aurait à signaler encore maintes autres variétés du « mauvais caractère ». Mais mon lecteur, j'en suis sûr, me dispensera de ce soin, et trouvera, dans sa propre expérience des hommes, une quantité suffisante d'exemples de « mauvais caractère » pour comprendre, à la fois, la réalité trop certaine de ce défaut moral et mon droit à le regarder comme une véritable entrave à la guérison. Cette dernière, en effet, est toujours d'autant plus malaisée que l'ensemble des facultés spirituelles est moins homogène. Déjà la « maladie », par soi-même, a pour effet d'ébranler ou de détruire en nous cet équilibre intérieur qui, seul, nous permettrait de lutter victorieusement contre elle ; et qui ne voit combien la lutte menace de devenir plus inégale et plus vaine encore lorsque, par-dessous les désordres expressément produits par la « maladie », existent en nous d'autres désordres plus anciens, d'autres éléments de trouble, d'impureté psychique, de mauvais fonctionnement de l'esprit ou du cœur ?

Pareillement la guérison de la « maladie » rencontre souvent un obstacle, chez les « malades », sous la forme d'une autre anomalie « morale », beaucoup plus sympathique en soi, cependant, que le « mauvais caractère » : la sensibilité excessive, le penchant exagéré à l'émotion, agréable ou pénible. Sur ce point encore, je suis certain que l'opinion du public s'accorde avec celle des médecins psychothérapeutes : tout le monde reconnaît à quel point un tempérament « émotif », — pour employer une expression aujourd'hui courante, — constitue une condition particulièrement fâcheuse dans l'évolution d'une maladie qui, très souvent, a déjà pour cause première le choc d'une émotion trop vive. Il en est de l'excès d' « émotivité », chez les « malades », comme de cet excès d'imagination dont je parlais tout à l'heure. L'infortuné qui, par cela même qu'il est naturellement porté à s'émouvoir plus que de raison, a déjà risqué d'être atteint par la « maladie » dans des circonstances où une autre personne, d'une sensibilité plus rassise, aurait peut-être réussi à lui échapper, celui-là va demeurer désormais exposé sans cesse à de nouveaux « chocs », grands ou petits, qui influeront à leur tour sur la marche du mal dont il est atteint. Tous les jours un souci, une contrariété, un chagrin, énormément grossi dans son cœur par le fait de son tempérament « émotif », viendra renouveler ou aggraver l'effet de la secousse originelle. Cela est, en vérité, si évident que je n'ai pas besoin de m'y arrêter davantage.

Je serais même plutôt tenté d'affirmer que la situation de ces « émotifs », au point de vue particulier qui nous occupe ici, comporte, à côté de ses inconvénients trop réels, un certain nombre d'avantages assez appréciables. Déjà il ne me paraît pas absolument sûr que leur « aptitude » à la « maladie » soit aussi particulièrement grande qu'on le croirait au premier abord. En regard des nombreux « émotifs » que j'ai vus touchés par la « maladie », combien j'en ai connus qui avaient réussi à lui échapper précisément parce que l'habitude de subir une foule de petits « chocs » leur avait rendu moins dangereux le choc particulier d'un deuil ou d'une catastrophe ! Et combien, d'autre part, j'ai connu d'hommes plus résistants, insensibles aux menues misères de l'existence quotidienne, qui, précisément faute d'un entraînement préalable de leur sensibilité, avaient été soudain accablés, terrassés sous le coup de la mort d'un être chéri ou d'une grosse déception imprévue ! A quoi j'ajouterai que, pour les mêmes raisons, le traitement psychothérapique d'un « émotif » m'est toujours apparu moins malaisé, et accompagné de chances plus probables de prompte guérison, que celui de ces « malades » chez qui une émotion unique, mais profonde et persistante, avait comme entaillé le cœur, et désorganisé tout l'ensemble de la vie! Certes, le « malade » trop impressionnable, trop porté à s'émouvoir des moindres choses, a besoin que nous exercions autour de lui une vigilance infatigable : mais avec tout cela lui aussi, comme son frère en infortune l' « imaginatif », est toujours disposé à remplacer par des émotions agréables les émotions douloureuses qui risquaient de lui nuire. Il nous suffit d'un rien pour le « divertir », pour dériver sa sensibilité dans des voies moins dangereuses. Son état, en vérité, réclame de nous plus d'attention et de soins, mais au moins nous sentons que tout ce que nous faisons pour lui a chance de lui être utile; sans compter que notre attention et nos soins nous sont aussi rendus moins pénibles par l'empressement qu'il met à les accepter.

IV. A côté de ces obstacles naturels qui pourraient être appelés des vices (ou des maladies) de la *sensibilité*, je dois enfin mentionner ceux que constituent des vices (ou maladies) analogues de la *volonté*. Ici encore, — car je m'en tiens à des formes psychologiques très communes, — chacun connaît la réalité et la gravité de ces états d' « aboulie » où l'âme devient incapable du moindre effort volontaire; et l'on sait aussi combien, au-dessous de ces cas d' « aboulie » complète, heureusement assez rares, il en existe d'autres où le pouvoir de la volonté se trouve plus ou moins affaibli, et comme engourdi. Soit de tout temps, par l'effet d'une véritable infirmité native, soit peu à peu et à partir d'un certain moment de la vie, sous l'influence de causes souvent assez mystérieuses, tel homme, d'ailleurs intelligent et sensible, éprouve une difficulté plus ou moins grande à *vouloir*, à transformer ses idées et ses sentiments en décisions actives ; et nous le voyons tantôt ne procéder aux plus insignifiants de ses actes qu'après une période douloureuse d'hésitation, et tantôt se refuser complètement à l'action, dans des circonstances où celle-ci nous semblerait, à la fois, lui être facile et éminemment profitable. Ou bien l'atonie de la volonté se trouve remplacée, — soit chez d'autres personnes ou parfois chez les « abouliques » eux-mêmes à d'autres moments, — par des « impulsions » brusques et irréfléchies, qui les portent à accomplir des actes qu'ils n'auraient sûrement pas accomplis de la même façon s'ils avaient eu le loisir d'en examiner et d'en peser les motifs.

Deux mots me suffiront pour faire comprendre au lecteur, une fois de plus, de quelle manière des maladies de la volonté comme celles-là constituent vraiment des « obstacles » à la guérison de la « maladie ». Car, en premier lieu, ce sont précisément des états psychiques de ce genre qui sont l'une des manifestations les plus fréquentes de la « maladie », dans la vie intérieure des personnes qu'elle a touchées ; et l'on comprend par là combien la guérison d'un « malade » se trouve plus difficile à obtenir lorsqu'à ces états « accidentels » d'aboulie ou d'impulsions, résultant de la « maladie », s'en ajoutent d'autres qui tiennent à la nature même des « malades ». Mais au reste, comment ne verrait-on pas que la seule présence de tels états chez un « malade », d'où qu'ils puissent lui venir, est forcément pour lui une entrave funeste, l'empêchant aussi bien de travailler pour son propre compte, activement et délibérément, à sa guérison, que de subir avec fruit, dans ce travail, la collaboration psychothérapique du médecin ? Voici, par exemple, un malade chez qui son tempérament ou les circonstances ont détendu le ressort de la volonté. Non seulement cet obstacle « naturel » ne lui permet pas de « vouloir guérir », au sens où j'ai dit qu'un tel « vouloir » était indispensable ; non seulement il le condamne à vivre sans cesse dans une alternative d'exaltation et de découragement, et puis aussi à ne pas user avec l'énergie désirable des divers moyens de guérir dont il pourrait disposer : notre rôle actif, dans ce genre de cas, est également contrarié, peut-être même annulé, par une telle impuissance du « malade » à changer en résolutions personnelles les promesses, consolations, et exhortations que lui prodiguera un médecin psychothérapeute. Tout cela, en effet, depuis l'affirmation optimiste jusqu'à la persuasion religieuse et aux autres procédés de traitement psychothérapique, tout cela ne saurait avoir, pour le « malade », d'utilité réelle que si ce « malade » parvient à se l' « assimiler », à en faire autant d'éléments essentiels de sa propre vie intérieure.

Imaginons, d'autre part, un malade de tempérament « impulsif ». Celui-là, il est vrai, ne s'abstiendra pas de « vouloir » : mais le caractère soudain, irraisonné, de ses actes de volonté enlèvera plus ou moins à ceux-ci de leur portée bienfaisante. L' « impulsif » variera constamment, à la fois, dans la direction de ses pensées et dans celle de sa conduite ; à tel traitement il en fera soudain succéder un autre tout contraire, etc. Et quant à ce qui est de notre action professionnelle sur lui, quel avantage pourrions-nous attendre de sages raisons, d'arguments rassurants, d'avis précieux, donnés par nous à un malheureux qui, par une fatale infirmité de sa nature, ne tient nul compte du poids ni de la qualité des « motifs », dans les résolutions qu'il adopte brusquement ?

V. J'arrêterai là mon énumération des différentes catégories d'obstacles intérieurs « naturels », en laissant à chacun de mes lecteurs, je le répète, la faculté de joindre à cette liste élémentaire telles autres variétés de l' « esprit mal fait », du « mauvais caractère », ou de la « volonté mal équilibrée » qu'il aura eu lui-même l'occasion de connaître. Pour élémentaire qu'elle soit, l'énumération ci-dessus a de quoi faire comprendre suffisamment l'espèce et la gravité de ces obstacles « naturels », distingués précédemment de ce que j'ai appelé les obstacles intérieurs « accidentels ». Et maintenant il va sans dire que la distinction que j'ai établie entre les deux ordres d'obstacles, *naturels* et *accidentels*, n'a rien d'absolu. Bien souvent, ce qui nous apparaît, chez un « malade », comme un obstacle purement *accidentel*, un simple produit momentané de la « maladie », se trouve être, au fond, le développement et l'exagération « morbide » de tendances qui existaient déjà, plus ou moins cachées, dans la nature psychique de notre client. Cela est vrai pour toutes les formes de l'obstacle « naturel » que je viens d'étudier, depuis des travers comme celui que l'on désigne sous le nom de « mauvaise humeur » jusqu'aux vices les plus désastreux de l'intelligence ou de la volonté. Pour reprendre les derniers exemples que je viens de citer, combien de fois ai-je eu la surprise de découvrir que tel homme en apparence énergique et résolu, dont je n'attribuais d'abord la « veulerie » présente qu'à la seule influence de sa « maladie », était, en réalité, un « faible » par nature, un « aboulique » latent, un être aussi digne de pitié que d'admiration, condamné par son tempérament à une lutte incessante entre l'activité de son cœur et de sa pensée et l'inertie instinctive de sa volonté! » Ou bien voici un autre « malade » chez qui, au premier abord, l'émotivité excessive qu'il me faisait voir m'avait semblé en contraste complet avec son sang-froid et son calme habituels de naguère : mais celui-là aussi était une façon de « héros » qui, par philosophie, par orgueil, ou peut-être par délicate bonté, s'était entraîné à « cacher son jeu », et n'avait cessé de pouvoir réprimer en soi sa vive « émotivité » foncière que sous l'influence déprimante de la « maladie ».

Il est vrai que, dans certains autres cas, toute mon expérience et tout mon zèle psychologiques ne sont point parvenus à mettre le doigt sur les origines « naturelles » de tel travers ou de telle infirmité psychique soudainement aperçus dans l'âme d'un « malade ». J'ai vu ainsi des personnes devenir acariâtres, follement impressionnables, ou encore « impulsives », voire même égoïstes ou déraisonnables, qui, si vraiment elles avaient en soi de tout temps le germe de ces vices de conformation intellectuelle ou morale, avaient su « cacher leur jeu » avec une habileté à peine croyable. Ou plutôt je pencherais à admettre qu'il y a réellement des cas où la « maladie » produit momentanément, dans le cerveau de ses victimes, un trouble mystérieux et profond qui se traduit au dehors par des manifestations psychiques entièrement nouvelles, sans aucun lien avec les dispositions mentales préexistantes.

Mais d'ailleurs, quoi qu'il en soit de ce problème, la distinction que j'ai admise entre les obstacles « naturels » et « accidentels » garde toujours sa valeur « pratique », la seule valeur à laquelle puissent prétendre la plupart de nos distinctions d'ordre psychologique. Indépendamment de toute opinion décisive sur le rapport qui existe entre les deux catégories d'obstacles intérieurs, — par exemple entre l'*aboulie* actuelle d'un « malade » et les tendances secrètes de sa volonté native, — c'est chose incontestable et parfaitement évidente que notre attitude de médecin (ou même de parent ou d'ami) doit être différente selon que la faiblesse de volonté que nous constatons chez un « malade » ne se manifeste dans sa conduite que depuis l'atteinte de son mal, ou bien qu'elle s'y est toujours manifestée, bien avant que le mal apparût à l'horizon. Semblablement il en va pour le mauvais caractère, pour l'émotivité anormale, pour les travers ou les vices purement intellectuels. A supposer même que l'un de nos amis eût, d'instinct, une tendance à des excès d'imagination ou de sensibilité, le fait seul qu'il a réussi à refréner en soi cette tendance aussi longtemps que la « maladie » ne l'a point touché nous empêchera d'avoir pour lui les mêmes sentiments, et d'employer à son égard les mêmes procédés, lorsque nous le verrons devenir brusquement exalté ou trop impressionnable sous l'influence de la « maladie », que s'il s'était pleinement abandonné de tout temps à ces défauts innés de son tempérament. L'ayant vu maître de soi, jusque-là, tout à fait comme si ces germes fâcheux n'existaient pas en lui, nous comprendrons que le développement funeste de ces germes, tout au moins, est vraiment un pur effet de la « maladie », un effet qui aura chance de disparaître à nouveau, dès l'instant de sa guérison. Et ainsi je vais, dans les pages suivantes, maintenir librement ma distinction des deux catégories d'obstacles intérieurs, sans me laisser arrêter par des considérations toutes spéculatives et qui ne sauraient avoir aucune portée au point de vue pratique. Séparément et à tour de rôle, j'examinerai ce que peut notre psychothérapie pour aider les « malades » à supprimer en soi, ou en tout cas à y rendre moins funestes, les obstacles intérieurs *naturels*, qui existent et agissent pleinement en eux depuis leur naissance, et les obstacles intérieurs *accidentels*, dont l'intensité nuisible (sinon peut-être l'origine première) ne s'est manifestée en eux que sous l'atteinte directe de la « maladie ».

V. — De la lutte contre les obstacles intérieurs :

C. — La rééducation.

I. Le problème que je vais aborder maintenant est, en vérité, l'un de ceux qui méritent le plus d'occuper l'attention de tout médecin psychothérapeute ; et nombre de mes confrères seraient même disposés à le considérer comme le problème dominant de la psychothérapie tout entière. Le fait est que les diverses méthodes pratiques dont j'ai parlé jusqu'ici, avec leur éminente portée curative et le caractère incontestablement « psychothérapique » que nous sommes en droit de leur attribuer, ne constituent cependant, pour ainsi dire, qu'une psychothérapie *indirecte*, — agissant certes sur l'âme des malades, mais n'atteignant pas *immédiatement* la partie « malade » de cette âme. Il en est de ces méthodes comme des procédés de traitement corporel qui, pour guérir une affection du foie ou des reins, ne s'adressent pas expressément à ces organes lésés, mais tâchent à modifier favorablement l'état physique général, avec l'espoir de faire participer les susdits organes lésés à l'amélioration totale ainsi obtenue. Lorsque nous prodiguons à un « malade » toutes les formes possibles de l'*affirmation optimiste*, lorsque nous travaillons à écarter de l'horizon de son existence les obstacles *extérieurs* qui ont produit ou aggravé et qui entretiennent sa maladie ; lorsque nous recherchons à son intention le mode de « divertissement » le mieux approprié à ses aspirations naturelles ; voire même lorsque, pour lutter plus efficacement contre des obstacles d'ordre *intérieur*, nous recourons à l'arme sans pareille que peut parfois devenir entre nos mains la foi religieuse, toujours encore, dans tout cela, notre manière d'agir ressemble un peu à celle qui, en présence d'une maladie du foie, nous porte à prescrire un changement de régime, les ressources de l'hydrothérapie, le repos plus ou moins complet, etc.

Aussi comprend-on qu'un tel emploi *indirect* de la psychothérapie n'ait pas suffi à satisfaire l'ambition généreuse de maints initiés de la science nouvelle, et que, par delà nos méthodes de traitement psychique *général*, ces hardis et savants psychothérapeutes se soient efforcés d'appliquer à la cure de leurs clients des procédés d'un traitement en quelque sorte plus *local*, — des procédés équivalant un peu à ce que serait, vis-à-vis d'une affection du foie, l'emploi de l'opothérapie hépatique, ou bien encore du bistouri. Or, où donc y aura-t-il lieu, pour le médecin, à atteindre ainsi *directement* la partie « lésée » de l'âme, si ce n'est précisément dans les cas du genre de ceux que nous sommes en train d'étudier, c'est-à-dire de ceux où l'âme de nos clients nous présente, en effet, une partie « lésée », sous l'espèce de ces vices de conformation ou de fonctionnement, — naturels ou accidentels, — de l'intelligence, de la sensibilité, ou de la volonté, que j'ai appelés les « obstacles intérieurs » à la guérison ?

Lorsque l'âme d'un « malade » ne nous montre aucune trace d'un défaut de cet ordre, — chose qui n'a rien d'impossible, ni d'exceptionnel, — force est bien à la psychothérapie soit de s'abstenir de toute intervention (comme y consentirait volontiers le « radicalisme » orgueilleux et intransigeant de la jeune école), ou bien de s'en tenir simplement à des procédés psychothérapiques d'ordre *général*, comme ceux que nous avons étudiés jusqu'ici. Que si, au contraire, la » maladie » a eu pour conséquence de troubler *entièrement* l'âme d'une de ses victimes, là encore il est clair que le médecin est obligé de ne recourir qu'à ces grandes et précieuses méthodes de psychothérapie *générale* qui ont fait l'objet des chapitres précédents. Il arrive parfois, en effet, que, sous l'influence d'un « choc » très violent, la « maladie » revête chez certaines personnes prédisposées l'aspect, — heureusement tout passager, — d'une véritable folie, désordonnant à la fois l'esprit et le cœur, et enlevant au « malade » toute possession de soi-même. Ce sont des cas où certains praticiens jugent indispensable l'isolement complet et rigoureux du malade, tandis que d'autres, — et mon expérience m'amène de plus en plus à les approuver, — tâchent à hâter et à faciliter la guérison de cette espèce de folie (guérison presque toujours certaine) en multipliant auprès du malade l'usage de procédés psychothérapiques infiniment simples et « rudimentaires » accompagnés d'un traitement tout physique qui, dans ces cas plus encore que dans tous les autres, constitue l'un de nos grands moyens de combat contre la « maladie ». Mais soit que l'on adopte l'une ou l'autre de ces deux lignes de conduite, jamais assurément on ne s'avisera d'essayer, dans ces cas de perturbation totale d'une âme, l'emploi de la psychothérapie « directe », et quasi « spécifique », qui apparaît à la jeune école susdite la seule « psychothérapie » digne de ce nom. C'est donc uniquement, comme je le disais tout à l'heure, en face d'un trouble psychique particulier et restreint qu'il peut être question d'un traitement « immédiat » et « local ».

Et, en vérité, les prétentions des plus hardis novateurs, — jusqu'à ce jour, du moins, — ne vont pas au delà. Elles se réduisent à ramener l'ordre dans les esprits ou les cœurs dans lesquels se manifeste une défectuosité partielle, relevant de l'une quelconque des diverses catégories d'obstacles « intérieurs » que j'ai énumérés. C'est seulement à la lutte contre les obstacles intérieurs que s'appliquent ces ingénieux procédés de « rééducation » où l'on voudrait voir la partie principale, essentielle, de la psychothérapie, sinon la psychothérapie tout entière. Et, certes, je suis tout disposé pour ma part à reconnaître l'importance qu'offriraient, pour le psychothérapeute, des procédés qui lui permettraient d'agir ainsi « directement » sur la partie « malade » de l'âme. Il est sûr que, dans la mesure où de tels procédés seraient possibles, ils constitueraient une psychothérapie plus active, ou du moins offrant à l'activité du médecin un but plus précis, que l'ensemble des méthodes « indirectes » examinées jusqu'ici.

Les résultats obtenus par l'emploi de ces procédés de « rééducation » n'auraient d'ailleurs jamais, en vérité, qu'une portée curative assez restreinte, puisqu'au lieu de s'adresser à toute la « maladie » ils ne nous permettraient que de lutter contre tel ou tel des obstacles particuliers qui empêchent ou qui retardent la guérison ; et l'on entend bien que, en supposant même que la psychothérapie de demain réussisse de la façon la plus complète à supprimer l'influence fâcheuse de chacun des obstacles qu'elle attaquerait ainsi de front, toujours encore la pratique de cette psychothérapie « immédiate » aurait à être accompagnée et renforcée par l'emploi de méthodes générales comme l'*affirmation optimiste*, ou le *divertissement*, — qui, elles, plus modestement mais non pas moins efficacement, travaillent à réconforter l'âme entière des « malades », et à leur procurer la guérison décisive. Mais, cela admis, je suis pleinement disposé à reconnaître, encore une fois, tout ce qu'aurait de précieux, — dans la petite sphère de son action, — une psychothérapie « directe » et « rééducative » comme celle dont je viens d'indiquer le caractère et l'objet; la question est simplement de savoir en quelle mesure une telle psychothérapie est possible, et jusqu'à quel point ses résultats ont de quoi compenser, pour le psychothérapeute, la difficulté de l'effort qu'elle exige. C'est donc ce que je vais rechercher très rapidement, en considérant tour à tour la manière dont il nous est loisible de lutter « directement » contre les deux grandes catégories d'obstacles *intérieurs*.

II. Les obstacles intérieurs naturels. — Prenons tout d'abord la catégorie de ces obstacles intérieurs que j'ai appelés « naturels », et voyons ce que peut faire contre eux une « rééducation » psychothérapique ! Supposons qu'un « malade », en plus des divers troubles psychiques résultant chez lui de son état de « maladie », ait *naturellement* l'esprit faux, ou bien encore qu'il se trouve affligé, également par nature, d'une « émotivité » excessive. Que ce soient là des « obstacles » à la guérison de son état de « maladie », je crois l'avoir déjà suffisamment démontré ; et certes rien ne saurait être plus sage, ni plus louable sous tous rapports, que de tenter une lutte « directe » contre de tels obstacles, qui risquent de stériliser plus ou moins complètement toutes nos entreprises ayant pour objet la guérison définitive du « malade ». Oui, mais il est bien évident qu'une tentative de ce genre devra principalement revêtir le caractère d'une véritable lutte, c'est-à-dire devra tendre à délivrer l'esprit ou le cœur du malade du vice foncier qui s'y trouve contenu ; c'est expressément à déraciner de l'intelligence du patient ses mauvaises habitudes de percevoir ou de raisonner, à détruire en lui son émotivité anormale, que devra viser toute psychothérapie « rééducatrice ». Et aussitôt je déclare, — sans même vouloir entrer ici dans le détail des procédés dont prétend disposer à cet effet la nouvelle école, — je déclare qu'une semblable lutte « directe » contre l'obstacle *naturel* a les plus grandes chances de demeurer infructueuse.

Pourquoi ? Parce que cette sorte de vices ou de travers *naturels* ont toujours en nous des racines si profondes que nulle force humaine ne peut raisonnablement songer à les extirper. Que mon lecteur se rappelle seulement sa propre enfance, ou celle de ses fils ! Combien de soins ont été prodigués pour arracher, de l'âme encore fraîche et malléable de l'enfant, tel penchant, intellectuel ou moral, qu'y avait déposé un mystérieux atavisme ! Par la menace et par la caresse, par les punitions les plus rigoureuses et par l'offre des récompenses les plus alléchantes, nos parents, nos maîtres, se sont ingéniés à nous débarrasser d'un défaut qui, à ce moment de notre vie, n'apparaissait encore chez nous que d'une façon rudimentaire, à peine sensible. Et que si vraiment ce défaut nous était « naturel », rien de tout ce qu'on a entrepris contre lui n'a pleinement réussi à nous en affranchir. Tout au plus avons-nous pu, quelquefois, nous laisser amener à réprimer, plus ou moins durablement, les manifestations extérieures du funeste penchant inné : la source profonde du penchant ne s'est point tarie, et tôt ou tard, lorsque la contrainte de l'éducation a cessé de peser sur nous, nous avons vu notre intelligence ou notre caractère s'affirmer décidément suivant sa pente « naturelle ». Celui de nous qui était né avec l'esprit faux a recommencé à raisonner faux ; celui qui, par instinct, avait l'humeur violente, ou prompte à l'émotion, ou portée à la contradiction, a été forcé de s'avouer qu'il y avait là, pour lui, une fatalité irrésistible, — au moins quant au fond secret de son être, et sauf pour lui à pouvoir, jusqu'au bout, modérer ou contenir, par des actes indéfiniment répétés d'énergie morale ou parfois de dissimulation, l'épanchement au dehors de ces tendances innées qui persistaient en lui. Je n'oublierai jamais, pour ma part, l'étonnement mêlé d'un certain effroi qu'il m'est arrivé d'éprouver, à deux ou trois reprises, en observant de jeunes enfants qui ne savaient absolument rien de leurs parents, tandis qu'il m'avait été donné, à moi-même, de connaître ceux-ci de tout près. Elevés dans des milieux profondément différents de celui où avait autrefois vécu leur père, surveillés par leurs éducateurs avec une sollicitude infatigable, grondés et châtiés à la moindre démonstration extérieure de tel penchant héréditaire dont ils ignoraient tout à fait la présence en soi, ces enfants ne s'en obstinaient pas moins à suivre inconsciemment la voie où j'avais vu leurs parents marcher, courir, — hélas ! succomber, — avant eux.

Telle est, je ne crains pas de l'affirmer, la puissance en nous de la plupart de ces obstacles *naturels* contre lesquels on voudrait déployer les ressources, forcément bien restreintes, d'une « rééducation » psychothérapique ! Je dis : bien restreintes, car, pour savantes et variées qu'on les imagine, leur efficacité sera toujours nécessairement atténuée par le peu de temps dont on disposera pour les mettre en œuvre. Qu'est-ce que trois mois, qu'est-ce qu'une année entière de conversations d'une heure par jour pour lutter contre un de ces vices du cœur ou de l'esprit que n'ont pu déraciner ni l'éducation des parents et des professeurs, ni l'effet pédagogique, — bien autrement rigoureux encore, — de toute l'expérience pratique d'une vie ? Sans compter que celui sur l'âme duquel on se proposerait de travailler ainsi se trouve être un « malade », c'est-à-dire un être chez qui tous les ressorts de la résistance contre soi-même sont momentanément détendus ! C'est dans cette âme fatiguée, affaiblie, incapable de tout effort de direction intérieure, c'est dans cette âme que l'on voudrait détruire, en quelques mois, l'œuvre non seulement de trente ou de quarante années, mais de la succession indéfinie de siècles d'où résulte notre héritage intellectuel et moral ! Non, quelque subtilité que nous puissions apporter à nos méthodes de « rééducation », jamais nous n'empêcherons un esprit faux de rester un esprit faux, ni nous n'humecterons un cœur sec, ni n'accoutumerons un « émotif » à devenir impassible en face des événements de sa vie quotidienne.

Et qu'importe, après cela, toute la rééducation « positive » que nous pratiquerons à l'égard d'un « malade » ? En vain nous lui révélerons mille pensées nouvelles, mille façons nouvelles de sentir : l' « obstacle » essentiel à sa guérison, celui-là, restera toujours debout, après comme avant notre cure ; et trop heureux devra s'estimer notre patient si cet apport supplémentaire que nous nous serons évertués à lui offrir n'a point pour résultat d'aggraver encore, chez lui, le poids douloureux que constitue invariablement, pour tout « malade », l'exercice même le plus simple et le plus normal de ses facultés psychiques !

Dira-t-on que, du moins, un travail assidu de « rééducation » a des chances d'être plus efficace dans les cas où l'obstacle intérieur relève du domaine de la volonté ? Le fait est que ce domaine particulier, la volonté, est bien celui où la jeune école des « rééducateurs » se flatte d'obtenir ses plus beaux succès. Au moyen d'une habile « gymnastique » morale, l'on se fait fort de réveiller les énergies latentes, ou bien encore de régulariser le fonctionnement d'un vouloir qui, jusque-là, procédait par des alternances d'états « abouliques » et d'impulsions irraisonnées. Et en vérité je dois reconnaître que, au point de vue de ce qu'on pourrait appeler la « rééducabilité », la volonté occupe une situation exceptionnelle parmi nos diverses facultés psychiques. Autant nos efforts risquent de demeurer vains lorsqu'il s'agit du « redressement » d'un esprit ou d'un cœur, autant il nous est parfois possible de réussir à opérer un « redressement » du même genre sur une volonté qui se trouve être, par nature, ou trop inerte ou trop irrégulière. C'est, aussi bien, ce que nous affirmeront tous les pédagogues qui ont eu le loisir de réfléchir aux résultats de leur expérience professionnelle.

Pourquoi cela est ainsi, je ne me charge pas de l'expliquer. Peut-être la cause en est-elle à ce que les vices de conformation de la volonté ne sont jamais aussi profondément « naturels » que ceux de l'intelligence ou du sentiment ? Au lieu d'avoir leurs racines dans le fond le plus intime de notre être, ils proviennent simplement, pour ainsi dire, d'un accident de notre constitution psychique, comme ces nez aplatis que l'on voit chez certains enfants, et qui risquent de demeurer toujours un peu camards si l'on ne prend pas la peine d'extirper les végétations adénoïdes qui les empêchent de se développer. Toujours est-il que j'ai observé plusieurs fois, pour ma part, de véritables « redressements » de la volonté, obtenus par des parents ou des maîtres intelligents et affectueux, tandis que je continue à croire que nulle éducation n'arrivera jamais à corriger un esprit foncièrement faux, ni à gratifier d'un cœur l'enfant qui a l'infortune, — ou peut-être la chance, — d'être venu au monde sans cet organe symbolique.

Si bien que, en principe, et si l'on se place au point de vue théorique, on ne saurait qu'approuver la manière dont les psychothérapeutes, — anciens et nouveaux, — s'attachent tout particulièrement à cultiver, chez leurs clients, ce terrain privilégié qu'est la volonté. Reste seulement à savoir si un « malade » de l'espèce de ceux qu'ils ont à traiter a de quoi leur offrir, sous ce rapport, les mêmes chances de succès que les jeunes enfants dont je viens de parler ; et c'est malheureusement ce que, pour ma part, je ne puis guère admettre. Certes, comme je l'ai dit, la volonté est en nous une faculté plus malléable, — en quelque sorte moins irrémédiablement « naturelle », — que les autres : mais, à côté de la première nature, il y a en nous la « seconde », constituée par l'habitude ; et celle-là se fait sentir aussi fortement dans le domaine de la volonté que dans tout le reste de nos forces psychiques. Je me chargerais, à la rigueur, de guérir l' « aboulie » ou les « impulsions » d'un enfant, ou plutôt j'accepterais de faire l'essai d'une cure de ce genre : mais lorsqu'un être humain s'est accoutumé pendant un quart de siècle (ou plus encore) à mésuser de sa volonté, j'avoue que je reculerais devant la somme de patience, d'énergie, et d'adresse psychologique qu'exigerait la « rééducation » de cette volonté-là, sans compter toute la difficulté supplémentaire qui résulte encore, dans l'espèce présente, du fait même de la « maladie », et des conditions où peut et doit s'effectuer notre traitement psychothérapique. Car non seulement notre « aboulique » ou notre « impulsif » se trouve privé, par son état morbide, d'une partie des moyens intellectuels qui lui permettraient, en temps ordinaire, de collaborer efficacement avec nous pour la remise en ordre de sa volonté : mais il ne faut pas oublier, en outre, que ce « malade » est toujours pour nous un hôte ou un visiteur relativement provisoire, et sur lequel notre action « rééducatrice » ne pourra s'exercer que bien peu de temps, en comparaison des longues années de lutte incessante que réclamerait une tâche aussi grave.

Est-ce donc à dire que nous devions renoncer à assumer cette tâche ? Non, certainement ; et j'estime que le fait seul de l'avoir tentée implique déjà un profit positif pour notre client, qui a besoin d'une manifestation active de notre sollicitude afin de s'entraîner soi-même à se délivrer de son mal. Si même nous n'aboutissons pas à lui donner une volonté nouvelle, non plus qu'à « redresser » la volonté boiteuse dont il est pourvu, du moins le « divertissement » que nous lui procurons, en travaillant avec lui à cette entreprise presque irréalisable, contribuera à hâter la guérison de sa « maladie » ; et c'est là, à coup sûr, un résultat thérapeutique dont on ne pourrait trop encourager la poursuite. Tout ce que je ne puis m'empêcher d'affirmer, c'est qu'il m'est bien difficile de partager la confiance de quelques-uns de mes confrères dans l'efficacité « directe » des divers procédés de « rééducation », même dans les cas où l'obstacle à combattre est du ressort de la volonté, lorsque cet obstacle se trouve être devenu doublement « naturel », chez un « malade », sous la double influence de l'instinct et de l'habitude. Et aussi m'excusera-t-on de ne pas m'arrêter à définir le détail de ces procédés, qui d'ailleurs, comme on l'entend bien, sont toujours plus ou moins empruntés à l'arsenal « éducatif » de la pédagogie, et nous ont été décrits dans maints ouvrages récents des plus méritoires.

M'objectera-t-on, après cela, qu'il y a cependant une forme particulière d' « aboulie » dont la présence constitue, pour la guérison du malade, un obstacle si grave qu'il semble que le médecin soit toujours tenu de lutter « directement » contre lui, et de parvenir ainsi « directement » à le supprimer, sous peine de voir échouer tout l'effort de son traitement ? C'est, à savoir, l' « aboulie » qui empêche le malade de « vouloir guérir », et lui interdit d'apporter à notre tâche curative cette collaboration personnelle dont je ne saurais trop répéter qu'elle est une condition presque indispensable de toute guérison. Voici un client qui, par l'effet d'une faiblesse naturelle de sa volonté, nous fait voir une espèce de torpeur ou d'indifférence profonde, sans que nos plus énergiques promesses de guérison aient chance jamais de le tirer de cet état d'apathie plus ou moins complète : comment espérer de lui rendre la santé, si, tout d'abord, nous ne réussissons pas à lui « refaire » une volonté ?

L'objection est loin d'avoir, en réalité, la force que nous pencherions à lui accorder à première vue : car avant toute chose j'y répondrai que les cas d' « aboulie » de ce genre sont infiniment rares, de telle manière que la question relèverait plutôt d'un ordre purement théorique. Il y a certes des malades, — et surtout parmi ceux qui se trouvent atteints de l'affection spéciale que j'ai désignée du nom de « maladie », — qui entravent et déconcertent notre œuvre de médecins en ne « voulant pas guérir », ou tout au moins en n'étant pas capables d'exercer avec une force et une continuité suffisantes la collaboration volontaire qu'exigerait leur guérison. Mais presque toujours cette forme-là de l' « aboulie » appartient à ce que j'ai appelé la catégorie des obstacles « accidentels ». C'est seulement depuis qu'ils sont « malades », et parce qu'ils sont « malades » que ces clients se trouvent privés du ressort naturel qui les porterait à désirer la santé. Leur « aboulie » n'est nullement le fait de leur tempérament, non plus que d'une habitude enracinée en eux. Souvent même, au contraire, cette paralysie morbide de la volonté se produit chez des personnes qui, jusque-là, nous montraient un caractère éminemment actif et résolu, comme si leur volonté se fatiguait chez eux en raison du grand usage qu'ils étaient accoutumés à en faire. Si bien que la lutte contre cet obstacle n'a rien de commun avec celle dont nous nous occupons à présent, et aura à être examinée tout à l'heure, lorsque j'en viendrai à considérer ce que peut la « rééducation » à l'endroit d'obstacles de l'ordre « accidentel ». Et quant à des malades qui « ne veulent pas guérir » parce qu'ils ont, *de nature*, une volonté défaillante, ceux-là, je le répète, ne se rencontrent quasi jamais dans notre pratique médicale. Pourquoi cela est ainsi, je ne m'arrêterai pas à essayer de l'expliquer, ni non plus à essayer de définir précisément la différence incontestable qui existe entre la « volonté de guérir », telle qu'elle est nécessaire au succès de la guérison, et ce que l'on entend communément, proprement, par le mot de « volonté ». Tout au plus dirai-je encore que, à mon avis, la forme d' « aboulie » dont je viens de parler, consistant pour un malade à ne pas « vouloir guérir », n'est jamais, — même dans les cas où elle survient « accidentellement », comme un produit immédiat de la « maladie », — un phénomène d'ordre aussi purement « volontaire » qu'on serait tenté de le supposer. En fait, même chez les « malades » dont l'énergie naturelle se trouve momentanément relâchée ou paralysée, cette défaillance de la « volonté » ne joue pas un très grand rôle dans la manifestation de l' « apathie » qu'ils nous opposent, et qui nous rend trop souvent difficile notre tâche professionnelle. Ces « malades » ont beau avoir, en effet, leur volonté détendue : si nous les sentons incapables de nous aider à les guérir en « voulant guérir », c'est surtout parce que leur esprit leur représente la guérison comme impossible, ou bien encore comme requérant d'eux un effort trop au-dessus de leurs moyens présents. Que le médecin parvienne simplement à les convaincre de la possibilité de leur guérison, à leur faire apparaître celle-ci comme certaine et facile, pouvant être obtenue par eux sans une dépense excessive de leur force vitale ; et aussitôt ces malades qui, la veille encore, nous semblaient obstinés à ne pas vouloir guérir, aussitôt nous les verrons s'abandonner librement à ce besoin de guérir qui, au fond, est bien moins une « volition » raisonnée qu'un instinct quasi organique, un penchant naturel de l'être tout entier. D'où ressort une conclusion si évidente que je ne puis m'empêcher de la formuler dès maintenant, encore qu'elle puisse et doive se rattacher plutôt à l'étude de ces obstacles « accidentels » dont j'aurai à m'occuper plus en détail dans les pages suivantes : puisque l'apathie des malades tient, pour une très grande part, à l'idée qu'ils se font de l'impossibilité pour eux de guérir, ou du moins d'être en état de contribuer efficacement eux-mêmes à leur guérison, la meilleure manière de lutter contre un tel obstacle consiste à employer, avec un redoublement de vigueur et d'habileté persuasives, cette arme inappréciable qu'est toujours, dans tous les cas, l'*affirmation optimiste.*

Ainsi donc, tout compte fait, ni à l'endroit des obstacles *naturels* d'ordre intellectuel, ou émotionnel, ni même à l'endroit des obstacles *naturels* d'ordre volontaire, les procédés de lutte « directe » ne me paraissent offrir des chances de succès aussi considérables que seraient portés à l'affirmer des partisans trop zélés de la « rééducation » psychothérapique. Pour ingénieuses et savantes que puissent être les nouvelles méthodes « rééducatives », — et pour variées aussi, car le fait est que chaque praticien a les siennes, — la nature et l'habitude sont en nous des forces si puissantes, séparément et surtout quand elles agissent de concert, que le petit effort, tout momentané et intermittent, qu'il nous est possible de leur opposer ne saurait parvenir à en détruire l'effet. Mais de là ne résulte nullement, je m'empresse de le dire, que notre psychothérapie doive se considérer comme désarmée en présence de ces obstacles « naturels », trop souvent indestructibles ! Faute pour nous de pouvoir lutter « directement » contre eux, il nous reste toujours la ressource d'entreprendre une lutte « indirecte », en tâchant à compenser le mauvais effet des obstacles de ce genre, ou encore à « tourner » ceux d'entre eux qu'il nous serait décidément trop malaisé d'aborder de front. C'est ce que j'aurai à exposer tout à l'heure : mais il faut d'abord que j'examine sommairement les ressources que peut nous fournir la lutte « directe », sous la forme des procédés de « rééducation », dans les cas où les obstacles intérieurs qui empêchent ou retardent la guérison se trouvent être d'ordre « accidentel », c'est-à-dire ne sont, chez nos clients, qu'un simple produit de la « maladie ».

III. Les obstacles accidentels. — Autant il est sûr que les procédés de « rééducation » n'ont guère de chances de nous procurer de bien sérieux avantages lorsque nous les employons à lutter contre des obstacles intérieurs d'ordre *naturel*, autant l'on serait tenté de croire, au premier abord, qu'une lutte « directe » doit se trouver à la fois possible et efficace quand elle s'adresse à des obstacles intérieurs d'ordre *accidentel*, survenus chez nos clients au moment de l'apparition de la « maladie », ou même souvent durant le cours de celle-ci. Ne paraît-il pas, en effet, que toutes les objections que j'ai signalées tout à l'heure contre l'efficacité d'une lutte « directe » doivent perdre toute leur portée lorsqu'il s'agit de cette seconde catégorie d'obstacles intérieurs ? Et comment ne pas supposer que, dans les cas de ce genre, un effort relativement assez court aura parfaitement de quoi nous permettre de faire disparaître, — ou tout au moins d'atténuer pour une bonne part, — une perturbation mentale née d'hier, sans aucune racine profonde dans l'âme du malade ?

Voici une personne qui, pendant quarante ans, a raisonné avec une justesse parfaite, ou encore a montré une sensibilité à peu près normale ; et puis, un beau jour, dans son cœur, déséquilibré par la « maladie », un trouble imprévu et singulier a commencé à se manifester. Cette personne s'est mise à « raisonner faux » sur tel ou tel point particulier ; ou bien elle s'est mise à changer d'humeur, en devenant, par exemple, irritable, hargneuse, prompte à s'émouvoir sans motif. Quoi de plus simple à la fois et de plus légitime, croirait-on, que de tâcher à remettre le bon ordre dans ce cœur ou dans cet esprit, fortuitement désordonnés, en recourant à des moyens de « rééducation » équivalents aux procédés tout élémentaires que nous employons chaque jour à l'égard de tel de nos clients à qui la fracture d'un bras ou d'une jambe a fait, momentanément, oublier l'usage normal de ce membre ? Et à combien plus forte raison encore ces espérances de suppression de l'obstacle « accidentel » ne doivent-elles pas nous paraître fondées quand, au lieu de porter sur l'intelligence ou la sensibilité du « malade », l'obstacle se trouve avoir atteint sa volonté, — dont j'ai dit déjà combien elle était toujours malléable et facile à « redresser », en comparaison du reste de nos facultés psychiques ?

Un jeune ingénieur, — je cite l'un des derniers cas de ce genre qui me soient passés sous les yeux, — a constamment donné des preuves méritoires d'activité et de résolution : bravement il s'est frayé un chemin dans la vie, s'est conquis une situation honorable et lucrative, a assuré le sort d'une mère et de deux jeunes sœurs que la mort de son père avait laissées à sa charge. Mais voici que le climat de la colonie où il s'en était allé vivre depuis sept ou huit ans a fini par lui donner une maladie qui, pendant plusieurs mois, n'a semblé avoir touché en lui que le gros intestin; une dysenterie, d'ailleurs moyenne, et strictement conforme au type classique, c'est là ce qu'ont reconnu chez M. G... tous ceux de mes confrères qui ont eu à le traiter; et certes aucun autre diagnostic n'était possible en présence de symptômes aussi rigoureusement « localisés ». Au fait il se peut que vraiment, tout d'abord et pendant ces quelques mois, l'inflammation intestinale ait été seule en jeu, et que la « maladie » ne se soit ajoutée que plus tard à l'affection organique qui avait atteint M. G... Ce que je puis affirmer pour ma part est que, au printemps passé, quand celui-ci est venu me voir, la « maladie » se trouvait pleinement installée chez lui, en compagnie de l'affection intestinale du début, qui, d'ailleurs, tendait à décroître sous l'influence du changement de milieu. Et l'un des symptômes les plus marqués de cette « maladie », chez M. G..., — mais non pas l'unique symptôme, et mon diagnostic s'appuie sur tout un ensemble de phénomènes bien caractérisés, — se trouvait être la transformation soudaine de cet homme d'action en un « aboulique » de l'espèce la plus misérable. Mon pauvre client ne pouvait plus « vouloir » ; depuis ses intérêts les plus graves jusqu'aux plus médiocres détails de sa vie quotidienne, la moindre décision à prendre l'épouvantait ; et un de mes confrères parisiens, qu'il avait consulté avant moi, l'avait très sérieusement engagé à aller s'enfermer dans une maison de santé.

Le médecin qui lui avait donné ce conseil espérait-il que, dans l'établissement où se réfugierait notre « aboulique », d'habiles psychothérapeutes se livreraient à une « rééducation » de sa volonté ? En tout cas, l'idée d'une telle « rééducation », appliquée à un obstacles aussi manifestement « accidentel » que celui-là, était à coup sûr des plus séduisantes ; et le fait est que moi-même, sur-le-champ, j'ai essayé de remettre en état la volonté, brusquement détendue, de mon nouveau client. Par toute sorte de menus procédés d'entraînement graduel, je me suis efforcé de rhabituer le malade à prendre un parti, à choisir sans trop d'hésitation entre deux motifs d'action opposés, et puis, ayant fait son choix, à exécuter l'acte ainsi résolu. Et, en vérité, je ne saurais dire à quel point mes tentatives de « gymnastique » ou d' « orthopédie » mentales ont merveilleusement réussi dès les premiers jours. Moins d'une semaine après le commencement de ma cure, M. G... se félicitait d'avoir presque entièrement retrouvé son énergie de naguère. Il ne tâtonnait plus avant de se décider, ne se désolait plus après s'être décidé, en un mot toute trace de son « aboulie » accidentelle des mois précédents avait disparu. Avec quel entrain, au sortir de nos longues séances de « rééducation », il se promettait d'user désormais de la précieuse force psychique ainsi reconquise !

Hélas ! la victoire était trop rapide et trop belle pour pouvoir être durable. Un jour, au lendemain même de cette mémorable séance où mon client m'avait annoncé le retour triomphal de sa faculté de vouloir, je l'ai vu m'arriver tout déconfit ; et moi-même n'ai pu m'empêcher de me sentir à la fois navré et un peu confus en me rappelant avec quelle confiance naïve, la veille, — malgré l'avertissement trop certain de mon expérience antérieure, — je m'étais flatté d'avoir magistralement mené à bien mon savant effort de « rééducation ». Durant la nuit qui avait suivi l'admirable séance susdite, mon client, — sous l'effet d'un petit écart de régime, — avait senti s'aggraver brusquement sa dysenterie coloniale ; et il n'en avait pas fallu davantage pour qu'aussitôt tout le magnifique édifice de la volonté que j'avais réussi à lui restituer s'effondrât tout d'un coup, comme un château de cartes.

Etait-ce donc que ma tentative avait été trop brève, ou bien était-il nécessaire de la renouveler plusieurs fois, pour en enfoncer plus profondément les fruits dans l'âme du malade ? Je l'ai renouvelée, en effet, et pendant plusieurs semaines je me suis attelé de nouveau à une tâche qui, du reste, m'était rendue agréable et aisée par l'excellence des résultats immédiats qu'elle ne cessait pas de me procurer. De nouveau, durant quelques jours, la volonté de mon client se ranimait, retrouvait sa souplesse et son énergie anciennes ; et puis, de nouveau, parfois sous l'influence d'un autre « accident » et parfois aussi sans l'ombre d'une cause appréciable, M. G... voyait revenir son « aboulie », comme une de ces névralgies que nous parvenons à dissiper à l'aide d'une suggestion très active ou d'un anesthésique, mais qui toujours reparaissent aussitôt que cette influence passagère a perdu son pouvoir. Et c'est seulement au cours de l'été, après une saison à Vichy, où M. G... s'est enfin absolument débarrassé de sa dysenterie, que la « maladie » qui s'était jointe à cette affection première a consenti, elle aussi, à l'abandonner, emportant avec soi tout vestige de la malencontreuse « aboulie » de mon client.

Je pourrais citer une foule d'exemples analogues. Toute ma longue habitude d'observation psychologique des « malades » a contribué à mettre pour moi en pleine lumière le caractère éminemment « symptomatique » de tous les troubles mentaux que j'ai appelés les « obstacles intérieurs accidentels » à la guérison. Aussi bien dans l'aventure de M. G... que dans tous les autres cas de « maladie » qu'il m'a été donné d'étudier, j'ai toujours constaté que ces troubles étaient trop intimement liés à l'état général des « malades » pour avoir chance d'être guéris séparément. Nulle persuasion, nulle suggestion, nulle gymnastique morale n'a sur eux un pouvoir vraiment profond et durable. Le « malade » dont l'intelligence, ou la sensibilité, ou la volonté se trouve ainsi accidentellement altérée, peut bien s'entraîner pendant quelque temps à ne point manifester l'espèce de « tic », voire de véritable infirmité dont il est atteint : mais ni lui-même ni personne n'ont le moyen de l'en délivrer d'une façon complète et définitive, aussi longtemps que durera la « maladie » qui amène et produit en lui ces désordres psychiques.

Que l'on me permette de raconter encore, à ce propos, l'histoire très caractéristique d'une dame que j'ai eu à soigner il y a deux ans ! Par suite du « choc » d'une opération de fibrome du sein, cette dame était tombée dans un état de « maladie » dont les deux symptômes principaux étaient un relâchement général de ses forces corporelles et une idée fixe inopinément installée dans son cerveau. L'idée fixe consistait en une crainte affreuse qu'avait, à présent, la malade de mourir subitement. Il est vrai que, d'abord, elle aussi, — comme tels autres des « malades » dont j'ai eu déjà l'occasion de parler, — elle s'était refusée à m'avouer sa « phobie » dominante. Elle m'avait dit simplement qu'elle n'osait plus traverser les rues, et que la solitude lui était devenue intolérable. Mais bien d'autres observations précédentes m'avaient appris que ces deux « phobies », la peur de traverser des espaces vides et l'horreur anormale de la solitude, étaient très souvent les effets d'une autre crainte plus profonde : celle d'une catastrophe soudaine. Aussi ai-je demandé, le plus discrètement possible, à ma cliente si ce sentiment-là ne s'ajoutait pas, chez elle, à ceux qu'elle me décrivait. Il s'y ajoutait à tel point que les deux autres « phobies » n'étaient presque rien, comparées à cette peur angoissée de mourir subitement, dont elle n'avait pas osé d'abord me faire l'aveu.

J'essayai naturellement de la délivrer de ce cauchemar, et non pas au moyen d'une savante « rééducation » de la sensibilité, mais tout bonnement au moyen de l'affirmation optimiste la plus énergique. Je garantis à ma cliente qu'il n'y avait aucune probabilité qu'avec sa constitution présente elle risquât de mourir soudainement ; et je pus voir que mon remède agissait sur-le-champ avec une efficacité merveilleuse. La malade s'était rasséréné, avait changé de visage, et m'assurait que jamais plus elle ne s'abandonnerait à sa folle crainte. Et puis, comme son affaiblissement m'inquiétait autant et plus que cette « phobie » passagère, je résolus de soumettre la malade à un petit traitement d'arséniate de strychnine. Le lendemain et les jours suivants, Mme O... est venue, vers la même heure, recevoir sa piqûre de strychnine. Mais, hélas ! chaque fois elle rapportait chez moi la même « phobie » dont j'avais cru la délivrer pour toujours, la veille, au moyen de mon affirmation optimiste. Invariablement, dans ce cas tout de même que dans celui de M. G... et dans une foule d'autres cas analogues, l'obstacle *accidentel* disparaissait sous l'application de mon remède psychothérapique, mais pour se dresser de nouveau dans l'esprit de ma cliente après un intervalle presque régulier.

Si bien que, au bout d'une huitaine de jours, j'ai vu se produire un phénomène curieux d'association des idées. Mme O... entrait chez moi toute tremblante, les yeux fixes et brillants ; et tout de suite elle commençait à me demander si vraiment elle n'était point menacée d'une mort subite, ou bien encore à me déclarer que, malgré toutes mes assertions contraires, la perspective de cette mort lui apparaissait désormais certaine, inévitable. Oui, mais je n'avais plus besoin ensuite de joindre à ma piqûre une formule nouvelle d'affirmation optimiste : le fait seul de la piqûre, ou plutôt du retroussement de la manche de Mme O..., lorsqu'elle s'apprêtait à me présenter son bras nu, suffisait dorénavant pour produire le même effet rassurant que produisaient naguère les paroles dont j'avais coutume d'accompagner la petite opération. A peine Mme O... apercevait-elle l'aiguille qui allait pénétrer dans son avant-bras, qu'aussitôt sa peur de mourir se dissipait, et de la façon la plus complète, pour être remplacée par une confiance parfaitement normale dans la validité de mes affirmations antérieures, ou, si l'on veut, de la nouvelle affirmation qu'elle me dispensait de formuler en paroles. Et ainsi les choses ont continué pendant plusieurs semaines, jusqu'au jour où, simultanément, — cette coïncidence m'a beaucoup frappé, — Mme O... m'a annoncé qu'elle avait pu venir jusque chez moi sans trop de fatigue, et, d'autre part, a oublié de me parler de sa « phobie ».

De cette dernière, elle m'a cependant parlé encore cinq ou six fois durant les semaines suivantes, toujours avec le même coup de théâtre, le même arrêt instantané de ses craintes, dès qu'elle me voyait prêt à lui faire une injection de strychnine. Mais maintenant l'effet de mes assurances se prolongeait davantage, les retours aigus de la « phobie » s'espaçaient, tandis que, d'autre part, les symptômes physiques de la « maladie » s'atténuaient suivant une courbe à peu près parallèle. Et puis est arrivée la guérison de la « maladie », qui a, naturellement, amené avec soi la disparition définitive de l'obstacle *accidentel*.

Dira-t-on que cette disparition est due à mon traitement psychothérapique ? A cela je répondrai tout ensemble : oui et non. Je suis persuadé que si je n'avais pas, chaque jour, — d'abord en de longs arguments, et puis de la manière muette et simplifiée qu'on a vue, — interrompu chez Mme O... la hantise de sa « phobie », si je ne l'avais pas, en quelque sorte, accoutumée ou entraînée à se passer de cette « phobie », et à « sentir » normalement pendant quelques heures, l' « obstacle » que constituait la « phobie » aurait risqué de retarder plus ou moins sa guérison. Ou bien, peut-être, si je n'avais pas momentanément refréné chez ma cliente cette crainte insensée qui la torturait, la crainte se serait-elle accentuée jusqu'à plonger Mme O... dans un véritable désespoir qui aurait pu, à son tour, entraîner pour elle des suites irréparables. Comme j'aurai l'occasion de l'expliquer tout à l'heure, il est toujours utile, toujours excellent, de prodiguer aux « malades » le « divertissement » qui les aide à attendre la fin de leur mal et à en supporter plus facilement le poids, souvent très lourd. Et que l'on tâche à les « divertir » au moyen de la simple affirmation optimiste, toujours renouvelée et variée autant que possible, ou sous la forme plus savante de la « rééducation », ou encore par des « distractions » plus actives, ou enfin que l'on substitue (ou que l'on ajoute) au « divertissement » le soutien plus sûr et plus solide que procure la ferveur du sentiment religieux, toujours on administre ainsi à ces malades, en quelque sorte, un précieux « tonique » moral, grâce auquel ils peuvent attendre plus patiemment et avec moins de souffrances l'heure, plus ou moins tardive, de la guérison. Il en est un peu de ces « toniques » moraux comme de ces calmants que nous prescrivons à certains malades pour leur procurer, au moins artificiellement, le sommeil nécessaire à l'entretien de leurs énergies corporelles, en attendant que la guérison de leur maladie leur rende le bon sommeil naturel et normal. Mais tout de même que des doses multipliées de chloral ne guérissent pas l'insomnie, ainsi il serait puéril de supposer que ces différents procédés de divertissement psychothérapique, — et toute « rééducation », je le répète, ne saurait prétendre à être jamais autre chose, — atteignent directement l'obstacle lui-même. Mon emploi incessant de l'affirmation optimiste, dans le cas de Mme O..., n'a nullement exercé une action directe sur le relâchement progressif et la disparition finale de la « phobie ». Il a simplement permis à la malade d'attendre que l'amélioration progressive de son état de « maladie » amenât à sa suite le relâchement d'un trouble psychique qui n'était que l'un des symptômes de cet état général. Si je n'avais tâché, par tous les moyens en mon pouvoir, à délivrer ma cliente de cet état général de « maladie » dont sa « phobie » n'était qu'une conséquence immédiate, je suis certain que ni mon affirmation optimiste indéfiniment ravivée ni les plus habiles méthodes de « rééducation » n'auraient réussi à déraciner tout à fait, dans l'âme de Mme O..., cette folle appréhension dont j'étais simplement parvenu à lui alléger le fardeau.

Je crois avoir suffisamment indiqué, maintenant, à la fois les avantages réels et les limites trop certaines de l'emploi des procédés de lutte « directe », ou de « rééducation », vis-à-vis de ces obstacles intérieurs d'ordre « accidentel » : en s'efforçant d'opérer la « rééducation » d'une intelligence, d'une sensibilité, ou d'une volonté momentanément perverties, sur un point donné par l'atteinte de la « maladie », le médecin psychothérapeute est bien loin de perdre son temps à une tâche inutile : car, tout d'abord, il contribue ainsi à « divertir » son client en lui témoignant qu'il s'occupe de lui et travaille activement à sa guérison. Sans compter que, pour être toujours passager et superficiel, le résultat obtenu par cette lutte « directe » contre l'obstacle n'en a pas moins pour effet, comme je le disais tout à l'heure, d'alléger momentanément le poids de celui-ci, et de rendre par là au « malade », pendant quelque temps, le calme d'esprit dont il a besoin pour pouvoir attendre sa guérison, ou même pour pouvoir collaborer activement aux progrès de cette guérison. C'est comme si, pour aider l'un de nos semblables à gravir une montagne, nous lui enlevions des épaules, de temps à autre, un lourd ballot qu'il est obligé de porter. Tôt ou tard, il faut que le « malade » reprenne son fardeau, dont il ne nous est point possible de le délivrer complètement aussi longtemps qu'il ne sera point parvenu au sommet de la montagne. Mais qui ne voit de quel profit il est pour lui de pouvoir ainsi, par instants, s'avancer d'un pas plus léger et plus libre, sauf à ne devoir se débarrasser tout à fait de sa charge qu'après avoir achevé sa pénible ascension ?

IV. A quoi j'ajouterai qu'il y a même des cas où l'emploi de la « rééducation » peut vraiment réussir à délivrer définitimement le « malade » d'une partie du poids dont il est chargé. Il arrive parfois, en effet, que l'obstacle « accidentel » qui s'est dressé dans l'âme du « malade » s'y soit formé autour d'un élément qu'il nous est possible de détruire. Voici, par exemple, une personne qui s'inquiète et s'affole d'une façon désastreuse parce que son insomnie ou sa constipation a éveillé en elle des craintes de maladies graves ; craintes qui, à leur tour, ou bien se sont trouvées infiniment exagérées par un état antérieur de « maladie », ou bien même ont suffi par elles seules à produire la « maladie » sous l'influence du « choc » infligé par elles à l'esprit du patient. Qu'un médecin ait la chance de découvrir le rôle capital joué par cette constipation ou cette insomnie dans l'évolution de la « phobie » du malade ; et qu'ensuite, par une série d'arguments raisonnés, ou bien par l'emploi de tel autre mode de persuasion, le médecin réussisse à installer profondément, dans l'esprit du malade, la conviction que l'insomnie ou la constipation susdites n'avaient nullement la gravité qu'il leur avait attribuée ; et il y a des chances pour que la « phobie » issue de cette espèce d'erreur initiale tende très rapidement à se dissiper. De même encore, imaginons une femme dont l'esprit et le cœur ont fini par se désordonner sous l'influence première de la jalousie ; et supposons qu'il nous soit possible de prouver péremptoirement à cette « malade » (ou bien encore de lui faire croire d'une manière indiscutable) que son mari n'a jamais songé à la tromper : notre assaut « direct » contre ce qu'on pourrait appeler le fondement de l'obstacle aura chance d'amener l'écroulement définitif de cet obstacle tout entier. Ou bien enfin, tel autre « malade » est atteint d'une véritable « folie de persécution », et son médecin a le bonheur de découvrir qu'au point de départ de cette folie il y a eu vraiment un fait positif, par exemple l'attitude en apparence hostile d'un parent, ou d'un chef, d'un membre quelconque de l'entourage de son client ; il suffira que le médecin démontre à ce dernier qu'il a mal compris l'attitude susdite, et lui a prêté faussement une signification défavorable, pour que tout l'appareil de conjectures et de craintes édifié peu à peu sur cette interprétation erronée tombe à terre, et délivre à jamais de son poids l'âme torturée du malade.

Oui, il se peut que, dans certains cas, une telle suppression « directe » de l'erreur qui a servi de « noyau » à telle ou telle « phobie » amène, du même coup, la suppression de l'obstacle lui-même. Que l'on désigne du nom de « rééducation » ou de tout autre nom l'opération qui consiste à rectifier de cette manière une intelligence faussée, c'est là assurément une opération des plus sages, et qui mérite d'être toujours tentée dans les cas de ce genre. Mais encore ne faudrait-il pas s'en exagérer l'efficacité curative. Car, tout d'abord, la présence de telles « erreurs » au point de départ des « phobies », chez les « malades », est bien loin d'être assez fréquente pour que nous ayons souvent l'occasion de travailler ainsi à les détruire ; et, à côté d'un client qui se forge toute sorte de fantômes parce qu'il a mal perçu ou mal interprété tel petit fait positif, nous en rencontrons maints autres qui, eux, n'ont commis aucune erreur de cet ordre au point de départ de leur « phobie ». Ou bien encore nous en rencontrons qui ont commis vraiment une erreur de cet ordre, mais qui l'ont commise parce qu'ils étaient « malades » ; et ceux-là ne se laisseront définitivement tirer de leur erreur que le jour où la guérison de leur « maladie » se sera chargée de leur « redresser » l'esprit ou le cœur.

En d'autres termes, ces obstacles accidentels issus d'une erreur ne peuvent être détruits « directement » que dans les cas, trop rares, où l'erreur a été le « choc » initial de la « maladie » tout entière ; et il n'y a pas jusqu'à ces derniers cas où la suppression de l'erreur ne risque d'être encore insuffisante pour anéantir tout l'ensemble complexe des troubles morbides, corporels ou mentaux, qui en est résulté.

Combien de fois j'ai vu de pauvres cervelles féminines, par exemple, continuer à s'affoler désespérément, après qu'il m'a été donné de les convaincre de l'inanité du soupçon ou du grief sur lequel s'était élevé peu à peu le désastreux édifice de leur folie jalouse ?

De tout ce qui précède, une conclusion suffisamment claire me semble ressortir, touchant l'attitude qui convient au médecin psychothérapeute vis-à-vis des obstacles intérieurs d'ordre « accidentel ». Cette attitude doit toujours être, en quelque sorte, une expectation armée, consistant à mettre le « malade » en état d'attendre, sans trop de dommage, le jour où la guérison de sa « maladie » fera disparaître, du même coup, l'obstacle qui n'en est qu'un produit, ou, si l'on veut, un « symptôme » particulier. Veiller soigneusement sur l'âme du « malade », la divertir et la stimuler, l'empêcher d'avoir trop à souffrir de la présence d'une idée fixe, d'une « phobie », d'un vice de fonctionnement psychique, qui ne pourront être définitivement guéris que par la guérison de la « maladie » tout entière, c'est à cela que se bornera le rôle du médecin psychothérapeute : soit que celui-ci, pour réussir à un tel allégement du fardeau constitué par l'obstacle susdit, recoure à des procédés de lutte « directe » et de « rééducation » plus ou moins codifiés, soit qu'il se contente de poursuivre, avec l'habileté et la sollicitude nécessaires, la lutte « indirecte » qui, comme je vais le montrer maintenant, se trouve être l'unique ressource vraiment efficace de la psychothérapie à l'endroit des obstacles d'ordre « naturel ».

VI. — De la lutte contre les obstacles intérieurs :

D. — Conclusions pratiques

I. Car il est temps qu'après avoir examiné dans son ensemble la conduite à tenir vis-à-vis des obstacles « accidentels » je revienne avec un peu de détail sur l'importante série de ces obstacles « naturels » dont j'ai montré seulement, jusqu'ici, à quel point ils étaient incapables d'être atteints « directement » par les divers procédés de « rééducation ». J'ajouterai même que, en vérité, ces obstacles « naturels », le plus souvent, sont beaucoup plus importants et redoutables, — en tant qu'obstacles à la guérison, — que ceux de la catégorie dont je viens de parler. L'obstacle « accidentel », en effet, précisément parce qu'il est une conséquence expresse de la « maladie », peut aisément être maintenu dans des limites où sa présence ne risque pas trop de gêner la guérison de la « maladie » elle-même. Le « malade » qui se voit brusquement envahi d'une « phobie » ou d'une obsession intellectuelle conserve volontiers, au fond de l'âme, une certaine conscience de ce que cette espèce d'éruption psychique a d'anormal, et, en somme, de peu sérieux. Evidemment il y aurait danger à laisser le mal s'étendre et s'envenimer dans l'âme d'un « malade » ; mais que si, au contraire, par l'un des moyens que j'ai dits, nous réussissons à atténuer, dans cette âme, la portée des troubles accidentels dont elle est atteinte, il y a toute chance que la « phobie » même la plus prononcée ne contribue pas trop sensiblement à ralentir la marche de la guérison. Tandis que les obstacles « naturels », eux, ayant des racines infiniment plus profondes, exercent sur le cours de la « maladie » une influence autrement funeste.

Lorsqu'un de nos clients à l'esprit faux de naissance, lorsque, par nature, il est porté à s'alarmer de tout, ou à ne s'amuser de rien, lorsque l'*aboulie* dont il est atteint est chez lui le résultat de l'hérédité, et longtemps entretenu par l'habitude de la vie, malheur à ce client si la « maladie » vient à s'abattre sur lui ! Car désormais, ainsi que je l'ai suffisamment expliqué déjà, le vice ou le défaut naturel se dressera sur le chemin de la guérison, soit en empêchant notre client lui-même d'apporter à cette guérison toutes les conditions psychiques nécessaires, soit en empêchant le médecin de trouver chez lui la « prise » dont il aurait besoin pour faire réussir l'ensemble de son traitement psychothérapique.

Aussi convient-il de considérer avec un soin tout particulier les moyens dont nous disposons pour lutter contre ces obstacles « naturels », vis-à-vis desquels nous avons vu déjà que la « rééducation » est malheureusement bien loin d'être assez efficace. La lutte contre ces obstacles est, en vérité, l'un des problèmes les plus délicats de la psychothérapie tout entière; et pour exposer plus clairement mes vues à son sujet, je vais recourir, une fois de plus, à l'emploi d'un ou deux exemples individuels en les choisissant aussi simples, aussi communs, aussi « représentatifs » que possible :

a. Voici, en premier lieu, un « émotif ». D'un tempérament nerveux, M. X... a toujours été impressionnable à un degré extrême, et avec une tendance à ressentir plus vivement les impressions douloureuses que les agréables. Un accent un peu moins tendre dans la bouche de sa mère, autrefois, suffisait pour lui faire craindre la perte définitive de sa faveur auprès d'elle. Au collège, c'était assez qu'un professeur lui signalât une faute, pour qu'aussitôt le pauvre garçon désespérât du succès de ses examens. Et ce même penchant à l'alarme, accentué encore avec les années, constitue aujourd'hui, pour moi, un obstacle des plus graves dans le traitement de la « maladie » dont se trouve atteint mon client. Dès le jour où, à la suite d'un « choc » émotionnel très violent, — résultant de la mort d'une femme chérie, — M. X... a ressenti le premier contact de la « maladie », son impressionnabilité naturelle a eu pour effet d'aggraver notablement tout ce qu'on pourrait appeler la partie « psychique » de son mal, — et dont on sait l'immense contre-coup sur la partie proprement « corporelle ». Une névralgie abdominale, une constipation un peu plus accusée que d'ordinaire, ou même simplement l'illusion de découvrir une ombre d'inquiétude dans mes yeux ou dans ma voix lorsque je l'examine : autant d'occasions, pour M. X..., à s'affoler et à se désespérer, avec mille idées successives (ou parfois simultanées) d'affections terribles dont le malheureux se « voit » positivement menacé, ou dès maintenant dévoré. Je résume ainsi en quelques mots une situation que le lecteur n'aura point de peine à se représenter avec plus de détails ; et je dois ajouter que M..., X., tel que je le décris, n'est pas pour moi un « sujet », un « cas » isolé. Des centaines de « malades » que j'ai eus à traiter m'offraient, semblablement, le spectacle déplorable d'une impressionnabilité naturelle aggravant la difficulté de ma tâche et m'obligeant à mettre en œuvre toute mon expérience pour parer ou pour remédier à ses funestes effets sur la marche régulière de la « maladie ».

Parer ou remédier aux effets déplorables de l'émotivité de mon client sur l'évolution normale de sa « maladie » : c'est là, en effet, l'objet à atteindre. Mais comment l'atteindre ? Par quels moyens empêcher que le penchant de M. X... à s'émouvoir de tout et de rien, son besoin de se créer des alarmes gratuites, que tout cela aggrave son état morbide, ou du moins l'entretienne indéfiniment ? A cette importante question, je serais heureux de pouvoir apporter une réponse nouvelle, en proposant à mon tour, — en remplacemeut de la « rééducation », trop manifestement impuissante, —une autre méthode également imprévue et ingénieuse, un procédé encore inédit permettant de lutter directement contre ce genre d'obstacles intérieurs. Hélas ! force m'est d'avouer que je ne possède point de telle méthode originale ! La lutte contre les obstacles « naturels », comme je la conçois et vais essayer de la décrire, se ramène tout entière à un emploi, — exceptionnellement nuancé ou renforcé, — des grandes méthodes que j'ai déjà exposées précédemment, — et dont je crois bien avoir dit, d'ailleurs, qu'elles constituaient à mes yeux tout l'arsenal présent de notre psychothérapie : l'affirmation optimiste, le « divertissement », et la lutte contre les obstacles « extérieurs » à la guérison. Mais après cela, qu'importe cette pauvreté relative de mes armes si, en les maniant avec une habileté suffisante, je puis parvenir à réaliser vraiment la fin désirée, c'est-à-dire à empêcher que l'émotivité de M. X... aggrave sa « maladie », ou en retarde sensiblement la guérison ?

L'affirmation optimiste, pour enclin que je sois à en user largement avec tous les malades de toute espèce, vis-à-vis d'un client du genre de M. X... j'en userai avec une insistance, une énergie, une assiduité redoublées. Pas un moment je n'oublierai, pendant mes entretiens avec lui, que son cerveau et son cœur sont semés de fentes ou de « fêlures » par où risquera de s'écouler, d'ici ma prochaine visite, la provision de confiance dont je vais le munir. Et ainsi, au lieu de le nourrir de cette confiance, je l'en « gaverai » ; je lui en laisserai une provision si riche que toutes les « fuites » qui pourront résulter, chez lui, d'un petit mal de tête, d'une névralgie passagère, de la lecture d'un livre ou d'un article sur des maladies, etc., ne puissent suffire à le déposséder entièrement de la somme énorme d'espérance que j'aurai déposée en lui.

Il y aura bien lieu de craindre, en vérité, que M. X... ne se laisse point, pour ainsi dire, « alimenter à la sonde », par grosses masses compactes de bonnes paroles. Pour que mon affirmation optimiste pénètre loin en lui et s'y installe dans tous les recoins, il faudra donc que je m'ingénie, chaque fois, à en varier l'expression, de manière à lui conserver toujours la même fraîcheur et efficacité nutritive. Tantôt je répondrai par le dédain à ses alarmes présentes ; et tantôt je m'efforcerai de prévoir ses alarmes futures, et de le mettre en garde contre elles. Tantôt j'attaquerai la question de face, et tantôt de côté, tantôt à propos de sa santé ou bien, d'autres fois, sous prétexte de lui raconter l'aventure d'un autre de mes clients. En un mot, j'aurai besoin d'une diplomatie, et d'une patience, et d'une « charité » infinies. Mais cette dernière m'aidera pour les deux autres qualités susdites ; et je finirai bien par faire en sorte que, tôt ou tard, dès la première séance ou bien au bout de quelques semaines, M. X... se trouve, si je puis dire, « immunisé » contre les mauvais effets de son émotivité, au moins en ce qui touche sa « maladie ».

Et en ce qui ne la touche pas ? Comment réussirai-je à empêcher que, rassuré désormais sur son état morbide, mon client continue à s'affoler de mille autres dangers plus ou moins imaginaires, regardant sa position, ou même ayant un caractère plus désintéressé, mais n'en risquant pas moins de l'énerver, de l'affaiblir, d'exercer une influence fâcheuse sur son équilibre mental et corporel ? A cela je parviendrai, d'abord en m'efforçant à éliminer, de la vie quotidienne du « malade », les obstacles « extérieurs » qui m'apparaîtront capables de l'agiter ou de le troubler désastreusement. Par exemple, si je découvre que la cohabitation avec des beaux-parents est pour lui une source continuelle (ou fréquente) de mauvaise humeur, je m'entremettrai pour la faire cesser, au moins provisoirement. Que si M. X... craint de ne pas rencontrer une bienveillance suffisante chez ses chefs hiérarchiques, ou ses collègues, je ne me ferai pas scrupule d'intervenir auprès de ceux-ci et de solliciter, au contraire, toute leur indulgence (comme aussi toute leur patience) en faveur d'un homme dont la santé dépend en bonne partie de sa tranquillité. Ou bien encore aurai-je constaté que mon client s'occupe volontiers de politique, et que la fréquentation d'un cercle, voire la lecture d'un journal, l'expose à s'échauffer hors de propos ? Là encore, je tâcherai à supprimer l'obstacle, en m'aidant de la collaboration directe du « malade » ou de celle de son entourage.

Dira-t-on qu'il reste toujours l'imprévu, et que la vie se charge volontiers d'offrir à une âme impressionnable d'autres sujets d'émotion que les menus détails ordinaires de son existence ? Pour prémunir M. X... contre de telles « fuites », impossibles à empêcher directement, je recourrai à ce dérivatif merveilleux qu'est toujours le « divertissement ». Pour empêcher l'émotivité de mon client de se déployer sur toute sorte d'objets, je m'emparerai de son attention, et je la concentrerai sur un objet, en quelque sorte, « de tout repos », sur un objet dont je serai certain d'avance, à la fois, qu'il répondra au tempérament comme aux goûts personnels du malade, et qu'il ne risquera pas de lui offrir trop d'occasions de se laisser aller à son impressionnabilité native. Suivant les cas, je lui prescrirai le tennis ou la musique, la recherche de poteries anciennes ou une occupation manuelle et pratique. Ou plutôt, je ne lui « prescrirai » point cela : car un « divertissement » commandé n'a guère de chances d'occuper heureusement toute l'âme d'un malade : mais je l'amènerai doucement, insensiblement, à se choisir lui-même la « distraction » appropriée, et puis je veillerai à l'y faire persévérer autant qu'il faudra.

Et enfin, soit pour le cas où ces divers moyens ne suffiraient pas, ou bien simplement afin d'en garantir et d'en renforcer l'efficacité, j'aurai recours, — pour peu que la chose m'apparaisse possible, — à ce sentiment religieux dont je crois avoir assez montré l'incomparable vertu calmante et consolante. Je ne négligerai rien non seulement pour que M. X... demeure en possession du maximum de foi religieuse dont il est capable, mais encore pour que cette foi contre-balance en lui l'obstacle « naturel » particulier qui s'oppose à la guérison. Longuement ou en quelques mots, je l'amènerai tout ensemble et à se pénétrer de l'inutilité évidente qu'il y a pour lui à s'affoler de choses d'une importance toute fugitive, entièrement dépendantes de la volonté paternelle de Dieu, et à se pénétrer de la nécessité qu'il y a pour lui, sous peine de péché, de réprimer en soi ces inquiétudes et ces craintes qui dénotent toujours une part d'égoïsme, en même temps qu'un certain manque de confiance à l'égard de notre Père céleste. Car autant la « rééducation » telle qu'on nous la recommande, sous sa forme « laïque » pour ainsi dire, est une méthode fragile et infructueuse, autant je suis convaincu de la puissance tout à fait exceptionnelle de ce que l'on pourrait appeler la « rééducation religieuse ». Non pas, certes, que je veuille soutenir le paradoxe, hélas ! trop fantaisiste, qui consisterait à regarder la religion comme apte à changer un esprit faux en un esprit juste, ou même un cœur égoïste et froid en un cœur généreux et désintéressé ! Je dis simplement que l'empire des croyances religieuses, renforcées en nous par une hérédité séculaire, dépasse *infiniment* en énergie coercitive et réformatrice tous les autres moyens pédagogiques ou moraux, et que, si la religion ne vaut pas à changer le fond de nos caractères, elle seule, du moins, peut réussir à nous empêcher d'exercer librement les mauvaises parties de ce caractère instinctif. Elle seule peut faire qu'un cœur sec se contraigne à éviter les satisfactions qui risqueraient de nuire à autrui, ou même se contraigne à pratiquer expressément les actes de la charité. En « détachant » l'âme des plaisirs terrestres, en la forçant à s'imposer une discipline rigoureuse, en lui rappelant sans arrêt l'obligation absolue d'un idéal qui parfois s'oppose à ses propres penchants, la foi et le sentiment religieux parviennent à établir autour de cette âme comme un rempart qui la rend beaucoup moins dangereuse, pour les autres, et aussi pour soi-même, que si on lui a laissé la faculté de se déployer tout à l'aise, avec la plénitude souvent fâcheuse de ses aspirations et de ses tendances natives. C'est là de quoi le médecin psychothérapeute, croyant ou non, doit toujours se souvenir ; et de là vient que, dans le cas de notre « émotif » en particulier, rien n'égale une conviction religieuse profonde pour contrebalancer les funestes effets de l'obstacle intérieur contre lequel nous avons à lutter.

b. Supposons maintenant que l'obstacle intérieur, chez un autre « malade », soit ce que j'ai désigné sous le nom d' « esprit faux ». Voici une jeune femme qui, par une infirmité naturelle renforcée et aggravée par l'aveuglement ou par la tolérance excessive de ses éducateurs, en est arrivée à ne plus rien comprendre de la manière qui convient, interprétant les choses les plus claires suivant des principes individuels qui en faussent invariablement la signification et la portée véritables. Or, voici que la « maladie » s'abat sur cette jeune femme, et force m'est bien de constater que cette malheureuse tournure native de son esprit constitue, elle aussi, un obstacle très réel à la guérison. Ne comprenant pas les choses suivant leur vrai sens, en effet, ma cliente se forge toute sorte d'idées inutiles et funestes ; mais surtout ce sont mes relations avec elle qui me sont rendues extrêmement difficiles, en raison de l'impossibilité où nous sommes, pour ainsi dire, elle et moi, de parler le même langage. Chacune de mes paroles risque d'être mal interprétée, de donner lieu à des malentendus fâcheux, à des discussions d'autant plus regrettables que le même motif qui empêchait Mme O... de comprendre mes discours, à l'origine, va encore l'empêcher de comprendre la suite ultérieure de mes arguments. C'est là, évidemment, un cas moins fréquent que celui du « malade » trop impressionnable ; ou plutôt il arrive plus rarement que les cas de ce genre se manifestent à nous avec autant de netteté que ceux que résumait l'exemple de M. X... Mais, en fait, l' « esprit faux » se rencontre beaucoup plus communément qu'on serait tenté de le croire ; et j'ai eu vingt fois l'occasion, pour ma part, après m'être longtemps étonné d'une certaine résistance inexplicable que je trouvais chez tel ou tel client, de découvrir enfin que la cause secrète de cette résistance, la cause de mon impuissance plus ou moins complète à agir sur l'esprit d'un malade qui aurait eu cependant grand besoin d'être « remonté » ou dirigé, consistait en ce que cet esprit avait un vice caché, qui l'obligeait à comprendre ou à raisonner « faux ». Tout en paraissant m'entendre, la cliente en question, par exemple, — je m'en suis aperçu au bout d'une demi-douzaine d'entretiens, — attribuait un sens inexact à chacune de mes phrases, tantôt me prêtant des intentions absolument étrangères à ma pensée, ou bien tirant de mes paroles des conclusions qu'elles ne comportaient à aucun degré. Ou bien encore c'était, chez elle, une espèce d'horreur instinctive de toute réflexion ; et il me suffisait, par exemple, de lui affirmer qu'elle guérirait pour qu'aussitôt elle vît simplement, dans cette assurance, le fait que je la considérais comme malade, d'où résultait une crise de désespoir rendant impossible toute explication ultérieure. Elle voulait bien se plaindre ; mais apparemment elle espérait que, contre toute évidence, je nierais la réalité des maux qu'elle me décrivait, et lui affirmerais qu'elle les avait « rêvés ». Toujours est-il que la moindre allusion à une maladie quelconque, même quand c'était pour lui jurer que cette maladie était sans gravité, — et peut-être même, je crois bien, quand je lui certifiais qu'elle n'avait pas cette maladie — la plongeait dans une alarme tout à fait désolante. Et combien de personnes, sous des apparences diverses, ressemblent en cela à ce pauvre petit moineau qu'était ma cliente ! Combien il y en a qui ont peur des mots, sans essayer d'en pénétrer le sens, et devant lesquelles il est impossible de prononcer telle ou telle parole, même avec l'acception la plus rassurante pour elles, sous peine de les voir tomber en pâmoison ! A côté de clients qui comprennent mal, combien il y en a qui ne comprennent pas du tout, se refusent à comprendre, ont peur de comprendre, et qu'il faut bien cependant que nous persuadions, si nous voulons remplir notre rôle de médecins psychothérapeutes !

Oui, les obstacles intérieurs qui viennent de l'intelligence sont beaucoup plus nombreux qu'on l'imaginerait au premier abord. Sur dix « malades » qu'il s'agit pour nous de guérir, je ne crains pas d'affirmer que trois au moins nous présentent ainsi un vice intellectuel, manifeste ou secret, allant depuis une subtilité et une mobilité excessives de l'esprit jusqu'à cette torpeur native (ou, si l'on veut, cette inintelligence) qui nous contraint, en quelque sorte, à éviter tous les sujets de conversation que nous aurions besoin d'aborder. Trois au moins de ces dix clients ont dans l'esprit quelque chose d'anormal, un excès ou un défaut, un vice natif ou un simple travers, quelque chose qui va nous empêcher de pouvoir efficacement leur appliquer nos procédés psychothérapiques ordinaires de la façon ordinaire.

Voilà donc, — dans les cas un peu graves, naturellement, et abstraction faite de ceux où le petit vice d'esprit n'a pour moi qu'une importance toute superficielle, — voilà un obstacle « intérieur » d'ordre intellectuel contre lequel il est indispensable que je tâche à lutter ! Mais comment ? « En corrigeant le vice de l'esprit de votre cliente ! me répondront les « rééducateurs ». Puisque vous avez découvert que Mme Y... comprend, raisonne « faux », votre premier devoir doit être de l'instruire à améliorer sa manière de penser. » A quoi je répondrai à mon tour que non seulement une telle « rééducation » est impossible, pour une foule de raisons que je crois avoir suffisamment indiquées, mais que même, dans l'espèce, le temps que j'emploierais à cette entreprise chimérique serait du temps perdu pour mon traitement, et risquerait de faire subir à celui-ci un retard désastreux.

Au lieu d'adjoindre à mes procédés généraux de psychothérapie un procédé nouveau, tel que serait la « rééducation », il faut donc que je concentre mon effort sur un emploi mieux approprié de ces procédés eux-mêmes, me permettant de passer outre à l'obstacle, ou, en tout cas, de ne pas être trop gêné par sa présence. Du jour où j'ai découvert chez ma cliente l'infirmité qui la porte irrémédiablement à mal entendre ou à mal interpréter mes paroles, ma principale préoccupation devra être d'accommoder dorénavant ces paroles à l'infirmité intellectuelle de ma cliente, tout de même que j'ai le devoir d'élever la voix en parlant à un client atteint de surdité, ou encore de la baisser lorsque l'impressionnabilité d'un client lui rend douloureux un son de voix un peu fort. L'entreprise sera, je ne me le dissimule pas, bien autrement délicate et malaisée que l'auraient été mes amusants essais de « rééducation » : mais elle seule aura chance d'être fructueuse, et cette certitude m'aidera à y persévérer.

Je crois avoir déjà parlé précédemment de ces quelques personnes héroïques, — des femmes, presque toujours, — qu'il m'a été donné de connaître, et qui, se trouvant ainsi enchaînées pour la vie entière à des êtres atteints de l'affreuse infirmité d'un esprit faux, avaient poussé la charité chrétienne ou la tendresse amoureuse jusqu'à se fausser leur propre esprit, en quelque sorte, de manière à se mettre mieux au niveau des susdits conjoints. Ce que faisaient ces créatures admirables, c'est un peu cela que doit faire le médecin vraiment désireux de servir son client. A force de bien connaître Mme Y... et à force de vouloir la guérir, je m'accoutumerai plus ou moins à raisonner comme elle. Je retiendrai dans ma mémoire ce que l'on pourrait appeler les « tournants dangereux » de son intelligence, et je m'efforcerai assidûment à les éviter. Je découvrirai et je noterai, dans ma mémoire, les mots qui ont pour elle un autre sens que pour l'ordinaire des hommes ; je n'oublierai pas qu'il y a d'autres mots qui, en aucun cas, ne peuvent être prononcés devant elle ; bref, j'explorerai en tous sens les singularités ou les lacunes de son petit cerveau de chardonneret ; et puis, au lieu de m'atteler ensuite à lui refaire un cerveau plus vaste ou de meilleure qualité, je tâcherai à naviguer désormais sans trop de heurts parmi ces écueils et ces bas-fonds, en donnant à mes assurances d'affirmation optimiste, à mes encouragements et à mes conseils, une forme parfois un peu restreinte, et parfois aussi un peu bizarre, qui risquerait peut-être d'étonner une autre personne admise à m'entendre, mais qui s'adaptera assez exactement aux défauts individuels de l'esprit de cette personne-là. Si je m'aperçois, par exemple, que ma cliente a coutume de chercher des significations mystérieuses sous les moindres paroles qu'on lui dit, je me bornerai à lui répéter infatigablement une seule et même formule, dont je saurai d'avance que l'effet sur elle est de tout repos. Si mon observation m'a prouvé que l'emploi de tout terme précis, — désignant une maladie ou une fonction organique spéciale, — aurait chance d'effrayer la malade, je recourrai soigneusement, dans mes entretiens avec elle, à un vocabulaire expurgé de termes de ce genre, et me bornerai à lui garantir, en même temps, qu'elle n'a absolument rien et qu'elle guérira bientôt.

c. Enfin il faut aussi que je dise quelques mots de la conduite à tenir vis-à-vis des obstacles intérieurs résultant de malformations innées ou acquises dans le « caractère » des « malades ». Mais ici ma tâche va se trouver grandement facilitée et simplifiée par le rappel de ce que j'ai eu déjà l'occasion de dire à propos des « obstacles » opposés par certains « malades » à l'emploi sur eux de l'*affirmation optimiste.* J'ai notamment parlé déjà de l'aventure de cette terrible Mme B... qui poussait le goût de la contradiction, et toutes les autres formes du « mauvais caractère », jusqu'à s'empêcher plus ou moins inconsciemment de guérir de tel ou tel trouble morbide, afin de pouvoir ainsi me prendre en faute, et me prouver mon ignorance professionnelle. Cette dame avait, en vérité, le caractère si mal fait qu'elle m'est toujours apparue comme un personnage symbolique, et que, maintenant encore, je me dispenserai de citer d'autres cas analogues, ne pouvant pas me défendre de les trouver tous résumés, ou même aggravés, dans le sien. Je me bornerai donc à répéter que, pour exceptionnel que soit le degré du « mauvais caractère » qu'il m'a été donné d'affronter chez Mme B..., l'existence de ce genre d' « obstacles » est cependant assez fréquente, elle aussi, et surtout chez les personnes atteintes de « maladie ». Non pas qu'il s'agisse là de ce que j'ai appelé des obstacles « accidentels », créés spontanément par le déséquilibre nerveux de la « maladie » : mais c'est que cette dernière a trop souvent pour effet de réveiller et de remettre en liberté, si je puis ainsi dire, une mauvaise humeur naturelle qui, jusqu'alors, avait été neutralisée ou tempérée par l'éducation et par l'usage du monde. Si le nombre des esprits faux est beaucoup plus grand qu'on le supposerait parmi les « malades », le nombre des « mauvais caractères » est, pour le moins, aussi grand, et constitue pour nous un obstacle non moins fâcheux. Chaque jour, le jeune confrère en vue de qui j'écris principalement ces pages aura, je le crains, la triste surprise de voir se dresser devant lui une difficulté imprévue, sous les espèces d'une humeur hargneuse, agressive, intraitable, — allant depuis la simple maussaderie obstinée jusqu'à une hostilité nettement déclarée.

Et alors, que fera-t-il, mon jeune confrère, ingénument conduit par son inexpérience de novice à se représenter chacun de ses futurs clients comme un être raisonnable et bon, envers qui il lui suffira, à lui-même, de se montrer affectueux et zélé pour en obtenir une somme suffisante de politesse confiante, à défaut de sentiments d'une cordialité plus profonde ? Que fera-t-il lorsque, dès les premières semaines de sa nouvelle carrière, il trouvera en face de soi une créature qui lui semblera être venue chez lui tout exprès pour le vexer et pour l'humilier, une cliente qui à tous ses encouragements répondra avec un air de parfait dédain, qui lui reprochera amèrement d'être un malfaiteur s'il lui prescrit quelque chose, et non moins amèrement d'être un ignorant s'il ne lui prescrit rien ? Que fera-t-il lorsqu'il s'entendra contredire à chaque mot qu'il hasardera, ou parfois même avant qu'il ait fini de hasarder un mot ?

Mon jeune confrère aura évidemment lu et médité de savants ouvrages où des « spécialistes » éminents lui vantaient les avantages moraux et thérapeutiques de la « rééducation ». Mais, si pénétré qu'on le suppose du souvenir de ses lectures, je doute fort que, dans le cas présent, il pousse l'héroïsme, — ou encore la docilité, — jusqu'à rêver de transformer en un charmant agneau ce loup du Gévaudan qu'une malchance monstrueuse, croira-t-il, a brusquement lâché dans son cabinet.

Presque invariablement, au contraire, le jeune praticien, au bout de cinq ou six entrevues avec ce représentant, — si « pâli » qu'on le veuille admettre, — du type générique de Mme B..., sera tenté de renoncer à une cure qui non seulement lui apparaîtra beaucoup trop pénible pour lui-même en comparaison du profit matériel qu'il aura l'espoir d'en tirer, mais qui, surtout, lui apparaîtra devoir être forcément infructueuse au point de vue médical.

A moins pourtant que les présentes pages lui tombent sous les yeux, et qu'après cela il consente à écouter l'avis très mûrement réfléchi que je vais lui donner. Car mon opinion est que, dans les cas de ce genre, et même dans les plus désespérés en apparence, le devoir du médecin psychothérapeute est de tenir bon, avec une obstination et une énergie extrêmement méritoires en vérité, mais qui lui seront rendues moins malaisées, j'en ai la certitude, par un examen plus approfondi des réalités de la situation.

Tout d'abord, en effet, je crois certes n'avoir rien dissimulé des ennuis qu'offre, pour le médecin, l'obligation d'avoir affaire à des « malades » de l'espèce de Mme B...

Ne rencontrer jamais que la malveillance et l'ingratitude là où l'on serait en droit d'exiger des sentiments tout contraires, s'entendre traiter d'ignorant tandis qu'on a l'impression d'agir conformément aux règles les plus sages de la thérapeutique, et recevoir à chaque instant des dénégations ou des reproches alors que l'on se dépense tout entier pour le bien de son client, ce sont là des meurtrissures éminemment douloureuses à tout amour-propre un peu délicat. Mais mon jeune confrère, surtout s'il s'est expressément préparé à la pratique des maladies nerveuses, doit sûrement avoir fréquenté les asiles d'aliénés, où sans cesse de malheureux égarés font pleuvoir sur tous ceux qui les approchent des injures beaucoup plus outrageantes encore que celles que prodiguent à leur médecin des clients de la catégorie dont nous parlons ici. Sans cesse ces infortunés répondent aux plus affectueuses paroles par des expressions d'une haine méprisante ; et cependant nul médecin, — pourquoi, hélas ! ne puis-je pas dire : nul homme doué de raison ? — ne songe à s'offusquer de cette attitude de bon nombre d'aliénés. Répondra-t-on à cela que les deux ordres de choses sont fort différents ? Oui certes, mais j'affirme que la principale différence entre eux consiste en ce que, tout en n'étant guère plus responsable de sa manière de parler et d'agir que les aliénés susdits, une cliente comme Mme B... n'éprouve pas, au fond du cœur, les mauvais sentiments que semble attester sa conduite, tandis que le « fou », lui, déteste et méprise profondément jusqu'à l'homme qui se dévoue de toutes ses forces pour lui rendre service. Non, ces « malades » hargneux et grossiers ne sont pas du tout, pour leur médecin, les ennemis acharnés que feraient supposer leurs paroles ! Par dessous les injures plus ou moins déguisées dont ils le poursuivent, et par-dessous l'animosité ou les dédains qu'ils lui témoignent, ces « malades », — qui sont aussi, à leur façon, des infortunés et des égarés, — ressentent à l'endroit de l'homme dont ils savent que dépend leur guérison une sorte d'attachement inconscient, et qui s'accroît chez eux à mesure qu'ils ont mieux l'occasion de reconnaître cette science et ce dévouement professionnel dont ils affectent de ne faire aucun cas. En voulez-vous une preuve manifeste ? Voyez comme ils s'empressent de retourner chez le médecin, ou de le rappeler chez eux, et comme ils s'impatientent au moindre retard de la visite promise, et avec quelle colère, — pleinement sincère, cette fois, — ils accueillent l'annonce d'un voyage qui va obliger leur ignorant, malfaisant, et déplorable médecin à ne pas les revoir pendant quelque temps !

La vérité est, très souvent, que les personnes de cette catégorie ont d'autant plus besoin de leur médecin qu'elles se montrent plus indifférentes ou plus dures à son égard : soit que l'expression même de ces sentiments disgracieux (et affectés) devienne pour elles quelque chose comme un plaisir dont elles ne peuvent plus se passer, ou bien plutôt encore que, par une étrange perversion morale, cette attitude dédaigneuse ou hostile soit de leur part une marque d'amitié, une manière de prouver à leur médecin qu'elles lui font l'honneur de le traiter avec une familiarité sans contrainte. En tous cas, il faut que mon jeune confrère se persuade de la grave erreur qu'il y aurait, pour lui, à prendre trop au sérieux ces marques d'hostilité. Pour désagréables qu'elles soient, elles ne signifient nullement que les « malades » qui les lui prodiguent préféreraient n'avoir plus affaire à lui. Le jour où une madame B... en a vraiment « assez » d'un médecin, ou simplement n'est plus très désireuse de recevoir ses soins, elle ne se fait pas faute de le lui dire ; et alors le médecin ainsi congédié peut et doit se retirer avec un sentiment légitime de délivrance, sans que le souvenir de n'avoir pas réussi à contenter une créature de l'espèce de celle-là ait de quoi l'affliger ni l'humilier en aucune façon. Et que si, chose qui n'a rien d'impossible, ce médecin a ensuite la surprise de voir reparaître chez lui cette terrible cliente, il faudra que, bien loin de l'éconduire à son tour, comme il en serait naturellement tenté, il apporte un redoublement de zèle à essayer de la guérir, avec la certitude consolante qu'il peut beaucoup pour elle, beaucoup plus que ce qu'elle ni lui-même seraient probablement portés à le supposer.

C'est ce que j'ai essayé de faire voir déjà, dans un chapitre précédent de ce livre, en racontant l'histoire de mes relations avec Mme B... Longtemps en vérité, au début de ces relations, j'ai été à peu près certain de l'inutilité complète de tous mes efforts psychothérapiques vis-à-vis d'une personne qui me rabrouait à chaque mot, et paraissait n'attribuer aucune importance à mes diverses prescriptions. Mais peu à peu, comme je l'ai dit, j'en suis arrivé à me pourvoir en quelque sorte d'une série de formules nouvelles, expressément adaptées au caractère permanent et aux humeurs variables de ma cliente. Renonçant à mon affabilité habituelle avec les « malades », j'ai pris en face de Mme B... un ton impérieux et sec, le moins fait possible pour comporter la contradiction ; et lorsque cependant la contradiction survenait, je l'accueillais avec une indifférence nullement méprisante ni hostile, mais prouvant très suffisamment que les ripostes de ma cliente ne m'atteignaient point, et qu'elle perdait son temps à les multiplier. En un mot j'ai fait là ce que je disais tout à l'heure que nous devions faire à l'égard des « malades » affligés d'une malformation d'ordre intellectuel. Au lieu de chercher à obtenir de ma cliente qu'elle « vînt à moi », c'est-à-dire qu'elle acquît les qualités de politesse et de bonne grâce qui m'auraient mis à même de la traiter comme l'ordinaire des « malades », c'est moi qui suis « allé à elle », en modifiant l'expression coutumière de mes conseils psychothérapiques de manière à pouvoir les faire pénétrer en elle malgré toute la résistance, plus apparente que réelle, qu'elle leur opposait. Infatigablement, de visite en visite, j'ai conservé à l'égard de Mme B... une attitude à la fois réservée et péremptoire, ménageant mes paroles, évitant toute occasion de querelle, mais n'en persistant pas moins à affirmer que la malade guérirait bientôt, si elle consentait à suivre mes avis. Et le fait est que Mme B... les suivait, et qu'elle a fini par guérir, tout de même qu'un bon nombre d'autres « malades » de sa sorte dont la guérison m'était d'abord apparue une tâche impossible, — lorsque j'avais vu à quel terrible « obstacle » j'allais me heurter, en raison du caractère acariâtre et malveillant de ces personnes.

II. Il y a surtout un petit signe qui, dans la plupart de ces cas, m'a donné courage et m'a armé, par là même, de la dose nécessaire de patience et d'obstination : j'ai constaté que ces créatures intraitables, qui semblaient considérer toutes mes paroles comme dépourvues de la moindre portée, n'en avaient pas moins l'habitude de mettre en pratique les prescriptions purement « médicales » que je leur laissais. Elles me déclaraient bien que tel remède que je leur ordonnais était assuré de les rendre plus souffrantes, ou encore que l'idée de prescrire un cataplasme, dans l'état où elles se trouvaient, dénotait chez moi une ignorance inexcusable : mais, depuis le jour ou je m'étais enfin avisé de passer outre à ces protestations et de persister à prescrire le remède ou le cataplasme, j'ai observé que les personnes susdites ne négligeaient rien pour obéir fidèlement à mes ordonnances ; et c'est cela surtout qui, je le répète, m'a encouragé à ne pas désespérer de mon influence sur elles, ni de l'heureuse issue de mon traitement.

Un certain nombre de fois, au contraire, j'ai noté l'absence de ce petit symptôme caractéristique, et dans des cas qui, à première vue, auraient eu de quoi sembler infiniment moins « décourageants » que ceux de Mme B..., et de ses congénères. Les clients à qui j'avais affaire, dans ces cas nouveaux, apportaient à l'expression de leur malveillance ou de leur dédain beaucoup moins d'énergie et des façons beaucoup plus « galantes » : mais je m'apercevais que, malgré tous mes efforts et toute mon insistance, ces quelques clients ne tenaient vraiment aucun compte de mes conseils pratiques. Ceux-là, je dois l'avouer, m'ont fait regretter amèrement le temps que j'ai perdu à m'occuper d'eux. Car il y a ainsi, dans notre lutte contre les « obstacles intérieurs » à la guérison, des cas exceptionnels du même genre que ceux dont je me souviens d'avoir parlé à propos de notre lutte contre les « obstacles extérieurs ». Tout comme il nous arrive d'avoir à désespérer de la guérison d'un « malade » dont l'état morbide a pour seule cause, par exemple, la présence auprès de lui d'une femme ou de parents à la fois intolérables pour lui et impossibles à éloigner de sa vie quotidienne, de même aussi il peut arriver que l'obstacle « intérieur », chez un malade, atteigne des proportions si énormes que toutes nos tentatives pour le « tourner » se trouvent condamnées à un échec absolu.

J'ai été appelé, tout récemment encore, auprès d'une dame de la meilleure société, qui passait pour avoir un caractère difficile, et dont on m'avait prévenu qu'une douzaine au moins de mes confrères, consultés avant moi, s'étaient montrés également hors d'état d'en « venir à bout ». Les succès inespérés que j'avais remportés en présence de clients et de clientes de la catégorie dont je parlais tout à l'heure m'avaient involontairement rempli, je le crains, d'une certaine présomption dont il n'est peut-être pas mauvais que mon aventure avec Mme de X... m'ait dorénavant délivré. Le fait est que j'ai accepté bien légèrement, sur la prière d'un ami commun, la mission de soigner une personne qu'avaient dû abandonner quelques-uns de mes confrères les plus autorisés. De la manière la plus catégorique à moi-même, et en des termes moins formels à la famille de Mme de X..., j'ai promis de « prendre en main » cette cliente rétive et redoutable, de découvrir tôt ou tard un moyen de la dompter, et de m'atteler alors obstinément à sa guérison. Promesse éminemment imprudente, mais dont je n'ai aperçu la pleine inanité qu'au bout de quelque temps : car tout d'abord il m'a semblé que ma nouvelle cliente était, en somme, bien plus « maniable » que maintes autres « malades » dont j'avais eu raison par le passé. Mme de X... m'apparaissait une créature froide, réservée, silencieuse et quelque peu apathique, mais nullement hostile, et même avec une correction irréprochable de ton et d'allures. Elle me répondait à peine, il est vrai, lorsque je la questionnais, et je devinais dans ses réponses quelque chose comme le « détachement » d'une personne qui connaîtrait d'avance l'inutilité de tous les efforts tentés pour la soulager. N'importe, j'avais souvent déjà rencontré ce sentiment-là, chez d'autres malades, et presque toujours j'étais parvenu à le vaincre, ou plutôt à découvrir tout ce qu'il avait d'artificiel, et à réveiller sous lui, dans le cœur de mes clients, le désir naturel de la guérison. Aussi m'ingéniais-je assidument à « secouer » l'apathie de Mme de X..., et l'insuccès de mes premières tentatives ne m'inquiétait guère, jusqu'au jour où j'ai constaté que non seulement ma cliente ne se décidait pas à sortir de l'espèce de torpeur où je l'avais trouvée, mais que, en outre, elle n'attachait pas plus d'importance à mes prescriptions médicales qu'à tout le reste de mes paroles, si bien que pas une fois elle n'avait essayé sérieusement de faire aucune des choses que je lui prescrivais. Cette découverte, due à un hasard, — car ma cliente m'affirmait toujours, de son air indifférent, qu'elle avait suivi mes conseils, — m'a pour la première fois ouvert les yeux sur les causes de l'insuccès de mes prédécesseurs dans le traitement de Mme de X... ; et désormais chacune de mes visites à cette dame m'a plus profondément convaincu de l'impossibilité qu'il y aurait pour moi, comme pour mes confrères, à triompher d'un mauvais vouloir obstiné et inexplicable, caché sous les dehors d'une politesse mondaine plus que suffisante.

En réalité, Mme de X... était une de ces personnes qui, parfois tout au travers d'une longue existence, dissimulent un état de folie absolument inguérissable. Sa folie ne consistait-elle qu'à ne pas vouloir tenir compte des ressources de notre profession médicale, ou bien s'étendait-elle également à d'autres domaines de sa vie privée ? C'est ce que mes propres entretiens avec elle ne pouvaient guère m'apprendre, étant donnée l'extrême réserve de son attitude à mon endroit : mais quelques paroles échappées à des personnes de son entourage me portent à croire que l'indifférence qu'elle mettait aux soins de sa santé se retrouvait pareillement dans ses relations avec sa famille, et que son mari, notamment, avait échoué, tout de même que moi et ma bonne douzaine d'éminents confrères, à allumer, pour ainsi dire, une étincelle de vie dans l'esprit et le cœur de ce « sépulcre blanchi ».

C'est là, comme je l'ai dit, un cas exceptionnel : mais d'autres cas peuvent se rencontrer où, sous des formes plus ou moins différentes de celle-là, le médecin a l'amère déception de devoir reconnaître que tel ou tel de ses nouveaux clients est, en quelque sorte, essentiellement impénétrable à son influence ; et il va sans dire que, dans les cas de ce genre, le parti le plus sage est, pour le médecin, de renoncer à la lutte, dès le moment où il a acquis la profonde certitude de son échec final. Quelquefois, c'est seulement à tel ou tel médecin qu'un client se trouve ainsi être impénétrable. Avec les meilleures intentions du monde, et avec autant de science, et d'expérience, et de charité qu'on en peut concevoir, un médecin est empêché par quelque chose, — par sa figure, l'accent de sa voix, ou d'autres motifs encore plus insignifiants en apparence, — d'avoir action sur l'âme d'un « malade » qu'il souhaiterait de guérir. A maintes reprises, avec une patience et un entêtement héroïques, il tâche à réagir contre cette prévention qui lui apparaît jusque sous un accueil parfaitement correct : mais non, décidément, le « contact » ne veut pas se produire ; toutes les paroles affectueuses du médecin, toute la compassion qui s'exhale de ses yeux en même temps que de ses lèvres, il a l'impression que tout cela vient se briser contre une porte qui refusera toujours de s'ouvrir devant lui. Que si ce médecin est appelé à soigner, chez un malade de ce genre, une affection organique, il aura parfois profit à ne pas tenir compte de cette antipathie invincible, et à persister courageusement dans l'application de méthodes thérapeutiques qu'il saura capables d'amener la guérison. Mais que si le client qu'il sent inaccessible à son influence personnelle se trouve atteint de la « maladie », ou si, d'une manière générale, le rôle de l'élément nerveux est plus considérable, dans son état, que celui de troubles purement organiques, le médecin agira sagement en passant outre à toutes les instances de l'entourage du malade, et en se démettant d'une tâche où un de ses confrères, voire même beaucoup moins expérimenté et moins zélé que lui, aura peut-être chance de mieux réussir.

Et puis, à côté de ces antipathies individuelles, il existe des « impénétrabilités » absolues, comme celle de la cliente dont je viens de parler. Des « malades » se voient, — heureusement en très petit nombre, — chez qui la malformation innée du caractère ne se traduit point par une attitude maussade ou agressive à l'égard du médecin, mais bien par une sorte d'animosité sourde, instinctive, et tenace, à tel point que, tôt ou tard, nous sommes contraints de nous avouer que toutes nos avances resteront à jamais infructueuses. Ce que pensent, au fond, ces personnes-là est un mystère qui défierait la pénétration du plus fin psychologue. Il ne leur manque, dirait-on parfois, ni le désir ni l'intelligence de l'avantage qu'il y aurait, pour elles, à subir docilement la direction de l'homme qui, seul, est en état de les aider dans leur guérison ; et cependant elles se comportent comme si elles n'avaient ni cette intelligence, ni même ce désir, et tout ce que nous imaginons pour les servir s'en va se buter contre un étrange mur d'indifférence plus ou moins hostile. Oui, chaque médecin a eu sûrement l'occasion de rencontrer des clients ainsi faits, de ces espèces d'aliénés qui mériteraient beaucoup plus d'être plaints que d'exciter le mauvais vouloir, à peu près irrésistible, que nous ressentons à leur endroit. Et que si ces clients se trouvent être des « malades », et si tous nos soins médicaux risquent de ne pouvoir pas les guérir sans une influence personnelle qui les rassure et les « remonte », nul homme raisonnable ne reprochera au médecin de renoncer à lutter contre un « obstacle intérieur » pour le moins aussi désastreux que n'importe quel « obstacle » venu du dehors.

Mais ce genre particulier d' « obstacles intérieurs » est relativement rare, je ne saurais assez le redire, et vraiment je n'en vois aucun autre qui ait de quoi désespérer l'énergie et le courage professionnel du médecin psychothérapeute. En dehors de ces quelques cas d'impénétrabilité complète et irrémédiable, j'estime qu'il n'y a pas d'esprit ni de cœur si « mal fait » que nous ne réussissions à explorer ses vices, et à trouver ensuite un moyen de les neutraliser, pour ainsi dire, en appropriant à l'intelligence ou au caractère du « malade » l'application de nos grandes méthodes ordinaires de traitement psychothérapique.

TROISIÈME PARTIE

LES PROCÉDÉS DE LA PSYCHOTHÉRAPIE

CHAPITRE PREMIER

DE LA CONVERSATION PSYCHOTHÉRAPIQUE

I

Lorsqu'un de nos savants confrères nous offre un traité consacré à l'étude de telle ou telle partie de la thérapeutique, — par exemple à l'étude du traitement des maladies des reins, ou des yeux, — il concentre naturellement le plus gros de son effort à nous exposer les caractères distinctifs de ces maladies, et les diverses méthodes qui ont chance de conduire à leur guérison. Mais son ouvrage demeurerait incomplet s'il ne s'y occupait pas également, soit au cours de son examen théorique ou dans un chapitre spécial, de la manière dont il convient d'appliquer, en pratique, ces méthodes curatives dont il nous a démontré l'efficacité. Que si son expérience lui a prouvé que telle opération avait chance d'être utile dans un traitement, force lui sera de s'arrêter à nous dire comment nous devrons procéder à cette opération. Or, non seulement il doit en aller de même dans un livre employé à l'étude de la psychothérapie ; non seulement c'est chose bonne, là aussi, d'expliquer au lecteur le maniement pratique des moyens curatifs qu'on lui a recommandés; mais je ne crains pas d'affirmer qu'une telle description pratique des différents modes d'action de la psychothérapie constitue, dans l'ensemble d'un livre comme celui-là, une partie plus importante encore et plus nécessaire que dans tout autre ouvrage de thérapeutique. Car, sauf certains cas exceptionnels, le lecteur d'un ouvrage sur les maladies du rein connaît déjà plus ou moins, à l'avance, la manière dont s'effectuent les opérations qu'on va lui décrire : tandis que la psychothérapie, je ne saurais trop le répéter, est jusqu'à présent une science nouvelle, et où il convient que le lecteur soit considéré, pour ainsi dire, comme ayant tout à apprendre, depuis les principes fondamentaux jusqu'aux moindres détails de la mise en œuvre.

Aussi ne s'étonnera-t-on pas que, après avoir achevé l'examen des grandes méthodes générales du traitement psychothérapique, je consacre maintenant une dernière partie de mon livre à en étudier très sommairement ce que j'appellerais les « procédés », c'est-à-dire à examiner de quelle façon il convient d'appliquer aux malades ces précieuses méthodes de traitement. C'est là, en quelque sorte, un problème supplémentaire qui, forcément, s'impose à l'attention de tout médecin psychothérapeute.

Le problème peut se formuler ainsi : par quel moyen le médecin réussira-t-il le plus sûrement à appliquer à la guérison de ses clients les trois ou quatre grandes méthodes curatives que j'ai exposées ci-dessus ? Mais, en fait, ce problème peut également se traduire sous la forme que voici : *Comment le médecin psychothérapeute devra-t-il causer avec ses clients ?* Car il va de soi que toutes les méthodes de la psychothérapie, — ou du moins presque toutes, exception faite pour celle qui consiste dans la lutte contre les obstacles que j'ai appelés « extérieurs », — n'ont à leur disposition qu'un seul et unique instrument, qui est la conversation. Soit que nous veuillons persuader un malade de sa prochaine guérison, soit que nous ayons à cœur de le « divertir », ou encore que nous ayons résolu d'écarter de sa vie intime tel ou tel élément qui nous paraît faire obstacle au retour de sa santé, ou enfin que nous croyions avantageux pour la guérison du malade de réveiller ou de stimuler, en lui, le sentiment religieux, c'est toujours uniquement par notre parole que nous pourrons agir sur son cœur et sur son esprit, faire pénétrer en lui les promesses, les conseils, tout l'ensemble de nos moyens de traitement psychothérapique.

Et là-dessus quelques lecteurs s'écrieront peut-être que, précisément, cette réduction fatale de toute notre pratique psychothérapique à la *causerie* suffit pour rendre vain, sinon ridicule, l'examen approfondi d'un problème pratique tel que celui-là. « Que l'auteur d'un ouvrage médical, diront-ils, enseigne à ses confrères ou au public profane la meilleure façon de pratiquer une injection sous-cutanée, voire même de préparer un cataplasme ou de confectionner une tisane, cela n'a rien que de très légitime. Mais qu'un médecin psychothérapeute affiche la prétention d'enseigner à ses confrères la meilleure façon de causer, voilà qui dépasse les limites du bon sens ! Car enfin, s'il y a peut-être des personnes qui ignorent les mystères de la mise au point « scientifique » d'un cataplasme, tout le monde sait « causer », et le sait quasi de tout temps, et l'a appris si profondément que nul effort ne vaudrait à le lui faire désapprendre. Est-ce que vous vous figurez que les médecins qui vous liront n'ont pas déjà, en quelque sorte, leur « siège fait » sur ce chapitre-là ? Et puis ne voyez-vous pas que, chez chacun d'eux, la façon de « causer » résulte d'un ensemble nombreux et puissant de circonstances, de façon que tel médecin, par exemple, demeurera constamment loquace, tel autre sobre de paroles, quoi que vous vous avisiez de lui prêcher là-dessus ? Et puis, surtout, ne voyez-vous pas que, sans parler même de la diversité infinie des malades, qui aurait déjà de quoi condamner une entreprise comme celle que vous annoncez, cette diversité des manières de causer, chez les médecins, non seulement défie toute réglementation, mais encore n'a nul besoin d'être réglementée : car, tout de même qu'elle découle des divers tempéraments naturels, de même aussi elle s'harmonise avec le reste des manifestations de ce tempérament ? Tel médecin loquace mène de front avec sa loquacité une foule d'autres manières d'être, une foule d'autres menus traits d'attitude vis-à-vis de ses clients. Son bavardage n'est que le complément de son sourire, de son accueil, des sentiments qu'il apporte à la pratique de son art ; et ceux de ses clients qui l'ont choisi et qui le gardent s'accommodent parfaitement de sa façon de causer, tandis qu'ils risqueraient de retirer un moindre profit des visites de ce médecin, si vous réussissiez à modifier profondément sa conversation, — à quoi d'ailleurs, fort heureusement, ni vous ni personne ne réussirez jamais. Laissez donc à chaque médecin la pleine liberté d'appliquer, suivant ses habitudes et suivant sa nature, les grandes méthodes de traitement que vous lui aurez recommandées ; et soyez sûr que ni lui-même ni ses clients ne perdront rien à cette latitude que vous lui aurez accordée ! »

Tout cela est bien vrai, du moins pour ce qui concerne la façon de « causer » des médecins ; et personne ne sent mieux que moi ce qu'il y aurait d'enfantin, — pour ne pas dire de grotesque, en même temps que de chimérique, — à vouloir prescrire à mes confrères un type uniforme de conversation. Autant vaudrait, à ce compte, exiger qu'ils parlassent tous la même langue. Et aussi suis-je tout prêt à leur recommander, au contraire, de veiller soigneusement à entretenir en soi ces précieuses particulariés de pensée et de langage qui, par cela même qu'elles forment l'un des éléments principaux de leur personnalité, servent également à compléter l'image que se font de celle-ci leurs clients habituels. Rien n'est plus efficace, chez un médecin, qu'un naturel librement épanché, pour attirer et pour retenir la confiance des malades. Ne serait-ce qu'au seul point de vue de l'effet curatif de son action personnelle, il est excellent qu'un médecin se laisse, en quelque sorte, pleinement reconnaître ou deviner par ses malades ; et c'est à quoi il réussira seulement en s'efforçant toujours d'être bien « lui-même », c'est-à-dire en apportant à ses relations avec ses clients, et par-dessus tout à ses entretiens avec eux, la plus grosse somme possible de franchise et de liberté.

Mais, cela admis, il y a dans l'objection que je viens de résumer une très grave erreur, et dont la réfutation suffira pour justifier ce que j'ai dit plus haut touchant la légitimité et l'éminente utilité pratique non pas peut-être d'une « codification » de nos entretiens avec les malades, mais au moins de l'énoncé de quelques règles très générales, — laissant d'ailleurs, dans leurs limites, le champ le plus libre à toutes manifestations de l'individualité de chacun de nous. Cette erreur consiste à croire que la même diversité qui existe entre les médecins, au point de vue de la conversation, existe pareillement entre les malades. Par où je n'entends pas insinuer que la personnalité des malades ne varie pas à l'infini, elle aussi, et cela malgré leur état de maladie ! Jusqu'à son dernier instant, chaque malade conserve, au fond, une nature qui n'appartient qu'à lui seul, et qui obligerait en effet un médecin idéal à employer, à l'endroit de ce malade-là, un tour de conversation particulier. Oui, mais il n'en est pas moins certain que, pour différents qu'ils soient et demeurent l'un de l'autre quant à leur nature foncière, tous les malades, précisément en cette qualité de malades, nous font voir quelques traits qui leur sont communs entre eux, et qui les distinguent de l'ordinaire des êtres humains. La maladie, sous toutes ses formes, a toujours pour conséquence d'introduire en nous certaines altérations d'ordre psychique dont il convient que le médecin tienne compte, dans son attitude à l'égard de ses clients, et qui lui imposent, notamment, le devoir absolu de ne pas causer avec ceux-ci, lorsqu'ils sont malades, de la même manière qu'avant leur maladie ou après leur guérison. En d'autres termes, il est entièrement faux que chaque malade diffère, de fond en comble, du reste des malades. Si différent qu'il ait pu être d'eux pendant qu'il se portait bien, il y a désormais deux ou trois points sur lesquels il leur est devenu pareil ; et il faut donc que le médecin applique à ses conversations avec lui, tout de même qu'avec les autres malades, certaines règles communes, — sauf à les appliquer, naturellement, avec le plus de bonhomie et de spontanéité qu'il lui sera possible, c'est-à-dire en tâchant à ménager à la fois et les traits distinctifs de sa propre nature et ceux de la nature de ses clients eux-mêmes.

C'est ainsi que tous les malades en général, — je veux dire tous ceux qui ont conservé le goût et le moyen de causer, — mais surtout ceux qui se trouvent atteints de ce que j'ai appelé la « maladie », sont d'accord pour désirer que le médecin qui les soigne régulièrement ne borne pas ses entretiens avec eux au seul état de leur santé, ni même au seul domaine des questions médicales. Tôt ou tard, à mesure qu'ils s'accoutument aux visites de leur médecin, ils en arrivent à souhaiter, tout ensemble, de mieux connaître la personne entière de ce médecin, et puis, véritablement, de rencontrer en lui quelque chose comme un ami, un homme qui leur révèle assez de soi-même pour qu'ils puissent, à leur tour, s'épancher devant lui. Aussi bien la psychothérapie même la plus rudimentaire, pour être pratiquée, exige-t-elle que le médecin parle avec ses clients d'autre chose que de leur maladie. Il faut, à la fois, qu'il essaie d'approfondir leur caractère et aussi de s'imposer à leur confiance ; choses qui, l'une et l'autre, requièrent inévitablement l'emploi de sujets de conversation plus ou moins variés. Mais d'ailleurs, comme je le disais à l'instant, cette variété de sujets de conversation ne nous est pas seulement commandée par notre devoir professionnel de psychothérapeutes ; ce sont les malades, tous les malades à peu d'exception près, qui attendent de nous que nous les traitions en amis, et que, soit après nous être occupés de leur santé ou bien dans les intervalles de cette occupation, nous échangions avec eux des propos familiers sur des thèmes étrangers à la médecine.

Malheur, dirais-je volontiers, malheur au médecin qui, lorsqu'il a fait déjà cinq ou six visites à un client, n'a pas encore trouvé l'occasion d'échanger avec lui quelques propos familiers en dehors du pur domaine de la pathologie ! Jamais ce médecin-là, si savant qu'il soit, ne pénétrera un peu à fond dans l'âme de son client, ni, je ne crains pas de l'ajouter, ne remplira pleinement auprès de lui son devoir de « guérisseur » : car l'accomplissement entier de ce devoir a pour condition, de la part du malade, un certain abandon intime et cordial, qui lui-même ne se produit jamais sans un tel échange de « confidences » plus ou moins approfondies. Et, au contraire, combien cet autre médecin a de chances de contribuer à la guérison de ses clients, qui, dès l'abord, leur présente une figure de compagnon et d'ami, attendant même parfois avec impatience le moment où, sa tâche de praticien terminée, il pourra s'informer des dernières nouvelles de la famille des clients, leur communiquer ses propres vues sur tels sujets généraux, ou surtout les inviter à lui exposer les leurs ! Plus est vaste le champ de connaissances d'un médecin, plus son éducation lui a ouvert d'horizons différents, et plus il est à même de se gagner la sympathie, la confiance des malades. J'ai dit quelque part qu'il est pariofs excellent que le médecin ait des « clartés » de la théologie. Qu'il en ait aussi des arts et des lettres, des sciences appliquées, de la géographie, voire de la politique : autant de précieuses conditions de succès, non pas seulement pour sa propre considération auprès de ses clients, mais encore pour l'issue de la cure qu'il a entreprise. On n'imagine point, par exemple, de quelle utilité il peut être, pour un médecin, de connaître et d'aimer la musique, lorsque le hasard le met en présence d'un client mélomane ; et pareillement il en va du client « amateur » de peinture, et du client passionné de voyages. Qu'un médecin se trouve partager leur goût, ou s'intéresser à leur profession, et tout de suite il verra un rayon de plaisir s'allumer dans leurs yeux, et tout de suite ces malades se sentiront plus prêts à lui obéir, à l'aimer, à lui remettre le soin de leur guérison.

Oui, mais que le médecin le plus expert en musique s'avise de causer librement de cet art avec le client le plus mélomane, — librement, c'est-à-dire tout à fait de la même façon qu'il en causerait avec un ami bien portant, — et ce médecin lui-même, — ou en tous cas, à son défaut, un observateur plus désintéressé, — ne tardera pas à découvrir, sur le visage et dans l'attitude du malade, des traces incontestables d'impatience ou de mauvaise humeur. Et il va sans dire que la chose ne se produit pas seulement dans le cas particulier que j'ai pris pour exemple. Qu'il s'agisse d'art ou de politique, ou même d'un échange de vues sur les propres affaires du client et celles du médecin, l'entretien risque invariablement de fatiguer, de mécontenter le malade, si le médecin se laisse aller à oublier qu'il a devant soi un « client », et s'entraîne à causer avec lui comme avec un interlocuteur ordinaire.

Demandez, après cela, à ce malade les motifs de son irritation ; demandez-lui de quelle manière il voudrait que son médecin causât avec lui : selon toute probabilité, il ne saura que répondre. Simplement, il a conscience que sa qualité de malade lui donne droit à une espèce de conversation particulière, de la part de son médecin, et que c'est à ce dernier de se rendre compte du caractère, de la portée, et des limites de ce mode particulier d'entretien. Encore ne fais-je allusion là qu'à des entretiens où le médecin ne s'est engagé qu'après avoir, au préalable, longuement exploré son terrain, après s'être soigneusement informé du tempérament, des goûts, et de la curiosité de son client. Car lorsque ces précautions se trouvent négligées, et que le médecin, par exemple, transporte avec soi, pour les octroyer à tous ses clients, certains sujets de conversation dont il sait seulement qu'ils ont beaucoup d'intérêt pour lui-même, alors le client n'éprouve plus la moindre hésitation à mettre le doigt sur la cause de l'ennui que lui procurent les propos intempestifs de ce médecin-là, fussent-ils d'ailleurs les plus éloquents ou les plus spirituels du monde, et énoncés avec la cordialité la plus manifeste.

Mais en dehors même de ces négligences d'adaptation, de ces véritables « indiscrétions » commises par le médecin qui ne daigne pas s'informer à l'avance de la « réceptivité » habituelle de son client, il n'y a pas, je le répète, jusqu'aux conversations en apparence les mieux appropriées, — sur la musique avec un client mélomane, ou sur les ballons dirigeables avec un client fanatique de l'aviation, — qui très souvent n'engendrent, chez le malade, une certaine impression de mauvaise humeur ou d'ennui, si le médecin procède à ces conversations de la même manière qu'avec une personne bien portante. Parfois cette impression se fait sentir tout de suite, pendant l'entretien, et même dès le début de celui-ci. Il m'est arrivé, ainsi, de constater avec surprise que tels clients que je savais entièrement voués à telles ou telles recherches ne semblaient pas avoir apporté chez moi, dans mon cabinet, la curiosité qui aurait dû se trouver immuablement gravée au fond de leur être ; et puis, au bout de quelque temps de familiarité, mes clients et moi-même parvenions enfin à découvrir le véritable « ton », le point de vue particulier sous lequel il était agréable et salutaire à ces clients de s'entretenir avec moi des sujets qui leur tenaient au cœur. Ou bien, d'autres fois, c'est seulement après la fin d'une conversation qui, sur le moment, avait paru les intéresser, que nos clients découvrent, tout d'un coup, en soi comme un sentiment de déception. Ils s'aperçoivent que leur conversation avec leur médecin a manqué d'un certain caractère particulier, indéfinissable, qu'elle aurait dû avoir ; et il n'en faut pas davantage pour que cette conversation, au lieu de leur être profitable sous le rapport psychothérapique, risque d'affaiblir la force intime du lien qui les rattache à la personnalité de leur médecin.

C'est donc qu'il existe, réellement, un ordre de conversation qui pourrait être appelé « médical », ou « psychothérapique ». Et l'on serait tenté de croire, à première vue, qu'un tel ordre de conversation appartient à la nombreuse catégorie des chimères « idéologiques », de ces choses irréalisables dont la poursuite obstinée a été singulièrement funeste pour le progrès de maintes sciences de notre temps, et de la médecine en particulier. Car nous voici placés entre deux constatations absolument certaines, et qui ont tout l'air d'être inconciliables dans la pratique ! D'une part, il faut que le médecin tâche à varier autant que possible sa conversation avec ses clients, comme aussi à éviter autant que possible de n'apparaître à ses clients que sous son seul aspect professionnel ; et, d'autre part, il est éminemment dangereux, pour le médecin, de vouloir traiter ses clients comme des interlocuteurs ordinaires, serait-ce même pour leur parler des sujets qui les intéressent le plus. D'un côté, l'idéal serait, pour le médecin, de découvrir chez chaque malade le terrain de conversation le plus favorable, et de s'y transporter pleinement avec lui ; de l'autre côté, l'expérience quotidienne nous prouve que le malade pardonne malaisément cette transformation trop complète du médecin en un simple causeur, ce qui revient à dire qu'il exige de nous que, vis-à-vis de lui, nous demeurions toujours médecins. Comment résoudre cette antinomie ? Comment faire en sorte que, tandis que nous nous attacherons nous-mêmes à « divertir » nos clients le mieux que nous pourrons, les clients susdits consentent à nous laisser faire, et n'aient pas l'impression que nous manquons à une partie de notre rôle envers eux ?

II

En réalité, cependant, rien de plus simple que la solution de ce problème, d'apparence insoluble. Pour le dire tout de suite d'un mot, il y a une règle générale qui doit toujours guider le médecin dans ses conversations avec ses clients. La voici : il convient que le médecin tâche à varier autant que possible sa conversation avec ses clients, et de telle manière qu'il n'entretienne ceux-ci que des sujets qui ont pour eux le plus d'intérêt ; *mais toujours, par-dessous cette multiplicité des sujets, il faut que le médecin se rappelle qu'il est médecin, et parle à ses clients comme à des malades.*

Ai-je besoin d'expliquer ce que j'entends par là ? Toujours et dans tous les cas, il faut que notre conversation avec nos clients conserve, sous son apparence libre et cordiale, un caractère, une portée, un objet foncièrement « médicaux ». Depuis la manière dont nous abordons un client jusqu'aux moindres détours de notre « bavardage », il sied que pas un de nos gestes ni pas une de nos paroles ne manquent d'être expressément destinés, de près ou de loin, à la guérison de la personne à qui ils s'adressent. Nous nous efforcerons toujours d'avoir l'air de causer en simples « amis, » de façon à mieux divertir notre interlocuteur et à capter plus efficacement son attention ; nous tâcherons à aborder avec lui le thème de la musique, s'il est musicien, ou celui de la littérature si c'est là son sujet favori : mais, tout en lui exprimant nos opinions et en l'amenant à nous exprimer les siennes, nous ne cesserons pas d'avoir secrètement à la pensée que ce client, qui est malade, attend surtout de nous que nous l'aidions à recouvrer la santé. Et à l'y aider nous utiliserons toutes les minutes que nous aurons à lui consacrer, — avec le sentiment de ne remplir tout notre devoir envers lui qu'à cette condition.

Oui, j'affirme qu'il suffira à tout médecin de se pénétrer de ce sentiment, — c'est-à-dire, d'être bien assuré et de l'efficacité curative possible de sa parole, et de l'obligation morale où il est de mettre à profit un moyen thérapeutique aussi précieux, — pour que nulle distraction ne le détourne de la poursuite du but dominant qu'il se sera proposé. Et il n'en faudra pas davantage pour que, d'une façon presque spontanée et irréfléchie, sa conversation avec son client susdit se dépouille de toute allure de simple échange de phrases affectueuses ou banales. Par cela seul qu'il aura conscience de pouvoir et de devoir guérir son malade au moyen de sa parole, tout de même qu'il savait jusque-là pouvoir et savoir le guérir au moyen des remèdes qu'il lui prescrirait, ce médecin en arrivera à faire de chacune de ses paroles un véritable remède, sans que la tentation lui vienne, désormais, d'employer à autre chose un temps qu'il lui est possible d'employer ainsi « professionnellement ».

Un remède, ou encore une préparation à l'emploi ultérieur d'un remède. Car à côté des paroles qui auront chance de « guérir » le malade, de le rassurer ou de le fortifier, en un mot de l'armer pour la lutte contre sa maladie, il y a aussi, naturellement, d'autres paroles qui aideront le médecin à mieux connaître non seulement la maladie de son client, mais le terrain où s'est développée cette maladie, le tempérament du client et son caractère. C'est en causant avec les malades, en traitant avec eux les sujets les plus divers, et en les traitant sous les aspects les plus divers, que nous réussirons le plus sûrement à nous rendre compte et des dispositions individuelles de ces malades, et des ravages causés chez eux par la maladie, et aussi des voies par lesquelles il nous sera le plus facile de faire pénétrer en eux, ensuite, ce que j'appellerais nos paroles « curatives ».

Ainsi tous nos entretiens avec les malades doivent être dirigés vers une double fin. Ou bien ils doivent servir à cet « examen » psychothérapique dont j'ai eu bien souvent déjà l'occasion d'exposer l'importance et la complexité ; ou bien ils doivent profiter des renseignements obtenus de cette manière pour contribuer activement à la guérison. Et il va sans dire que la poursuite de ces deux objets peut parfaitement être menée de front. Rien n'empêche que, dans nos conversations médicales, le désir de nous renseigner s'entremêle sans cesse à celui de guérir, ou même que tous les deux se confondent de telle façon qu'un certain sujet nous permette, à la fois, de réconforter notre interlocuteur et d'enrichir un « diagnostic » que nous ne nous lasserons jamais de parfaire ou de corriger. La règle que je viens d'énoncer est, en vérité, susceptible d'une quantité infinie d'applications différentes ; et c'est dans ces applications qu'aura lieu de se déployer tout à l'aise l'individualité de chacun d'entre nous. Mais il n'en reste pas moins que la règle est constante, absolue, qu'elle nous est imposée par notre conscience professionnelle avec une autorité indubitable, et que nous ne pouvons pas l'enfreindre sans commettre une véritable faute, dont les conséquences fâcheuses se manifestent à nous sur-le-champ sous l'une ou l'autre des deux formes que j'ai indiquées plus haut. Tantôt notre client regrette que nous ne « causions » pas assez avec lui, tantôt il a l'impression que nous « causons » trop : ce qu'il entend par là, c'est toujours que, dans un sens ou dans l'autre, nous négligeons notre devoir de « causer » en médecins, de faire servir nos paroles à sa guérison.

Causer en médecin, employer au profit de la santé du malade tous les instants que nous avons le loisir de lui consacrer : telle est donc la seule véritable règle de la conversation psychothérapique. Elle seule est, je puis l'affirmer hardiment, à la fois constante et universelle, ne s'accommodant d'aucune exception, et nous contraignant à lui subordonner, toujours et partout, aussi bien le choix de nos sujets d'entretien que notre façon de traiter ces sujets. Vainement on chercherait une autre règle qui pût être mise au niveau de celle-là, ou qui eût chance, comme elle, de s'appliquer à tous les cas possibles de notre pratique professionnelle. Mais à côté, ou plutôt, au-dessous de cette loi dominante, il nous serait parfaitement permis de formuler un certain nombre d'observations générales qui, sans avoir la portée absolue de la grande règle dont elles ne seraient d'ailleurs, pour la plupart, que de simples « corollaires », auraient de quoi guider profitablement la conversation psychothérapique dans une foule de cas. Tout en laissant libre jeu à l'individualité des médecins ainsi qu'à celle des malades, ces « recettes » accessoires nous offriraient l'avantage de nous rendre plus facile, plus efficace, et plus sûre l'application du principe général que j'ai énoncé tout à l'heure.

En d'autres termes, j'estime que le respect infini qu'il nous sied d'avoir pour les différences naturelles du tempérament et des habitudes intellectuelles de chacun ne s'oppose nullement à la constitution d'un véritable manuel pratique de la conversation « médicale », avec toute sorte de préceptes, de conseils, ou de simples « indications », tout cela énoncé avec plus ou moins de rigueur, depuis tel avis d'une utilité presque constante jusqu'à tel autre qui ne saurait convenir qu'à un type particulier de médecins ou de malades. Un traité de ce genre serait, j'en suis convaincu, pour le moins aussi précieux à posséder qu'un traité de massage ou d'électrothérapie, — à la condition d'établir, dès sa première page, la règle générale que j'ai exposée plus haut, et de ne pas hasarder un seul avis qui non seulement ne s'accordât avec elle, mais qui même n'en dérivât plus ou moins directement. Nous apprendrions là, par exemple, — sauf à ne tenir compte des données du volume que dans la mesure où elles nous sont confirmées par notre propre expérience familière, — quels sujets sont les plus favorables à la poursuite des deux fins principales de toute conversation psychothérapique ; nous y apprendrions sous quelle forme il convient le mieux d'aborder ces sujets pour leur « faire rendre », si je puis dire, leur maximum d'efficacité, au double point de vue du diagnostic et du traitement. Sans compter maintes « suggestions » d'un prix non moins considérable touchant la manière la plus rapide et la moins hasardeuse de reconnaître ce que j'appellerais le tempérament « conversationnel » des malades ; touchant l'influence ordinaire de certains états organiques sur les goûts, les curiosités, les sentiments des malades ; touchant les signes qui dénotent ou qui font prévoir, chez le malade, quelque chose comme la « saturation » de tel ou tel sujet d'entretien, etc. [1].

Ce traité de la conversation psychothérapique, on entend bien qu'il me serait absolument impossible

[1] Une personne des plus intelligentes, que j'ai rencontrée ces jours derniers, m'a fait part précisément d'une observation qui mériterait, me semble-t-il, d'avoir sa petite place dans ce traité idéal de la conversation psychothérapique. « Figurez-vous, — me disait-elle, — que je suis atteinte d'une espèce de travers ou d'infirmité qui me condamne à ne pouvoir jamais entretenir mon médecin des sujets dont je serais le plus désireuse de causer avec lui ! Dans l'intervalle de ses visites, j'amasse une foule de questions, concernant ma propre santé ou celle de mes enfants, — bien résolue à interroger mon médecin sur tout cela lorsque j'aurai le plaisir de le voir ; et puis, lorsque ce moment arrive, presque toujours j'oublie les questions ainsi préparées dans ma tête ; et à peine, ensuite, mon médecin m'a-t-il quittée, qu'aussitôt ces questions se dressent à nouveau devant moi, et je suis désolée de découvrir qu'il me va falloir attendre plusieurs jours encore pour me renseigner sur des points qui, souvent, me tiennent très au cœur. » Que ce soit là ou non une « infirmité », le cas de cette dame n'a rien d'exceptionnel. Je serais presque tenté de dire, au contraire, qu'il est constant, et que l'immense majorité des malades ou des membres de l'entourage d'un malade ont ainsi en réserve, dans un coin de leur esprit, toute sorte de questions qu'ils oublient de nous poser pendant notre visite. L'impatience même qu'ils éprouvent de cette visite, leur joie à la pensée qu'ils vont pouvoir se renseigner sur toutes choses auprès de nous, ces sentiments contribuent à effacer momentanément de leur mémoire le souvenir de toutes les questions, grandes ou petites, qu'ils avaient projeté de nous adresser ; et souvent aussi l'ennui que leur procure la constatation de cet oubli se mêle, chez eux, d'une nuance de grief contre l'infortuné médecin qui n'a pas su deviner ce qu'ils avaient en tête. D'où résulte, pour nous, l'obligation de prévoir la possibilité d'un tel état de choses, et d'y remédier en invitant plus ou moins expressément nos clients à se bien rappeler s'il n'y aurait pas quelque point important sur lequel ils aimeraient encore à nous consulter. Aussi bien la conclusion plus générale qui ressort de l'observation de ce cas tout de même que de maints autres est-elle que le médecin doit toujours, — je ne saurais trop le répéter, — faire en sorte de pouvoir procéder à ses consultations avec tout le loisir suffisant. Ajouterai-je que, bien loin de blâmer ou de railler ce que d'éminents confrères appellent dédaigneusement « la manie des petits papiers », j'encouragerais plutôt nos clients à consigner par écrit, au fur et à mesure qu'elles leur viennent en tête, ces questions qu'ils projettent de nous poser lors de notre prochaine visite ? Mieux vaut encore risquer le léger agacement que nous produira peut-être la nécessité d'avoir à subir un déballage de questions oiseuses, mieux vaut cela que de laisser dans l'esprit des malades l'impression doublement fâcheuse, — je veux dire fâcheuse pour eux autant et plus que pour nous, — d'avoir affaire à un médecin qui ne possède pas l'art de les deviner.

d'en tenter même une esquisse sommaire dans un livre où ce que j'ai à dire de la conversation psychothérapique en général n'intervient qu'à la façon d'un appendice, forcément très réduit. Tout au plus vais-je énoncer encore les deux observations pratiques suivantes, qui, se rattachant expressément à la grande règle ci-dessus, me semblent indispensables à formuler pour aider mon lecteur à en tirer parti.

III

La première de ces deux observations n'est même, en vérité, qu'une pure conséquence de la règle susdite, si bien qu'on doit la considérer, elle aussi, comme une sorte de principe universel et ne comportant aucune exception. Elle consiste dans la nécessité absolue, pour le médecin, de ne jamais dire un seul mot à ses malades de sujets qui n'ont sûrement aucune chance de les intéresser. Et que mon lecteur ne s'imagine pas que je lui recommande là une chose qui « va de soi », une chose si évidente et si naturelle qu'autant vaudrait signaler, à mes confrères, le devoir qu'il y a pour eux à ne point adresser la parole en anglais à un client tout à fait ignorant de la langue anglaise! Sous sa forme abstraite, en effet, la règle que je viens d'indiquer peut paraître un « truisme » superflu : dans la pratique, il nous arrive tous les jours d'oublier cette règle ou de l'enfreindre délibérément, et cela à l'extrême dommage de l'action curative de notre parole. Je veux dire, par exemple, qu'un médecin a beau aimer passionnément sa femme et ses enfants, qu'il a beau avoir fait une découverte scientifique d'une importance capitale, — à ses propres yeux et même à ceux du monde savant, — qu'il a beau être un chasseur émérite ou un automobiliste hors pair, ou bien qu'il a beau être profondément pénétré de la gravité politique d'une crise ministérielle : ce médecin commet une véritable faute professionnelle en entretenant de l'un ou l'autre de ces sujets qui lui tiennent au cœur un malade dont il sait, — ou dont il pourrait et *devrait* savoir, — que les sujets de ce genre lui sont indifférents. Son client l'écoute, assurément, avec une respectueuse ou cordiale attention ; il sourit à ses plaisanteries, ouvre les yeux et la bouche aux moments pathétiques du récit ou de la conférence ; et le médecin continue, devient de plus en plus éloquent ou poétique, ou confidentiel ; après quoi il prend congé de son client avec ce surcroît d'amitié que nous accordons toujours à toute personne qui nous a admirés. Mais le malade, lui, même quand il a admiré sincèrement, conserve de la visite de son médecin l'impression, plus ou moins nette, d'avoir été « refait ». Il se dit que son médecin parle excellemment, ou bien que c'est un homme remarquable, et qui lui a fait grand honneur en s'épanchant ainsi devant lui. Mais, par-dessous tout cela, il y a en lui une voix secrète qui lui murmure que son médecin lui a donné des choses qu'il ne lui demandait pas, et, au contraire, a négligé de lui donner d'autres choses qu'il attendait de lui. Non seulement ce médecin a perdu un temps qu'il aurait pu employer à l'accomplissement de sa tâche « médicale » : presque toujours aussi, la victoire qu'il croit avoir remportée sur son malade en le contraignant à partager ses propres émotions, cette victoire momentanée se transforme, plus tard, en une défaite. Le malade se sent mal satisfait, il perd un peu de la confiance intime qui l'unissait à son médecin ; et, — je le répète encore, — si même il persiste à admirer son médecin et à lui être reconnaissant, il éprouve, d'autre part, une déception qui désormais le rendra moins accessible à l'influence curative de l'ami qu'il croyait entièrement préoccupé de soin de le guérir.

Ne causer avec un malade que des seuls sujets qui intéressent vraiment, indubitablement, ce malade : telle est donc la première des deux conclusions que j'ai cru devoir tirer de la grande règle générale énoncée tout à l'heure. Après quoi il va sans dire que cette reconnaissance des seuls sujets capables d'intéresser le malade est forcément précédée d'une série d'explorations, de tâtonnements, voire même de ces fâcheuses erreurs que l'on a coutume de désigner sous le nom de « gaffes » ; et cela d'autant plus que, bien souvent, le malade lui-même ne se rend pas un compte très net des sujets qui l'intéressent réellement, et s'imagine être curieux de choses qui, en fait, lui sont indifférentes, ou parfois l'ennuient. Car il ne faut pas se dissimuler que notre conversation psychothérapique nous est presque toujours rendue plus difficile encore par l'obligation où nous sommes d'atteindre, chez notre malade, l'homme authentique ; au contraire de ce qui suffit pour la conversation mondaine. Bien portante, Mme X... a la conviction d'adorer la musique, ou la littérature; et rien ne lui est plus agréable, dans son salon, que d'échanger avec ses visiteurs quelques paroles plus ou moins spirituelles sur l'opéra de la veille ou le roman du jour. Mais que la spirituelle et « si artiste ! » Mme X... soit seulement touchée d'une maladie quelconque : il y aura pour le moins une chance sur deux à ce que, tout de suite, sa passion littéraire ou musicale de naguère tombe d'elle comme une robe de soirée dont elle se serait dévêtue. Et le pis est que, dans l'espèce, sa robe de curiosité artificielle lui sera tombée des épaules sans qu'elle en sût rien ; si bien que la pauvre femme, de la meilleure foi du monde, imputera à la sottise ou à l'incompétence de son médecin l'ennui qu'elle aura éprouvé lorsque le susdit médecin, se rappelant d'aimables propos entendus précédemment dans le salon de sa cliente, aura voulu flatter le goût favori de celle-ci en lui parlant de questions littéraires ou musicales.

Oui, par-dessous l'homme de convention et d'artifice que produit la « société », c'est la véritable nature de nos malades que nous sommes forcés d'atteindre, pour que notre conversation ait chance à la fois de les intéresser et de leur servir. De telle sorte que nous aurons, nécessairement, à multiplier les « expériences » avant de réussir à cette espèce de diagnostic intellectuel, à cette délimitation précise des curiosités foncières, et plus ou moins cachées, de nos divers clients. Mais que cette découverte de la difficulté de notre tâche ne nous amène pas à y renoncer ! Ce serait nous exposer, quasi volontairement, à abandonner auprès de nos malades un rôle « curatif » très utile, et qui n'est presque jamais hors de notre portée. Résignons-nous, simplement, aux ennuis inévitables de l'exploration que j'ai dite ! A travers toute espèce d'erreurs momentanées, — mais en aussi petit nombre que possible, naturellement, — efforçons-nous de saisir les trois ou quatre sujets qui ont, pour l'esprit ou le cœur de chaque malade particulier, un intérêt naturel et constant ! Et puis, dès que nous serons assurés de les tenir, imposons-nous formellement le devoir de transporter toujours sur ces seuls sujets non pas peut-être nos entretiens tout entiers, mais, en tous cas, la partie sérieuse et essentielle de ceux-ci, celle où, par excellence, nous tâcherons à jouer notre rôle psychothérapique !

Trois ou quatre sujets, ai-je dit tout à l'heure. Il est bien rare, en effet, que l'homme ramené à ses penchants naturels, l'homme dépouillé de son manteau de curiosité artificielle, s'intéresse à un nombre plus grand de thèmes divers. Et si la détermination de ces quelques thèmes nous apparaît susceptible de varier à l'infini, d'un malade à l'autre, il y a cependant un sujet qui, celui-là, aura toujours chance d'être intéressant pour tous nos malades, — de telle façon qu'un second corollaire de notre loi générale de la conversation psychothérapique sera l'obligation, pour le médecin, d'insister tout particulièrement sur ce sujet-là.

Ce sujet, infailliblement assuré de plaire à tous les malades, c'est, comme on l'a deviné, les malades eux-mêmes. Je ne saurais trop le répéter : l'un des premiers effets de toute maladie est de ramener, soudain, au premier plan de l'âme cet égoïsme que la nature a mis en chacun de nous, mais que l'éducation, plus tard, ou l'amour, ou encore le sentiment religieux ont plus ou moins réussi à refouler dans un coin secret de notre cœur. Certes, je suis très loin de prendre au sérieux les paradoxes séduisants, — et d'ailleurs assez faciles, — de l'école issue de La Rochefoucauld. Il m'a été donné de lire assez profondément dans une foule de cœurs où l'amour de Dieu, l'amour d'autrui, voire même des sentiments encore plus abstraits, tels que l'amour du bien ou du beau, tenaient plus de place que l'amour naturel, instinctif, de soi : des cœurs où l'idée du sacrifice, par exemple, ne s'inspirait nullement du désir de se gagner le ciel, ni de celui d'étonner les autres hommes, mais bien du pur et simple désir « altruiste » de travailler ainsi au bonheur d'une personne chérie. Jusque chez les malades, jusqu'au seuil de la mort, j'ai vu des cas merveilleux d'oubli de soi-même, qui m'ont prouvé à quel point notre âme avait le pouvoir de se vaincre, ou plutôt de se transformer complètement, sous l'influence de cette force vraiment surnaturelle qu'on appelle l'amour. Mais, tout d'abord, le caractère presque « miraculeux » de ces cas dont je parle, et l'impression de surprise mêlée de respect que nous éprouvons en leur présence, attestent l'extrême difficulté qu'il y a toujours, pour un malade, à se maintenir vaillamment au même degré d' « altruisme » où il s'était élevé pendant son existence normale d'homme bien portant. Comment expliquer l'admiration unanime, irrésistible, que nous impose la vue d'un malade plus ou moins indifférent à ses souffrances, sinon par la conviction, qui est en chacun de nous, de cette action « amoindrissante » de la maladie, en vertu de laquelle le malade ordinaire revient, pour ainsi dire, à l'état de nature, et se trouve ressaisi de son égoïsme foncier ?

A quoi j'ajouterai que, lorsque la souffrance et le désordre organique revêtent chez nous la forme spéciale de ce que j'ai appelé la « maladie », et qui est une affection de l'âme pour le moins autant que du corps, la persistance héroïque de l' « altruisme » devient encore infiniment plus rare. Chez le « malade » le plus intelligent et de l'âme la plus haute, il se produit comme un dédoublement du « moi ». Objectivement, ce malade réprouve la bassesse ou l'égoïsme, et conserve plus ou moins intacts ses sentiments généreux de naguère, et va même jusqu'à constater et à déplorer l'impossibilité où il se trouve de conformer sa vie intérieure à son idéal de beauté morale. Mais, en fait, l'égoïsme s'empare de lui avec une force irrésistible, sans que toute la conscience qu'il en a lui donne même assez d'énergie pour lutter contre une telle invasion de l' « animalité ».

C'est dire que, dans nos conversations médicales, nous aurons toujours chance de nous adresser à l'un des éléments les plus puissants de la personnalité présente des malades, en ménageant chez eux cet égoïsme que la « maladie » y aura sûrement ravivé, débridé. Mais j'irai plus loin : jusque chez des clients d'une autre espèce, atteints de ces affections organiques dont j'ai noté tout à l'heure qu'elles laissaient à l'âme plus de liberté et plus de pouvoir pour se défendre contre la « remontée » instinctive de l'égoïsme, jusque chez ceux-là nous pouvons être assurés que l'état morbide a suffisamment accru la préoccupation naturelle de soi-même pour que nous ayons chance, là aussi, d'intéresser la curiosité desdits clients en leur parlant de leur propre personne, ou de choses qui se rapportent directement à elle. De telle sorte que le nouveau principe que je viens d'énoncer, l'obligation pour le médecin psychothérapeute d'accorder, dans ses conversations avec ses clients, une part considérable à la personne ou aux intérêts de ceux-ci, m'apparaît revêtu d'une portée à peu près universelle, — sauf pour le médecin à tenir compte le plus possible de la forme particulière qu'a prise, chez ses divers clients, cette poussée presque immanquable d'un égoïsme plus ou moins contenu ou dissimulé jusqu'alors.

J'aurais encore à noter maintes autres observations du même genre, dont il me semble que plus d'un psychothérapeute novice pourrait tirer profit. Mais comme je l'ai dit déjà, et malgré l'éminente utilité pratique de ce manuel de la conversation médicale dont j'ai parlé plus haut, l'objet que je me suis proposé, dans cette dernière partie de mon livre, est simplement d'énoncer le principe général qui doit, à mon avis, demeurer toujours la règle essentielle et constante de tous nos entretiens avec nos clients. Et que si l'on me demandait maintenant à quelle fin doit être employée cette grande règle, ou, en d'autres termes, quel doit être le but principal de ces entretiens psychothérapiques, où doit présider la règle susdite, je répondrais que ce but est, naturellement, l'application des procédés de traitement psychothérapique définis et analysés au cours des chapitres précédents. Je ne saurais trop le répéter : la conversation du médecin avec le malade ne forme pas un article nouveau du programme de tout traitement psychothérapique. Elle n'est, en quelque sorte, que le mode d'application, le « véhicule » des méthodes diverses que j'ai passées en revue jusqu'ici. D'où résulte la conclusion évidente que toute conversation, pour variée et « individuelle » qu'on la suppose, doit servir uniquement à nous permettre d'utiliser, au profit de la guérison de nos clients, l'ensemble des grands procédés en question, en commençant par celui de l'examen psychothérapique, pour aboutir enfin à cette psychothérapie religieuse qui m'apparaît à la fois la tâche la plus haute et la plus malaisée de tout médecin désireux d'user efficacement de son autorité personnelle sur l'esprit de ses clients. Affirmation optimiste, divertissement immédiat et recherche d'autres moyens indirects de « divertir » la pensée du malade, recherche et, autant que possible, suppression des obstacles, extérieurs ou intérieurs, qui retardent la guérison : voilà les fins que doit avoir sans cesse devant les yeux le médecin psychothérapeute ; et la seule énumération de ces fins capitales, de ces articles absolument indispensables de notre programme psychothérapique, suffira déjà à montrer toute la diversité infinie que peut et doit revêtir notre conversation médicale, sans cesser pour cela de se conformer à sa règle dominante, telle que je l'ai formulée tout à l'heure. Parler toujours en médecin, ne pas oublier un seul instant que l'on a devant soi un malade, ni non plus que l'on dispose du pouvoir de lui rendre utiles et salutaires toutes les paroles qu'on lui adressera : c'est en suivant scrupuleusement cette loi que l'on réussira à donner, pour ainsi dire, à son traitement psychothérapique le maximum d'intensité dont il est susceptible, — sauf ensuite à s'efforcer le plus possible de rester soi-même, vis-à-vis des malades, comme aussi de ménager le plus possible les goûts et les habitudes, les diverses particularités individuelles de chacun d'entre eux.

Que mon jeune confrère tâche seulement à se maintenir dans les limites de cette règle essentielle : et il n'y aura pas une de ses paroles qui ne soit sûre de porter quelque bon fruit, éloquente ou naïve, imposante ou familière. Pourvu qu'il n'oublie pas de rester médecin, tout ce qu'il dira à son client aura chance d'être pour celui-ci d'excellente médecine. Mais, au contraire, tout ce qu'il dira qui ne rentrera pas dans les limites de la règle susdite, et si même il apporte à le dire toute la science d'un Pic de la Mirandole ou toute l'éloquence d'un Bossuet, tout cela ne sera, suivant l'expression du poète, que « des mots, des mots, des mots ». Ou plutôt tout cela aura le grave inconvénient d'être des « mots » substitués à des « actes », de vaines formules de bavardage mondain occupant sans profit un temps que le médecin pourrait, à beaucoup moins de frais, utiliser pour l'exécution de sa tâche professionnelle.

IV

Oui, c'est un art difficile, l'art de causer « en médecin » et d'autant plus difficile que l'on serait plus tenté de le confondre avec l'art habituel du « causeur », dont je dirais volontiers qu'il en est, au contraire, tout l'opposé. Le fait est qu'il m'est arrivé bien rarement, dans ma longue expérience professionnelle, de rencontrer des confrères qui réunissent en soi ces deux talents différents. Tels praticiens illustres qui s'étaient acquis en outre la réputation méritée d'être des « causeurs » merveilleux, et dont j'imagine que nos jeunes générations d'étudiants continuent à se transmettre les spirituels propos, m'ont étonné et déconcerté, à les connaître de plus près, par leur profonde ignorance des secrets de la conversation psychothérapique.

Je dois cependant faire une exception pour l'un d'eux, un maître universellement regretté et qui précisément avait l'esprit ouvert à tant de choses, en dehors de celles de la médecine, — où d'ailleurs il excellait, — qu'on aurait pu le croire pour le moins aussi indifférent que la plupart des dilettantes de son espèce aux petites précautions et aux petites ruses dont est formé cet art particulier de notre causerie proprement « médicale ». Combien de fois des artistes ou des hommes de lettres avec qui je m'entretenais de l'attirante figure du professeur Edouard Brissaud, — et qui n'avaient eu affaire, en lui, qu'à l'homme du monde, — ont exprimé devant moi la crainte que ce médecin incomparablement artiste et lettré ne fût pas d'humeur à accepter et à s'imposer scrupuleusement les humbles soucis de la tâche professionnelle ! Et moi-même, aussi longtemps que je n'avais point pénétré dans son intimité, peu s'en fallait que j'éprouvasse une crainte pareille : je le voyais toujours si ingénument, si passionnément curieux de toutes les formes de la vie intellectuelle, s'enthousiasmant pour l'œuvre d'un musicien, ou d'un peintre, ou d'un poète, avec une ardeur qui me semblait si peu faite pour s'accompagner des qualités plus modestes du praticien tout attaché à l'accomplissement de sa besogne quotidienne ! Aussi n'oublierai-je jamais le mélange d'étonnement et d'admiration dont je fus pénétré lorsque, un jour, le hasard me permit d'assister à un entretien de mon éminent confrère avec l'un de ses malades. La manière dont procédait Edouard Brissaud n'est évidemment pas de celles qui se laissent définir en quelques mots ; et j'ajouterai qu'elle n'était pas non plus de celles dont la définition aurait chance d'être bien profitable à mes jeunes lecteurs, — dérivant à tel point de la personnalité de son inventeur que lui seul était à même de la pratiquer. Mais il n'en reste pas moins que, pendant près d'une heure, ce jour-là, Edouard Brissaud a réussi à explorer profondément l'âme d'un malade, et à le rassurer et à le « remonter », à le pourvoir d'une provision durable de courage et de consolation, tout en n'ayant l'air de n'être qu'un simple causeur dédaigneux des menues « contingences » de sa profession. Il obligeait son interlocuteur à le suivre sur toute sorte de terrains les plus éloignés du monde, en apparence, de celui où l'interloculeur susdit aurait voulu le ramener ; il lui parlait de politique, d'art, de vie mondaine ; et je constatais qu'à chaque instant ou bien ce maître-causeur profitait d'un tournant de la conversation pour se renseigner sur le caractère foncier ou sur les alarmes morbides de son client, ou bien prouvait à celui-ci la certitude qu'il avait de sa prompte guérison, ou même parfois qu'il s'efforçait d'éveiller ou de stimuler en lui des énergies momentanément « inhibées ». Le malade avait l'impression d'avoir passé une heure en compagnie d'un causeur délicieux, — et peut-être même trouvait-il, en secret, que le professeur Brissaud ne s'était pas occupé de lui autant qu'il l'aurait souhaité : mais, en fait, ce délicieux causeur n'avait pas cessé une minute d'employer tout son art au profit de ce malade, qu'il s'agissait de tranquilliser et de réconforter. Les sujets d'entretien qu'il avait choisis, et le côté par lequel il les avait abordés, et toutes ses propres paroles et chacune des quelques paroles qu'il avait obtenues en réponse aux siennes, tout cela était manifestement approprié à la personne spéciale qu'il avait devant soi.

Mais ce n'était là, comme je l'ai dit, qu'une exception; et trop souvent les talents du « causeur », chez un médecin, risquent plutôt de nuire à l'efficacité de son rôle psychothérapique. Savoir « causer », au sens ordinaire de ce mot, n'est nullement une condition de succès, en matière de psychothérapie. Et quant à ce qui constitue, en cette matière, la principale condition du succès, je crois bien l'avoir dit déjà, ou en tous cas je suppose que mon lecteur l'aura deviné. Aussi bien l'ai-je apprise moi-même, cette condition, dans des circonstances si curieuses que je ne puis résister au désir de les raconter encore très brièvement, — avec la persuasion que, cette fois, chacun de mes lecteurs pourra tirer son profit d'une leçon qui m'a été infiniment précieuse pour mon propre compte.

C'était il y a déjà une vingtaine d'années. J'étais venu passer mes vacances dans un village de Normandie, et, dès mon arrivée, la figure du médecin de l'endroit m'avait très vivement frappé. Non pas que mon confrère de ce petit port normand me produisît l'impression de l'un de ces savants originaux et profonds, comme il m'est arrivé d'en rencontrer plus d'un, obscurément absorbés par d'humbles clientèles rurales. Celui-là, le premier jour que je l'avais vu, ne m'avait parlé d'aucune découverte intéressante qu'il eût faite, ni ne m'avait communiqué aucun de ces mémoires, imprimés au rabais, qui trop souvent s'en vont dormir dans de poudreuses archives d'académies de province, alors que le monde scientifique tout entier aurait profit à en connaître les observations ou les conclusions. Mais il y avait, dans le visage et dans toute la manière d'être de ce médecin de petite ville, un mélange infiniment séduisant de sagesse et de bonté, qui tout de suite m'avait attiré presque malgré moi. D'origine paysanne, le Dr S... n'en possédait pas moins, de par un mystérieux hasard de l'hérédité, l'une des apparences les plus parfaitement « distinguées » que j'eusse jamais rencontrées : avec une distinction qui, naturellement, ne lui venait pas de sa docilité aux règles d'un code artificiel d'élégances mondaines, mais de la noblesse instinctive d'une âme accoutumée dès l'enfance à ne pouvoir respirer qu'une atmosphère de sentiments délicats et de généreuses pensées. En un mot, j'avais eu l'impression, dès le premier jour, que le contact de ce modeste confrère aurait de quoi m'apporter des satisfactions d'un ordre exceptionnel ; et aussi n'avais-je point tardé à me lier avec lui, et lui avais-je même demandé de m'autoriser à assister parfois à ses consultations.

Ma demande avait, je dois le dire, un peu gêné mon nouvel ami, en même temps qu'elle l'avait manifestement flatté : je l'entends encore s'excuser de l'insignifiance des « cas » qu'il aurait à me soumettre, tout en me remerciant du secours inattendu qu'allaient lui offrir ma science et mon expérience de « médecin de la capitale ». Oui, et voici que, en réalité, c'est pour moi surtout que ces quelques consultations du Dr S... ont été d'un véritable secours ! Il n'y a pas jusqu'à leur côté purement « médical » qui ne m'ait instruit, en me révélant à quel point un praticien intelligent et zélé peut, pour ainsi dire, simplifier et « condenser » tout l'arsenal des moyens thérapeutiques, de façon à procurer à des malades pauvres, parmi des conditions forcément très sommaires, l'équivalent de tous les avantages que présentent aux malades de nos grandes villes les modes de traitement les plus compliqués et les plus coûteux. Le fait est que les clients du Dr S... pouvaient se vanter de n'être privés, en somme, d'aucune des ressources dont dispose aujourd'hui notre art médical. Avec un véritable génie d'adaptation pratique, ce petit médecin de campagne mettait à la portée de sa clientèle non pas certes les appareils ni les procédés des hôpitaux et maisons de santé « modèles », mais du moins ce qui, dans ces méthodes ou ces procédés, constituait l'élément curatif essentiel. Gymnastique médicale, massage, hydrothérapie, c'était merveille de voir de quelle façon ingénieuse et sûre mon confrère normand appropriait tout cela aux ressources pécuniaires, comme aussi aux possibilités matérielles, des fermiers, boutiquiers, ou pêcheurs qui s'adressaient à lui.

Mais surtout les admirables succès thérapeutiques dont j'étais témoin chaque jour résultaient de la présence, chez le Dr S., d'un don que je serais tenté d'appeler un pur et singulier génie « psychothérapique ». Ce mélange de sagesse et de bonté, dont j'ai dit plus haut qu'il m'avait frappé dès le premier instant chez mon modeste confrère, celui-ci l'avait consacré tout entier, de très bonne heure, à l'exercice de sa profession ; et ainsi il était arrivé non seulement à lire dans les âmes avec une aisance et une perspicacité extraordinaires, mais aussi, en quelque sorte, à y « écrire », à tenir dans sa main et à diriger insensiblement ces âmes dont il connaissait jusqu'aux plus secrets recoins. La même demi-heure qui lui permettait de s'informer de l'état corporel de ses clients lui suffisait également pour établir un diagnostic « moral » d'une netteté sans pareille. A l'expression du visage des malades, au ton de leurs paroles, aux quelques réponses qu'il recevait d'eux, cet observateur incomparable reconnaissait sur-le-champ et l'espèce d'hommes dont faisait partie tel ou tel malade, et par où ce malade se distinguait des autres individus de son espèce. Mais le plus étonnant était, comme je l'ai dit, qu'à ce pouvoir de pénétration mon confrère joignait encore le privilège d'agir avec une efficacité surprenante sur l'esprit et la volonté de chacun de ses clients, à tel point qu'un magnétiseur professionnel aurait eu peine à se faire obéir aussi docilement.

Après quoi l'on entend bien que la plupart des clients de mon éminent confrère n'étaient pas de ceux dont le naturel ni l'état morbide exigeassent une très grande dépense de subtilité psychothérapique. Le plus souvent, le Dr S... se servait surtout de son génie d'observation intérieure pour se rendre mieux compte, et plus rapidement, de la nature des troubles organiques qu'on lui décrivait, et puis pour approprier plus parfaitement ses prescriptions à la situation sociale, à l'humeur, et aux goûts individuels de chaque malade. Mais il n'y avait pas de « cas » si banal, — fût-ce une indigestion ou un panari, — qui ne lui fournît l'occasion d'intervenir plus ou moins jusque dans la vie personnelle de ses visiteurs, sous la forme d'un conseil d'hygiène, ou même d'une véritable leçon morale, que je le voyais enfoncer pour ainsi dire insensiblement dans l'esprit ou le cœur d'un brave paysan venu là sans la moindre idée d'obtenir un profit aussi important et aussi durable en échange des quarante sous qu'il extrayait péniblement de sa bourse, la consultation terminée. Ainsi tel d'entre eux apprenait à éviter désormais les retours de son indigestion, sans avoir pour cela à réprimer trop rigoureusement son solide appétit naturel ; tel autre, qui s'était plaint en passant du peu d'égards de sa femme pour ses misères corporelles, remportait de la consultation de précieux éléments de patience ou, au besoin, d'indulgence, grâce auxquels la paix de son ménage allait désormais se trouver un peu moins compromise. Et parfois il arrivait que le médecin se transformât brusquement et résolument en un vrai « directeur », et un brave paysan qui n'avait pensé qu'à se faire soulager d'une douleur à l'épaule avait la surprise de s'entendre affirmer qu'une maladie des plus graves risquait de s'installer chez lui, s'il ne renonçait pas pour toujours à ses habitudes d'irascibilité querelleuse ou d'intempérance.

Sans compter le ravissement que c'était pour moi, au sortir de ces séances souvent assez longues, d'être initié par mon modeste et admirable ami au secret de toutes ses découvertes psychologiques sur les divers clients qui avaient défilé devant nous. En quelques mots d'une couleur et d'un relief étonnants, le Dr S... me racontait l'histoire de ces pauvres gens, me peignait leur portrait, me prédisait le sort qui les attendait. Et c'est justement de cette manière qu'il m'avait, un jour, intéressé à l'aventure d'un client d'une quarantaine d'années, solide gaillard et d'une figure tout à fait agréable, qui, quelques heures auparavant, était venu le consulter au sujet de crampes d'estomac subitement apparues chez lui depuis quelques jours. Le Dr S... avait, naturellement, écouté avec son attention, sa patience et sa sollicitude ordinaires la longue description que ce client lui avait faite de ses crampes d'estomac : mais j'avais été frappé de constater qu'ensuite il n'avait paru attacher aucune importance à la partie proprement « médicale » de sa tâche, s'était borné à prescrire une diète relative de quelques jours, et puis n'avait plus entretenu son client que de choses étrangères à sa maladie, — au moins en apparence, — de choses telles que les occupations de ses enfants, ou encore les résultats de sa dernière récolte. Il m'avait bien semblé deviner, déjà, que toute cette conversation où j'assistais devait avoir une portée éminemment psychothérapique; mais je n'en avais compris tout le sens que quelques heures plus tard, lorsqu'après sa consultation mon confrère et ami m'avait raconté la touchante histoire de son client.

Celui-ci était un cultivateur d'un village voisin, né de parents assez riches, et qui lui-même, par son intelligence et son ardeur au travail, avait encore sensiblement accru sa petite fortune familiale. Malheureusement il avait épousé la plus belle fille du village, — malgré l'opposition de ses parents, — et sa femme, après avoir failli le ruiner par sa folie de dépense, l'avait récemment abandonné, ainsi que ses trois enfants, pour s'en aller vivre à Caen avec un vague « artiste » de café-concert. Le départ de cette madame Bovary villageoise, — dont le Dr S... me fit à ce propos un portrait infiniment caractéristique, — avait eu pour effet d'atterrer et de désoler profondément son excellent homme de mari, qui, toujours, jusque-là, avait refusé d'écouter les innombrables dénonciations des voisins touchant l'inconduite de sa femme. Plusieurs fois déjà le Dr S..., soit en passant dans le village habité par le mari inconsolable ou bien en le rencontrant au marché de la petite ville, avait observé chez lui des symptômes significatifs d'un profond désordre nerveux, résultant de la gravité du « choc » qu'il avait subi. Le malheureux n'apportait plus à ses actes ni à ses paroles son naïf entrain de naguère ; il négligeait même de venir régulièrement au marché chaque samedi, ainsi qu'il l'avait toujours fait auparavant ; et il n'y avait pas jusqu'à sa mine qui, pour vigoureuse qu'elle m'eût apparu, n'attestât aux yeux expérimentés de son médecin l'envahissement de la « maladie ». Maintenant, voici que des troubles organiques s'ajoutaient à cet ensemble de menus signes prémonitoires ! Et le Dr S... me disait les craintes que lui inspirait irrésistiblement l'avenir de cet homme de quarante ans, né pour vivre octogénaire sans avoir jamais besoin de soins médicaux, mais dont toute la force vitale s'écoulait, pour ainsi dire, par une fêlure infiniment difficile à réparer.

Or le hasard a voulu que, trois ou quatre jours après cette visite du jeune cultivateur, mon confrère et moi rencontrions celui-ci au moment où nous sortions de la petite ville pour nous rendre, précisément, au village qu'il habitait. Il était venu ramener en ville l'aîné de ses fils, placé par lui dans une espèce de petit collège qui se trouvait encore, à ce moment, dirigé par des Frères. Il nous aborda poliment sur la route, affirmant à mon confrère que ses crampes d'estomac s'étaient un peu atténuées, et puis voulut prendre congé de nous et s'en aller de son côté, par un délicat sentiment de discrétion. Mais le Dr S... le retint, l'obligea presque à faire chemin avec nous ; et j'eus alors une occasion tout à fait merveilleuse d'observer ce que pouvait et devait être une vraie conversation « psychothérapique ». Le fait est que, pendant la petite heure que dura notre voyage, mon confrère ne prononça pas une seule parole qui, — soit qu'il le voulut expressément ou qu'il y réussît par le seul effet inconscient de sa sympathie, — n'eût pour conséquence de consoler ou de rassurer, ou de réconforter notre compagnon. Non pas que toute cette conversation eût pour sujet la personne du malade, ni même qu'elle parût toujours s'adresser directement à lui. On causait de thèmes généraux : de la différence des mœurs d'autrefois et de celles d'à présent, de la persécution religieuse, — dont les premiers signes commençaient alors à se dessiner, — des avantages et des inconvénients de la vie des champs ; une quatrième personne, qui aurait assisté à l'entretien, aurait pu croire qu'il ne s'agissait là que d'un échange banal de propos, sans la moindre intention cachée sous les simples et amicales paroles du principal interlocuteur. Mais moi, qui me trouvais au courant de la situation, je comprenais que chacune de ces paroles avait, littéralement, la valeur d'un remède. Chacune d'elles était faite pour pénétrer très profondément dans l'âme du jeune paysan, et pour y panser l'une des plaies qui ne cessaient pas d'y saigner. Je me souviens, par exemple, de la manière dont mon ami s'ingéniait à réveiller et à stimuler l'amour paternel chez le mari abandonné, à raviver chez lui la foi religieuse, avec tout ce qu'elle comporte d'indulgence aussi bien que de résignation, à lui rendre l'amour passionné de sa tâche, à le confirmer dans ses répugnances instinctives à l'égard de la boisson et des bas plaisirs sensuels. Tout cela obtenu au moyen d'une foule d'insinuations, d'allusions, et de suggestions, de telle façon que le malade lui-même, le plus souvent, ne devait pas avoir l'idée que les paroles du médecin fussent adressées à lui seul, et soigneusement préparées à son usage. Mais le brave homme n'en recueillait pas moins ces paroles avec un empressement dont la vue avait quelque chose de très émouvant ; et, à chaque instant, ses yeux semblaient se ranimer, sa démarche revêtait une allure plus vivante, en un mot j'avais l'impression que les remèdes moraux que lui administrait mon confrère et ami agissaient sur lui bien plus efficacement, sous cette forme déguisée, que l'auraient fait les mêmes encouragements et les mêmes conseils sous la forme plus directe d'une prescription personnelle. Encore me serait-il impossible de donner au lecteur une juste idée de ce qui constituait vraiment l'efficacité et l'attrait particuliers de ces touchantes paroles, infiniment habiles et à la fois parfaitement naturelles et simples, imprégnées à un degré incomparable de cette mystérieuse éloquence qui établit, en quelque sorte, un lien intime et puissant entre le cœur d'où elle jaillit et celui où elle s'épanche.

Arrivés au village qu'habitait le jeune paysan, celui-ci nous quitta sur le seuil de la maison où l'on attendait mon confrère ; et la manière dont il nous serra la main, à tous les deux, me permit de reconnaître qu'il avait, tout au moins, senti confusément l'inappréciable important du service qui venait de lui être rendu. Pour moi, lorsque, quelque temps après, mon confrère et moi nous retrouvâmes seuls sur la route du retour, je ne pus m'empêcher de lui exprimer le mélange de surprise et de ravissement dont j'étais rempli.

Et comme, après avoir encore complimenté le Dr S... de ce qui m'apparaissait chez lui un véritable génie, je lui demandais d'où avait pu lui venir ce don précieux, et quelles conditions lui avaient permis de le développer, c'est alors qu'il me fit une réponse si précise et si savoureuse, pénétrée d'un sens si profond, sous sa franchise ingénue, qu'il me semble en avoir encore dans l'oreille les moindres syllabes, résonnant doucement autour de moi parmi l'harmonieux silence d'un beau soir d'automne.

« Ce qu'il vous plaît d'appeler mon génie, — me disait, en substance, le Dr S..., — n'est rien que le résultat, plus ou moins inévitable, de la série des hasards de mon existence. L'aveu que je vais vous faire risquera peut-être de vous étonner ; mais j'ai la conviction que mon attitude à l'endroit de mes clients tient, pour une bonne partie, à ma situation de célibataire, — de célibataire malgré lui. Né avec un très vif besoin d'affection, qui dès l'enfance me faisait apparaître le mariage comme l'objet suprême de tous mes rêves de bonheur terrestre, je me suis trouvé contraint, par la mort prématurée de mon père, à recueillir près de moi une mère qui, tout en se figurant, elle aussi, n'avoir pas d'autre rêve au monde qu'un beau mariage pour moi, ne m'en aimait pas moins d'un amour trop exclusif pour se résigner, si je puis dire, à me partager avec une autre femme. Si bien qu'à vingt ans, dès mes premières années d'études médicales, j'ai eu très clairement la notion du peu de chances qu'il y avait, pour moi, d'être jamais admis à vivre la seule vie qui me parût désirable. Et l'on ne m'ôtera pas de l'esprit que c'est cette notion, ou ce pressentiment, cette obligation plus ou moins absolue d'avoir à me priver des joies du mariage, qui, vers ce même temps, a provoqué en moi, — ou peut-être y a simplement renforcé, — un sentiment que j'ai toujours gardé, depuis lors, au fond de mon cœur.

Persuadé de ne pouvoir pas me donner tout entier à l'amour d'une femme et d'enfants qui m'appartinssent en propre, je me suis, quasiment, plongé en désespéré dans mon métier de médecin, et j'ai transporté là, tout ensemble, mon besoin naturel d'affection et mon désir de me créer une sorte de bonheur artificiel, pouvant me tenir lieu de l'unique bonheur qui fût réel pour moi.

« Le fait est que, du plus loin que je me rappelle mes années d'étudiant, à l'hôpital de Caen, puis dans les hôpitaux parisiens où j'ai passé le plus d'heures que j'ai pu, toujours je me revois porté, comme par une impulsion irrésistible, à vouloir soulager les malades qui m'entouraient. J'avais là des camarades qui, sûrement, aimaient et respectaient la médecine pour le moins autant que moi ; mais les mieux doués d'entre eux voyaient surtout dans la médecine une science, une source de connaissances infiniment riche, le moyen d'explorer et peut-être d'étendre le domaine merveilleux de la vérité. Tandis que moi, soit par infériorité d'aptitudes, soit par différence de tempérament, de tout temps la médecine m'attirait beaucoup moins comme une science que comme un moyen positif et pratique de témoigner mon amour à de pauvres diables cruellement harcelés par la destinée. Cette valeur scientifique de la médecine, qui, pour tels de mes camarades, avait une dignité et une beauté en soi, ne parvenait décidément à me toucher que tout juste dans la mesure où elle servait de fondement à la valeur curative, à l'efficacité charitable de notre art. Si bien que déjà, à ce moment, mes maîtres et mes camarades se moquaient amicalement de l'étrange passion juvénile avec laquelle, au lieu de ne tenir les malades que comme de précieux sujets d'observation scientifique, je passais tous mes instants de loisir à les interroger sur l'ensemble de leurs personnes et de leurs histoires, à essayer d'améliorer leur état lorsque la chose m'était possible, ou bien, en tout cas, à les rassurer et à les encourager, absolument comme si ces inconnus avaient été pour moi des amis. En un mot, je me sentais conduit, à la fois par mon instinct et ma volonté, à aimer profondément tous les malades que je rencontrais autour de moi ; et ainsi, peu à peu, j'en suis venu à ne plus pouvoir me trouver en présence d'un malade sans être en quelque sorte forcé de me donner tout entier à lui, et de faire au moins quelque chose pour lui, exactement comme tout le monde est tenté de le faire à l'égard de personnes aimées.

« Seule, la forme sous laquelle se traduit en moi ce sentiment s'est modifiée, peu à peu, avec les années. Autrefois, pendant mes années d'étudiant, j'avais la charmante illusion de pouvoir faire beaucoup pour les malades en leur appliquant, simplement, les résultats de la science dont je m'étais nourri. Je me figurais que, dans ma profession de médecin, il me serait possible de leur rendre des services infiniment précieux en m'employant expressément à les guérir de leurs maladies. Et sans doute, dès ce moment, il m'arrivait déjà de causer à loisir avec ces malades, de tâcher à les divertir de la préoccupation de leurs souffrances présentes ou à les délivrer de la crainte de leurs souffrances à venir : mais tout cela ne m'apparaissait que comme une partie accessoire de ma tâche, ou plutôt j'avais l'impression que tout cela ne faisait aucunement partie de ma tâche, qui consistait tout entière, encore une fois, dans l'application du plus grand nombre possible de remèdes prescrits, ayant chacun son efficacité propre, et pouvant convenir à tous les cas d'un même ordre. Plus tard, à mesure que j'ai mieux connu la réalité, j'ai découvert tout ce qu'avait, malheureusement, d'utopique une telle conception de la médecine. Je me suis aperçu que tout l'arsenal des remèdes dont nous disposons, pour abondants et pour utiles qu'ils soient, ne nous sert que bien médiocrement à guérir nos malades si nous ne prenons pas l'habitude de le tenir seulement pour ce qu'il est, c'est-à-dire pour un ample « magasin d'accessoires » de notre art médical, tandis que l'essence véritable de cet art consiste, pour nous, à nous mettre directement en rapport avec la personne entière des malades, et à ne puiser ensuite dans le susdit « magasin d'accessoires » que selon les convenances individuelles résultant non pas de tel ou tel trouble particulier, mais bien de l'ensemble du tempérament corporel et moral de chaque malade. Bref, c'est comme si mon point de vue s'était trouvé renversé. La connaissance de la maladie, qui autrefois était à mes yeux l'objet dominant de la médecine, ne m'est plus apparue désormais qu'un objet secondaire, subordonné à la connaissance du malade, — à cette connaissance dont on m'avait appris naguère qu'elle ne devait venir qu'en second lieu. Aussi n'ai-je point manqué, depuis lors, d'apporter le plus gros de mes soins à acquérir cette connaissance de mes malades, qui de tout temps, au reste, m'avait intéressé à un très haut point, pendant même que j'en ignorais l'importance professionnelle. L'appropriation de mes paroles à l'espèce particulière de chacun de mes clients, et l'autorité que je m'efforce de prendre sur leur esprit, souvent avec succès, et mon habitude de ne jamais causer avec eux sans qu'ils aient chance de tirer quelque profit des simples et amicales paroles que je leur adresse, tout cela, comme je vous le disais, a pour point de départ mon désir incessant d'user de ma qualité de médecin pour faire le plus de bien que je puis à la santé de toute personne qui me fait l'honneur de me consulter ; et ce désir lui-même, à son tour, n'est que l'expression toute naturelle, — et nullement géniale, croyez-le bien ! — d'un sentiment de sympathie et de pitié, ou plus exactement d'amour, que j'ai toujours trouvé en moi, au premier plan de mon être moral, et que je n'ai pas pu me résigner à laisser sans emploi. »

C'est ainsi que, pendant cette promenade sur une belle route plantée de pommiers, l'entretien du Dr S... avec le jeune paysan, et l'espèce de confession autobiographique qui l'a suivie, ont été pour moi deux leçons successives. Puisse mon lecteur, à son tour, en tirer quelque profit ! Mais encore ne faudrait-il pas que ledit lecteur se trompât sur la signification véritable que comporte, à mes yeux, la seconde et la plus mémorable de ces deux leçons ! Personne assurément n'est plus éloigné que moi de vouloir conseiller à mes jeunes confrères la pratique rigoureuse du célibat, comme une condition essentielle du succès en matière de causerie psychothérapique. Non, ce n'est pas l'état civil de mon éminent ami le Dr S..., ce n'est pas sa situation de célibataire, imposée à sa générosité naturelle par un noble sentiment d'amour filial, mais nullement souhaitée par lui ni acceptée de plein gré, que j'entends proposer en exemple à tout médecin désireux de remplir pleinement son rôle de psychothérapeute. J'ai connu pour ma part, nous avons tous connu d'autres praticiens éminents que leur qualité d'excellents maris et de pères modèles n'empêchait pas de trouver, dans leur cœur, assez d'espace libre pour y loger encore l'amour de leurs malades. Mais qu'un tel amour soit non seulement utile pour la réussite d'un traitement psychothérapique, non seulement utile, mais tout à fait indispensable, c'est là ce que m'a rappelé, avec un relief sans pareil, l'émouvante confession de mon ami et confrère normand. Et pour ce qui est, en particulier, du difficile et salutaire secret de savoir causer « en médecin » avec ses malades, j'ai la conviction que, sous ce rapport, aucune science ni aucun talent naturel ne valent en efficacité ces sentiments d'affection et de pitié, ce simple et profond amour du médecin pour le malade, qui mériterait décidément d'être inscrit dès la première page de tout traité vraiment pratique de psychothérapie, — puisqu'aussi bien nous avons eu l'occasion d'en reconnaître les incomparables avantages tout au long de cette étude détaillée des différents moyens qui permettent à notre art médical de contribuer à guérir le corps par le moyen de l'esprit [1].

[1] J'ajouterai que le praticien admirable dont je viens de dessiner, trop rapidement, la discrète et exquise figure a été, depuis longtemps déjà, enlevé à l'affection de ses nombreux clients. Je n'ai appris sa mort que par hasard, et trop tard pour qu'il ne fût possible de lui accorder un dernier témoignage de ma profonde sympathie en unissant mes prières à celle de l'Eglise devant son cercueil : car ce grand « guérisseur » était avec cela, un fervent chrétien, ramené jadis à la fois dans des circonstances qu'il m'a également racontées, pendant les inoubliables semaines qu'il m'a été donné de vivre auprès de lui.

CHAPITRE II

LA SUGGESTION HYPNOTIQUE

I

J'ai dit plus haut que tout traitement psychothérapique ne peut et ne doit s'exercer qu'au moyen de la conversation du médecin avec son malade. Mais il est bien évident que, d'après la différence des cas, le rôle des deux interlocuteurs, dans cette conversation, varie à l'infini. Parfois le médecin estime plus avantageux, pour le succès de sa cure, d'attribuer le rôle principal au malade : soit que celui-ci ait profit à s'épancher librement au dehors du trop-plein de ses sentiments ou de ses idées soit simplement que le médecin l'invite, le stimule à causer afin de pouvoir ainsi réussir à le mieux connaître. D'autres fois, une sorte d'équilibre s'établit entre les deux rôles : c'est alors la vraie « causerie », mais qui toujours doit être dirigée secrètement, par le médecin, de manière à conserver, pour ainsi dire, une portée « curative ». Et plus nombreux encore sont les cas où, dans la conversation, le rôle actif du médecin l'emporte sur celui de son interlocuteur. Dans l'entretien de mon ami le Dr S... avec le jeune paysan désespéré de l'abandon de sa femme, par exemple, c'est à peine si, de temps à autre, quelques mots du paysan servaient d'occasion au médecin pour s'efforcer, comme je l'ai dit, d'apaiser et de réconforter cette âme endolorie, en lui versant de simples et précieuses paroles, tout imprégnées de tendre bonté.

On conçoit d'ailleurs aisément cette prépondérance du rôle du médecin, dans une conversation qui n'a pas du tout pour objet un échange de vues entre les deux interlocuteurs, mais bien une action personnelle, plus ou moins immédiate, de l'un des deux sur l'autre. Lors même que le médecin paraît céder à son malade sa priorité légitime, lorsqu'il le laisse « monologuer » à son aise, ou bien lui permet de partager également avec lui le jeu continu des questions et des réponses, il n'y a là, au fond, qu'un abandon apparent de cette prédominance qui lui revient de droit. Toujours, c'est lui seul qui doit « agir » sur son interlocuteur, obtenir de celui-ci qu'il lui révèle les causes secrètes de son état morbide, rassurer ses craintes et le consoler de ses angoisses, rétablir dans ses nerfs et son cerveau l'équilibre normal, lui imposer des sentiments, des idées, une ligne de conduite conformes aux nécessités de sa situation. Je serais presque tenté de dire que toute bonne conversation psychothérapique, doit être, de la part du médecin, un « monologue » dissimulé, comme ces scènes tragiques où, parmi plusieurs voix que nous entendons, une seule est vraiment décisive et nous reste dans l'oreille. Telle doit être, tout au moins, la conversation psychothérapique durant ce que j'appellerai la phase effective du traitement, c'est-à-dire celle où le médecin, s'étant désormais rendu maître de son terrain, juge le moment venu d'user auprès du malade de tout son pouvoir sur lui pour éveiller, stimuler en lui la volonté de guérir. A partir de ce moment, il est naturel que, dans la plupart des cas, le rôle du médecin tende à prendre le dessus, à dominer de plus en plus le rôle du malade.

Et il y a même certains cas où, par la seule nécessité des choses, le rôle du malade se trouve réduit à une passivité presque entière. Ce malade continue bien à répondre de temps à autre, d'un mot ou d'un signe de tête, aux discours que lui tient son médecin : mais en réalité c'est le médecin qui, seul, prononce des paroles ayant une signification positive. Soit que le malade ne sente plus en soi l'énergie nécessaire pour remplir, dans l'entretien, un rôle plus actif, ou bien que le médecin, pénétré de l'importance salutaire de ses consolations ou de ses conseils, enfonce ses discours quasi par force dans l'âme du malade qu'il a résolu de guérir, le fait est que son intervention se produit désormais comme à découvert, comme s'il était convenu d'avance, entre le malade et lui, que le dialogue qu'est d'ordinaire toute conversation sera remplacé, dorénavant, par un simple monologue.

Oui, il faut bien l'avouer, plus d'une fois les circonstances nous obligent, dans un traitement psychothérapique, à supprimer, ou en tout cas à faire taire, momentanément, la personnalité de notre malade, — sauf, bien entendu, à ne jamais procéder ainsi qu'avec le libre et entier consentement du malade lui-même. Je dirai plus : non seulement les malades, dans les cas de ce genre, nous autorisent à procéder envers eux de cette façon, mais souvent même ils nous demandent, plus ou moins expressément, d'user ainsi de notre pouvoir jusqu'aux plus extrêmes limites possibles, et de ne reculer devant aucun moyen pour implanter, au fond de leurs âmes, tel sentiment ou telle idée qu'ils sentent nécessaire à leur équilibre intérieur, tout en se sachant hors d'état de s'en laisser pourvoir par les voies habituelles de la persuasion. Lorsqu'un médecin, par exemple, en voyant chez son malade une volonté trop faible pour pouvoir lutter contre une habitude funeste d'esprit ou de cœur, prend sur soi d'ordonner à ce malade l'abandon complet de cette habitude, — de le lui ordonner énergiquement, presque brutalement, — il peut être certain que son client lui sait gré d'un pareil emploi « tyrannique » de son autorité. Et c'est assez dire qu'il n'y aurait pour le médecin rien de répréhensible, rien de contraire à son devoir non plus qu'au désir, avéré ou inconscient, de son malade, si ce médecin, pour achever de rassurer le malade ou de le « traiter », recourait à un mode de persuasion plus immédiat encore, ou, en d'autres termes, s'avisait de remplacer plus complètement encore son dialogue avec lui par un monologue.

Le fait est qu'un tel mode d'action existe, en effet ; un mode d'action qui ne consiste, précisément, qu'à simplifier et à renforcer la conversation psychothérapique, en y remplaçant le dialogue par un monologue. Ce mode d'action s'appelle : l'hypnotisme, et je n'ai pas ici à le définir, ni à en décrire les différents procédés. Sous toute la diversité de ces procédés, l'hypnotisme est toujours une tentative pour supprimer l'obstacle qu'oppose à notre action, sur l'esprit d'une autre personne, la résistance qui résulte de l'individualité de celle-ci. En d'autres termes, voici un malade qui, de toute son âme, souhaiterait que son médecin lui rendît la santé. Pour permettre au médecin de parvenir à cette fin, le malade consentirait le plus volontiers du monde à lui laisser le libre usage de tous les moyens. Mais il se trouve que, dans son caractère original ou dans l'état d'esprit nouveau que lui a constitué sa maladie, quelque chose l'empêche de s'abandonner aussi absolument qu'il le voudrait à cette action réconfortante et guérissante de son médecin. En vain il essaie d'abdiquer toute personnalité, de faire taire ses sentiments, d'oublier ses idées ; toujours il y a, en lui, une force maligne qui lui interdit de se soumettre pleinement à une direction étrangère, pour excellente qu'il la reconnaisse, et quel que soit son désir de s'y soumettre. Lorsque son médecin lui atteste que sa maladie n'a rien de trop grave, lorsqu'il lui enjoint de se « divertir », lorsqu'il l'exhorte à réprimer tels accès d'humeur ou de désespoir qui maintiennent le désordre dans son système nerveux, surtout lorsqu'il lui conseille de renoncer à des habitudes dont la persistance offre un obstacle insurmontable à sa guérison, ce malade a beau s'ingénier héroïquement à laisser pénétrer tout cela jusqu'au fond de son être ; toujours il sent là ce quelque chose qui, au dernier moment, ferme l'accès de son cœur ou de son esprit à la bienfaisante « suggestion » de son médecin. Que celui-ci, dans ces conditions, tâche à écarter cet obstacle funeste, non seulement c'est chose licite, mais chacun comprendra que c'est, pour le médecin, un devoir professionnel, — tout de même que le comprendra, en premier lieu, le malade susdit, trop heureux de penser qu'il lui sera possible d'acquérir, à ce prix, la guérison ou l'allégement de son mal. Considéré au point de vue théorique, l'hypnotisme « médical », — je veux dire pratiqué par le médecin avec le consentement du malade, et sans autre objet que la guérison de celui-ci, — n'est pas autre chose que la continuation directe, — ou, si l'on veut, le complément, — de la conversation psychothérapique.

Oui, mais il s'agit maintenant de voir jusqu'à quel point une telle application du procédé de l'hypnotisme est possible, dans les cas où son utilité nous apparaît manifeste ; après quoi il faudra voir encore si, même dans les cas où une telle application est possible, le précieux avantage qu'elle nous confère ne risque pas d'être compromis par des inconvénients d'un ordre différent.

II

Deux opinions ont cours aujourd'hui parmi les spécialistes, touchant la nature et la portée de la suggestion hypnotique. Suivant l'une d'elles, cette suggestion, sans avoir le caractère anormal et mystérieux que l'on s'accordait autrefois à lui attribuer, n'en constitue pas moins quelque chose comme une transmission de personnalité, un phénomène singulier, où l'âme de l'hypnotiseur se substitue absolument et irrésistiblement à celle du « sujet » hypnotisé. De plus, selon cette opinion, la suggestion hypnotique est toujours possible, avec des différences de degrés, pourvu que l'hypnotiseur réussisse à concentrer dans ses ordres une assez forte dose de volonté. En d'autres termes, un homme d'une nature énergique, et possédant le don particulier qu'exige l'emploi de l'hypnotisme, peut toujours agir de telle manière sur une autre personne que, au moyen d'un certain nombre de procédés plus ou moins variables, il annule complètement la pensée, les désirs, tout l'être moral de cette personne, dans telles limites qu'il lui plaira. Le sujet hypnotisé, qu'il le désire ou non, est forcé de se soumettre à cette influence inexplicable. Il cesse d'être lui-même, — et cela à son insu, — pour se constituer désormais l'exécuteur des ordres que lui a donnés l'hypnotiseur, pendant cet état d'inconscience où il l'a plongé et qui représente le sommeil hypnotique proprement dit.

Suivant la seconde opinion, au contraire, les phénomènes ainsi désignés sous le nom général d'hypnotisme n'ont, tout d'abord, rien d'anormal ni d'exceptionnel. Hypnotiser une autre personne, c'est seulement pousser à fond, sur elle, l'emploi de cette influence toute ordinaire qu'est la « suggestion » normale, ou même simplement la persuasion. Lorsque nous désirons qu'une personne partage notre croyance sur tel ou tel point, ou bien qu'elle agisse de telle ou telle manière, il nous est possible, parfois, d'atteindre cet objet sans avoir besoin de recourir à la voie indirecte du raisonnement et de la discussion. D'emblée, par cela seul que nous avons exprimé la croyance susdite, ou ordonné, — voire conseillé, — l'acte susdit, la personne ainsi « persuadée » accepte la croyance, accomplit l'acte. Il faut pour cela deux conditions : en premier lieu il faut que nous désirions très vivement transmettre à autrui notre croyance ou notre volonté ; et en second lieu il faut que l'autre personne, de son côté, désire très vivement nous obéir, se soumettre à notre direction. Par exemple cette personne nous aime, et c'est son affection qui lui inspire cette promptitude au renoncement de soi-même ; ou bien cette personne a appris à avoir une grande confiance en nous, à nous regarder comme supérieur à elle ; et cela encore la décide à subir dorénavant nos « suggestions », en faisant taire les arguments ou les scrupules qui pourraient surgir en elle si la suggestion lui venait d'une autre source ; ou bien encore cette personne souhaite d'obtenir un certain résultat dont elle sait qu'elle ne l'obtiendra qu'en se laissant guider, dominer, par nous, et ainsi elle s'empresse de faire taire en soi objections et scrupules, quasi pour s'éviter une perte de temps, avec la certitude que son intérêt lui commande de nous obéir. Autant de causes qui, à tout moment, dans notre vie quotidienne, nous portent à abdiquer plus ou moins complètement notre intelligence ou notre volonté au profit de quelqu'un qu'il nous plaît de nous donner, provisoirement, pour maître. Mais souvent aussi il arrive, dans notre vie quotidienne, que cette soumission de nous-mêmes à une autre personne se trouve gênée par de menus obstacles qu'y opposent malgré nous, ou même sans que nous le sachions, nos habitudes antérieures, nos sentiments ou nos idées de toujours. Nous désirerions profondément nous laisser conduire les yeux fermés, ne croire que ce que telle personne veut nous faire croire, n'accomplir que les actes qu'elle nous propose : mais il y a en nous toute sortes de penchants qui, en dépit de tous nos efforts pour les réprimer, continuent à se dresser sur le chemin de l'influence étrangère, à lui résister, à l'empêcher de s'exercer sur nous aussi pleinement ou aussi librement que nous le voudrions. Or, ce qu'on appelle l'hypnotisme n'est pas autre chose qu'un pas de plus tenté par la personne « suggérante » pour pénétrer et s'installer dans l'esprit de la personne « suggérée ». Au moyen de l'hypnotisme, nous essayons de réduire encore les résistances opposées à notre action par le tempérament, les habitudes, tout l'ensemble des idées ou des sentiments de la personne que nous souhaitons diriger. Lorsque le magnétiseur de la foire, avec sa longue robe et son chapeau pointu, procède, parmi toute espèce de cérémonies ou de formules mystérieuses, à « hypnotiser » un « sujet », tout ce qu'il fait là se borne, en réalité, à essayer d'étouffer, dans l'âme du « sujet » susdit, les diverses raisons qui empêcheraient ce « sujet » de lui obéir aveuglement s'il se contentait de lui exprimer ses ordres d'une façon plus naturelle, au cours d'une conversation familière.

D'après cette conception de l'objet et de la portée

de l'hypnotisme, le lecteur n'aura pas de peine à deviner en quoi consistent, pour l'opinion susdite, la nature et l'essence même de ce procédé. Bien loin d'avoir en soi rien de surnaturel, — nous diraient volontiers les partisans de cette seconde opinion, — le prétendu sommeil hypnotique a même toutes chances de ne pas exister. Ou plutôt la majorité des partisans de cette opinion ne va pas encore jusqu'à nier la réalité du sommeil, chez les personnes que nous croyons avoir hypnotisées : la confiance que nous accordent ces personnes, leur extrême désir de se soumettre à nos ordres, tout cela fait qu'elles s'endorment, quand nous le leur commandons ; et la chose n'est guère plus surprenante, dans leur cas, que dans celui de la nourrice qui endort son nourrisson en le berçant, ou en lui chantant des mots vides de sens. Pareillement, la personne ainsi endormie s'imagine qu'elle n'entend que la seule voix de son hypnotiseur, toujours parce que celui-ci l'a « persuadée » d'avoir à se comporter de cette façon. Elle obéit à l'hypnotiseur, simplement, parce qu'elle le veut bien, et dans la mesure où elle le veut bien. Mais il va sans dire que cette mesure varie d'après le plus ou moins de prestige, d'autorité, qu'a su prendre sur elle l'hypnotiseur, de telle sorte que celui-ci, pour accroître ce prestige et cette autorité, trouve profit à entourer ses suggestions d'un appareil solennel de gestes, de formules, etc., en un mot de tous ces procédés soi-disant « magnétiques », mais qui n'ont, en réalité, de valeur que par l'illusion qu'ils font naître dans l'esprit de la personne hypnotisée.

En résumé, il n'y a aucun élément surnaturel, ni non plus anormal, dans tout l'ensemble de ce qu'on appelle l'hypnotisme. Tout de même que, par exemple, une pénitente pieuse est absolument prête à croire sur parole ce que lui dira son « directeur », à accomplir sur parole tous les actes qu'il lui commandera, de même le médecin qui se sert des prétendues « passes » hypnotiques use simplement du pouvoir supplémentaire que lui prête, sur l'imagination de ses clients, le spectacle de ses mines inspirées et de ses gestes dominateurs, pour obtenir ainsi de ces clients un degré supérieur de docilité, — ou plutôt un degré de docilité exactement égal à celui qu'il obtiendrait s'il réussissait par d'autres moyens, tels qu'un raisonnement éloquent ou une ardente sympathie, à créer et à entretenir, dans l'âme de ces mêmes clients, un désir passionné de lui obéir.

J'aurais encore bien des détails curieux à signaler, pour compléter l'exposé de cette opinion, éminemment « naturaliste », ou, si l'on veut, sceptique, touchant l'origine et l'objet de l'hypnose. Mais je ne puis m'arrêter davantage sur ce point ; et d'ailleurs je m'empresse d'ajouter que l'une et l'autre des deux opinions n'ont, à mes yeux, qu'une valeur purement théorique, comme celle des diverses hypothèses proposées pour expliquer la véritable nature des phénomènes de l'électricité, ou encore de la chaleur. Soit que le sommeil hypnotique constitue un genre de sommeil, tout à fait particulier, et plus ou moins anormal, — voire même surnaturel, — soit qu'il ne constitue qu'un sommeil ordinaire, avec la seule différence que la personne endormie s'imagine goûter là un sommeil d'ordre spécial, ces deux explications ne changent rien à la réalité du fait, du « phénomène » positif, que voici : c'est, à savoir, qu'il existe pour nous des moyens, mystérieux ou non, magiques ou presque « charlatanesques », des moyens qui nous permettent de plonger une personne dans un état de sommeil, — naturel ou anormal, — où cette personne devient prête à subir nos « suggestions » avec une docilité infiniment supérieure à celle que nous provoquerions, chez elle, en employant d'autres moyens de persuasion. Je veux bien accorder aux partisans de la seconde des deux opinions susdites que le sommeil hypnotique n'a rien d'exceptionnel, — encore qu'il me reste toujours, sur ce point, une certaine inquiétude, dont j'aurai à dire un mot tout à l'heure ; je suis prêt à reconnaître, si l'on veut, que la docilité que j'obtiens par l'emploi de ce sommeil aurait chance, en *théorie*, de pouvoir être obtenue, toute semblable, par l'effet d'un beau discours, d'une discussion convaincante, ou encore d'une très vive sympathie réciproque. Ce qui est sûr, du moins, c'est que, en *pratique*, nous ne possédons jusqu'ici aucun autre moyen de pousser la « persuasion » au point où nous la poussons à l'aide du sommeil hypnotique. Malgré toutes les ingénieuses explications des « anti-hypnotiques », je doute fort qu'eux-mêmes se proclament capables d'amener leurs clients, par leurs sages ou affectueuses paroles, à leur témoigner une soumission de moitié aussi grande que celle que témoignera à son hypnotiseur n'importe quelle personne plongée par lui dans le sommeil « prétendu hypnotique ». Imaginons l'affection et la confiance d'un malade idéal à l'endroit d'un médecin idéal ; supposons un médecin qui n'est que sagesse et bonté, et mettons en face de lui un malade qui, non moins intelligent, n'ait rien que désir de guérir, et certitude de pouvoir être guéri s'il obéit à son médecin. Même dans ces conditions « anormales », ou en tous cas peu communes, j'ai peine à croire que ce médecin réussisse à obtenir de son malade, par exemple, tels changements de son état organique qui s'obtiennent le plus facilement du monde au moyen de l'hypnose ; j'ai peine à croire, en particulier, qu'il obtienne de son malade, comme une marque de confiance et d'affection de la part de celui-ci, le renoncement complet de ses intestins à des habitudes invétérées de constipation ; tandis que j'ai eu l'occasion de rappeler moi-même, dans un autre ouvrage[1], l'aisance invariable avec laquelle tout hypnotiseur, dès le premier jour, obtient chez son « sujet » ce précieux résultat.

Et pareillement il en va en matière de psychothérapie. Quelle que soit la véritable nature du sommeil hypnotique, et même à supposer que, en théorie, ce sommeil n'existe pas, au point de vue pratique son emploi, — toutes les fois qu'il est possible, — nous confère des avantages incontestables pour l'application, à nos clients, des divers procédés psychothérapiques. Aucune conversation, aucun dialogue entre le médecin et son client, ne vaut, à ce point de vue, le parfait monologue d'un médecin ordonnant, par exemple, à son client de croire profondément à sa prochaine guérison, lui enjoignant d'éliminer, de l'horizon de son cœur et de sa pensée, tels obstacles intérieurs qui risquent d'entraver cette guérison, ou encore lui prescrivant de se livrer tout entier à tel mode particulier de « divertissement ». Autant de résultats où l'on peut évidemment se promettre d'aboutir par le seul emploi patient et assidu de la conversation. Mais, tout d'abord, on n'y aboutira, le plus souvent, par ce moyen, qu'à la faveur de la confiance que l'on aura inspirée au malade, ou, en d'autres termes, à la faveur d'une véritable « suggestion » exercée sur lui ; pourquoi donc hésiter à rendre la suggestion encore plus prompte et plus efficace, en obtenant, de cette même confiance du malade, qu'il se laisse mettre dans un état où se trouveront supprimées les

[1] Voyez *Un danger social : la Purgation*, pp. 120 à 124.

résistances involontaires qui, dans l'état de « veille », empêchent sa docilité d'être aussi parfaite qu'il le voudrait lui-même ?

Et non seulement je ne puis voir aucune raison « morale » qui, cela étant, nous interdirait de recourir à un semblable moyen de « suggestion » : il me paraît, en outre, tout à fait évident que les résultats psychothérapiques où nous aboutissons par la conversation n'ont jamais chance d'aller aussi loin que ceux que nous procure l'emploi de l'hypnose. Ces résistances plus ou moins inconscientes, dont je parlais tout à l'heure, ce réseau compliqué d'habitudes, d'idées préconçues, de sentiments enracinés, qui interviennent quasi fatalement entre l'âme du malade et nos suggestions, condamnant celles-ci à n'avoir qu'un effet incomplet ou passager, tout cela se trouve écarté de notre chemin dès que nous substituons au dialogue ce monologue idéal. Nous désirons qu'un malade se débarrasse des appréhensions qui l'empêchent de guérir, ou même qui, s'il ne doit pas guérir, empoisonnent le temps qui lui reste à vivre ; ou bien nous désirons que ce malade ne s'énerve plus, ne se torture plus du souvenir d'un deuil cruel ; ou bien nous désirons qu'il renonce à une vice qui non seulement entretient son mal corporel et son désarroi moral, mais dont ce malade lui-même reconnaît qu'il aurait tout profit à s'en délivrer. Je dis que, pour la réalisation de tous ces désirs « psychothérapiques », aucune conversation, aucun appareil d'arguments péremptoires, aucune puissance de sympathie dont nous disposions sur l'âme du malade ne réussiront à amener des conséquences aussi salutaires que le consentement dudit malade à recevoir nos conseils ou nos ordres en état de sommeil hypnotique. Persuadé à l'état de « veille », toujours il ne nous obéira que d'une façon imparfaite, à la fois pénible pour lui et d'une efficacité plus ou moins insuffisante. Persuadé, « suggestionné », dans l'état d'hypnose, ce même malade n'aura absolument aucune peine, aucun scrupule, ni l'ombre d'un regret ou d'une hésitation, à adopter désormais l'attitude, intérieure ou extérieure, que nous aurons jugée pouvoir le conduire à sa guérison. L'infortuné qui, jusque-là, ne cessait pas de s'épouvanter à la pensée d'une prochaine aggravation de sa maladie se réveillera tout décidé, dorénavant, à attendre et à espérer patiemment le retour de sa santé ; le joueur que tous nos efforts échouaient à détourner de sa funeste passion, dès qu'il se réveillera de son sommeil hypnotique, s'étonnera d'avoir eu jusque-là le goût stupide et coupable du jeu ; le fonctionnaire qui, malgré toutes nos représentations et tous nos conseils s'obstine à vouloir donner sa démission, lui aussi se montrera tout surpris, en revenant à sa pleine conscience au sortir d'un sommeil hypnotique, d'avoir pu aspirer jusque là à un désœuvrement dont les dangers ne pouvaient manquer, cependant, de l'avoir déjà frappé précédemment. Oui je pose en fait que l'emploi de l'hypnose, — dans les cas où il est possible, encore une fois, et où ses avantages ne risquent pas d'être annulés par de graves inconvénients, — a de quoi procurer au psychothérapeute un moyen d'action personnelle absolument incomparable. Il en est de l'hypnose comme de ce mouvement dont Archimède prouvait la réalité en marchant ; ou plutôt non, et Archimède lui-même ne prouvait peut-être pas la réalité du mouvement autant qu'il le croyait : mais il prouvait que, en attendant que les philosophes découvrissent ce qui en était de cette réalité, l'homme pouvait et devait faire comme si elle existait. Et, de la même manière, je suis prêt à admettre, si l'on veut, que le sommeil hypnotique n'est au fond qu'une simple (ou double) illusion de l'hypnotiseur et de l'hypnotisé : mais, en pratique, ce sommeil, qui peut-être n'existe pas, nous offre des avantages psychothérapiques si certains, si précieux, et si incapables d'être obtenus au même degré par une autre voie, que toutes les objections de ses adversaires touchant son plus ou moins de réalité m'apparaissent absolument dénuées de la moindre portée effective. Réussirait-on même à démontrer que l'hypnose est une pure illusion : je persisterais encore à recommander l'emploi de cette illusion, si seulement son emploi était possible dans les cas où il aurait chance d'être salutaire, et si d'ailleurs, presque dans tous les cas, d'autres considérations ne m'engageaient à me méfier d'un procédé en apparence le plus parfait de tous et le moins dangereux.

III

Voici une jeune femme qui, à la suite d'un « choc » moral, a été envahie par la « maladie ». Depuis plusieurs mois déjà elle s'est confiée à mes soins, et très vite nous avons réussi, elle et moi, à établir entre nous ce lien de sympathie qui est la condition préalable de toute vraie cure psychothérapique. Aussi est-ce de tout son cœur que Mme O..., en quelque sorte, aspire à m'obéir. Chaque jour elle revient me voir, me prie expressément de la réconforter de mes paroles rassurantes : mais, avec tout cela, je constate que l'effet sur elle de mes paroles n'est pas aussi profond qu'elle et moi l'aurions souhaité. Par exemple, Mme O... ne réussit pas à se remettre de l'angoisse que lui a causée la mort de l'un de ses enfants, — mort qui, précisément, a été le « choc » initial d'où est sortie sa maladie. J'ai beau, chaque jour, m'ingénier à lui conseiller, voire même à lui ordonner, non pas certes l'oubli de son deuil, mais une conception plus sereine et plus sage de l'épreuve qui lui a été infligée : la pauvre femme écoute avidement mes propos, je vois qu'elle tâche ardemment, de son côté, à les recueillir en soi ; mais toujours il y a quelque chose, en elle, qui résiste à nos efforts combinés, quelque chose qui semble fermer l'accès de son cœur à mon influence apaisante. Pareillement, c'est en vain que je m'efforce d'obtenir d'elle une entière docilité à mes autres conseils psychothérapiques : là aussi, quelque chose en elle résiste à mon action. Ce qu'est ce quelque chose, Mme O... n'en sait rien. Elle a, simplement, l'impression de cette espèce de clôture inconsciente, involontaire, du fond de son *moi*, dont je parlais tout à l'heure. La partie consciente de son être est toute disposée à subir ma direction : mais sa bonne volonté échoue en présence de cet élément inconscient, qui se refuse à laisser pénétrer en elle une volonté étrangère.

C'est surtout dans des conditions comme celles-là que le médecin éprouve vivement la tentation de recourir à l'hypnose. Il se sent comme bafoué et réduit à l'impuissance par un ennemi invisible, dont il sait à coup sûr que nulle persuasion « amiable », pour ainsi dire, n'aura jamais raison. Jamais ni ses raisonnements, ni sa compassion et l'active puissance de sa charité ne réussiront à désarmer cet ennemi qui le brave. Un seul moyen s'offre à lui, pour le vaincre : c'est de tâcher à l'endormir, à l'écarter momentanément d'en face de soi, et puis de profiter du libre passage ainsi obtenu, pendant un instant, pour agir enfin directement sur cette essence du *moi* de sa cliente qui, jusque-là, lui a toujours été inaccessible. Si peu enclin qu'il soit, par principe, à abuser ou même à user de l'hypnose dans les cas où la simple persuasion peut lui procurer des résultats non pas équivalents à ceux de la suggestion hypnotique, mais simplement assurés et satisfaisants, le médecin se trouve quasi forcé de songer à ce procédé décisif, — à ce moyen d'action radical et « extrême » de la psychothérapie, — lorsqu'il a devant soi des cas du genre de celui de Mme O..., où il se rend compte de l'inefficacité plus ou moins complète de tout autre procédé de « pénétration ». Car son expérience lui a appris de la façon la plus certaine que, dès l'heure où il sera parvenu à plonger sa cliente dans l'état de sommeil hypnotique, — ou bien encore, si l'on veut, dès l'heure où lui-même et sa cliente auront l'illusion qu'il existe entre eux un lien particulier, d'ordre « hypnotique », — nulle trace ne subsistera plus de l'ancienne résistance du *moi* inconscient de Mme O... aux suggestions bienfaisantes qu'il aura imposées à son moi conscient.

J'ai lu quelque part une explication allégorique fort ingénieuse de ce pouvoir singulier de l'hypnose. Que l'on imagine une citadelle dont toutes les portes se trouvent surveillées par un seul gardien, mais si agile et si vigilant qu'il réussit toujours à nous fermer l'accès de celle des portes par laquelle nous essayons d'entrer, et que l'unique moyen pour nous de pénétrer dans la citadelle est de surprendre brusquement ce gardien, de le lier de chaînes, et puis de ne le relâcher que lorsque nous aurons plus rien à craindre de sa résistance. L'hypnose, c'est cet assaut violent et soudain qui, en nous permettant de tenir enchaîné le gardien du *moi* profond d'une autre personne, nous ouvre heureusement l'accès de la citadelle, jusque-là inabordable. Et que si, bien souvent, le médecin répugne, — et très légitimement, — à un tel emploi de la violence pour peu qu'il conserve l'espoir de creuser une brèche dans les remparts de la citadelle, ou bien d'attendrir le gardien, ou au besoin de le soudoyer, on comprend assez que toute répugnance et tout scrupule cessent pour lui dans des cas tels que celui de Mme O..., où nul espoir de ce genre ne paraît plus possible. J'ajouterai que ces cas sont malheureusement assez nombreux, et que peut-être même la « maladie » a pour conséquence d'aggraver encore, chez les personnes qui sont atteintes, cette résistance sourde et tenace contre laquelle nous n'avons d'autre ressource que de tâcher à enchaîner, par surprise, l'incorruptible gardien de la citadelle.

Oui, mais, hélas ! le malheur est que, presque invariablement, dans les cas de ce genre, le gardien pousse la vigilance jusqu'à ne pas permettre qu'on s'empare de lui ! Certes, dès le jour où j'aurais hypnotisé Mme O..., qui me jure qu'elle ne désire rien autant que de se prêter à mon action hypnotisante, dès ce jour-là je serais certain de trouver en elle une obéissance absolument sans réserve, allant depuis la soumission complète de ses pensées et de ses sentiments jusqu'à celle de toutes les tâches inférieures de son système nerveux, et par exemple de celles qui régissent le sommeil, ou les fonctions menstruelles. Du jour où j'aurais hypnotisé Mme O..., ce serait comme si, déjà, je l'avais guérie, et je n'aurais plus désormais qu'à la conduire doucement, par la main, vers la pleine santé. Mais le malheur est que, selon toute apparence, jamais ni ma propre volonté ni le désir conscient de ma cliente ne parviendront à me mettre en état de l'hypnotiser !

C'est ainsi : dans la plupart des cas où l'emploi de l'hypnose serait indispensable, où le médecin le plus méfiant à l'égard de ce mode d'action se sentirait le plus porté à y recourir, il se trouve qu'un tel emploi ne lui est pas possible.

J'ai eu si souvent l'occasion d'observer des cas de ce genre qu'il me semble même en avoir saisi la cause, et avoir entrevu ainsi l'une des faces, au moins, de la véritable nature du sommeil hypnotique. On a justement renoncé, de nos jours, à l'ancienne opinion suivant laquelle l'emploi de l'hypnose ne pouvait s'appliquer qu'à des « sujets », — par où l'on entendait des personnes douées de certaines propriétés mystérieuses qui les rendaient accessibles à une mystérieuse influence « magnétique ». Ainsi compris, les « sujets » n'existent pas, et c'est surtout à propos d'eux que l'on est en droit d'invoquer le pouvoir de l' « illusion hypnotique ». Mais par ailleurs, j'estime qu'il suffit d'avoir étudié d'un peu près la pratique de l'hypnose pour reconnaître l'existence parfaitement réelle de « sujets » n'ayant absolument en soi aucune propriété surnaturelle, et offrant simplement cette particularité, qu'ils se laissent soumettre au sommeil hypnotique. En d'autres termes, la soumission des individus à ce sommeil spécial (ou si l'on veut, d'apparence spéciale) est éminemment variable ; et tandis que certains individus nous ouvrent, pour ainsi dire, d'emblée l'accès de leur citadelle intérieure, il en est d'autres qui, au contraire, ne nous permettent jamais d'y pénétrer, même par le moyen du sommeil hypnotique. Ils ont beau nous conjurer de les plonger dans ce sommeil, qui nous rendra maîtres de la résistance involontaire et funeste qu'ils sentent au fond de soi ; cette résistance, à leur insu, est si vive et si alerte qu'elle leur défend l'acte de renoncement momentané qui doit former la condition et le prélude de tout état d'hypnose authentique.

J'irais même volontiers jusqu'à étendre et à généraliser cette affirmation, en disant qu'il y a, parmi nous, des personnes qui, d'instinct, se livrent, et d'autres qui résistent d'instinct, des personnes dont le mouvement naturel est pour approuver, et d'autres chez lesquelles il est pour nier. Voici, par exemple, la « malade » dont je parlais tout à l'heure. De son propre aveu, il y a en elle quelque chose qui se refuse à subir ma direction. Mais quoi ? Des habitudes antérieures, des idées préconçues, qui lui rendent malaisé d'adopter une conduite nouvelle ? Non, elle-même me l'assure, et elle a raison. Toutes ses habitudes et toutes ses idées, Mme O... est suffisamment maîtresse de tout cela pour pouvoir le sacrifier à sa confiance envers moi, et surtout à sa certitude d'être guérie par moi si elle m'obéissait. Tout cela est la partie consciente de son *moi*, et tout cela ne demande qu'à se laisser vaincre. Mais, par-dessous cette partie consciente, il y a en elle une force cachée, un *moi* inconscient qu'elle ignore, et qui toujours dit : « non ». Encore l'ignorance où elle est de ce *moi* secret n'est-elle pas si absolue que ma cliente ne puisse, par instants, se rendre compte du rôle considérable qu'il joue en elle. Voici, en effet, que son médecin s'apprête à l'hypnotiser : il lui ordonne de le regarder fixement, de s'abandonner le plus qu'elle pourra à son influence ; et puis, par ses procédés ordinaires, — dont le choix n'a qu'une importance bien médiocre, — il essaie de transformer l'état de demi-sommeil, où il la voit plongée, dans un état de sommeil total et profond. Après quatre, cinq séances qui, tout en fatiguant beaucoup le médecin et la malade, ont paru avoir raison peu à peu de la résistance involontaire de celle-ci, le médecin commence enfin à espérer qu'il va triompher. Sur son ordre, Mme O... ferme les yeux, s'immobilise dans le fauteuil, présente tous les signes d'un sommeil imminent. Hélas ! lorsqu'au bout d'un moment le médecin mesure le degré de la victoire ainsi obtenue, il découvre que, en réalité, cette victoire n'a été que toute imaginaire, — de part et d'autre, la malade ayant pour le moins aussi sincèrement que son médecin imaginé que le sommeil attendu allait se produire ! Et quand ensuite le médecin demande à Mme O... pourquoi elle ne s'est pas laissée endormir tout à fait, la malade lui fait une réponse dont j'ai recueilli l'équivalent sur les lèvres d'une bonne douzaine d'autres personnes également rebelles à l'influence hypnotique : « C'est plus fort que moi, répond Mme O... : mais au moment où toute ma pensée et tout mon cœur souhaitaient de s'abandonner à vous, j'entendais quelque part, en moi, une voix qui me commandait de vous résister. Non, me disait cette voix, tu ne cèderas pas ! ou bien encore elle me disait : Non, jamais personne ne réussira à te mettre dans cet état, qui te serait cependant si précieux ! Ainsi une négation sourde me travaillait, et je sens bien que c'est elle qui m'a empêchée de vous livrer, fût-ce pendant une seconde, les clefs d'une partie de moi-même où, sitôt entré, vous auriez pu disposer désormais de ma volonté ! »

C'est que l'état d'hypnose, pour s'effectuer, exige de la façon la plus péremptoire le consentement de la personne à hypnotiser. Quoi qu'il en soit de sa nature « philosophique », en réalité cet état consiste dans une sorte de cession provisoire qu'une personne fait, à une autre, de la « direction » de soi-même. Lorsque A... hypnotise B... cela signifie, en dernier ressort, qu'il obtient de B... l'autorisation formelle de se substituer à lui pour telle ou telle partie de sa vie intérieure. L'hypnotiseur A... est comme un gérant ou un fidéicommis qui, dans une circonstance donnée, se trouve chargé de remplacer B... dans la conduite de ses sentiments ou de ses idées. Soit que, pris dans son ensemble, l'hypnotisme ne diffère de la simple persuasion qu'en degré, soit qu'il implique vraiment quelque chose de tout autre, du moins nous pouvons affirmer que, dans la suggestion hypnotique tout de même que dans la persuasion la plus élémentaire, il est indispensable que les deux personnes en présence se trouvent pleinement d'accord, et que la personne « dirigée », notamment, accepte sans l'ombre de réserve, consciente ou inconsciente, la « direction » de l'autre personne. Or, cela étant, la conclusion qui s'impose est précisément celle que j'énonçais tout à l'heure. Alors que l'avantage de l'hypnose serait de supprimer de notre chemin la résistance, consciente ou non, que nous rencontrons chez autrui à notre « direction », cette résistance se rencontre aussi, presque forcément, à l'instant où nous essayons de recourir à l'hypnose. De même que Mme O..., dans l'état de veille, ne pouvait pas se décider à nous accorder le plein consentement dont nous avions besoin pour la « tenir en main », de même encore elle nous refusera son consentement lorsque nous tenterons de l'hypnotiser. Ce gardien infatigable qui nous ferme l'accès des diverses portes par lesquelles nous tâchons, d'habitude, à faire pénétrer en elle nos conseils et nos ordres psychothérapiques, cet exemplaire et fâcheux gardien ne manque pas de se trouver, tout armé, devant la porte nouvelle par laquelle nous désirerions faire entrer notre influence, sous la forme de suggestions hypnotiques ; et il y a toutes chances que nos efforts pour le désarmer échouent aussi piteusement devant cette porte-là que devant toutes les autres.

Si l'on joint à cela que, comme je l'ai dit, la « maladie » paraît bien avoir pour effet d'accentuer encore cette résistance inconsciente chez les personnes chez qui une telle résistance existe par nature, — c'est-à-dire celles chez qui l'emploi de l'hypnose serait particulièrement indiqué, — on comprendra que je n'attache guère de prix, dans la pratique, à l'emploi d'un procédé dont je ne puis m'empêcher, cependant, de reconnaître l'éminente efficacité autant de fois qu'il nous est accessible. Et que l'on ne s'imagine pas, non plus, que les médecins auraient profit à se servir plus amplement de l'hypnose dans les cas de maladies organiques, pour imposer aux malades la résignation ou la confiance dont ils auraient besoin ! Hélas! j'ai observé bien souvent que, dans les cas de ce genre, la souffrance corporelle produisait ou aggravait la résistance involontaire des patients à l'action hypnotique. Un malheureux atteint d'une affection profonde se trouve, pour ainsi dire, à tel point imprégné, pénétré de souffrance que, malgré tout son désir de nous abandonner la gestion de son *moi*, son être endolori nous refuse le consentement nécessaire. Là encore, nous croyons avoir réussi, ou du moins être sur le point de réussir ; et puis le malade rouvre les yeux, et nous lance un regard qui suffit à nous prouver la triste inutilité de tous nos efforts.

IV

Après quoi il va sans dire que, à côté de ces personnes qui « refusent » d'instinct, d'autres personnes existent qui, au contraire, « consentent » ; et l'application à ces personnes-là du sommeil hypnotique, je ne saurais trop le répéter, a chance de nous fournir des résultats d'une efficacité incontestable. Mais il n'y a pas jusqu'à ces personnes-là qui, à mon avis, ne s'accommoderont toujours mieux de ne pas se prêter à un mode de traitement tel que l'hypnose. Car, tout d'abord, ainsi qu'on l'a vu, la docilité instinctive de ces malades permet au médecin d'obtenir chez elles, même à l'état de veille, des effets moins rapides et complets, à coup sûr, que ceux que donnerait l'emploi de l'hypnose, mais suffisants, en somme, pour permettre au médecin de les conduire pas à pas vers la guérison. Et puis, si l'on me permet d'exprimer toute ma pensée, il vaut infiniment mieux, pour un malade, être conduit à sa guérison lentement et médiocrement, mais en plein jour et par des chemins découverts, que d'y être poussé par des voies qui, mystérieuses ou non, n'en risquent pas moins d'avoir toujours quelque chose d'obscur et de souterrain.

C'est là un point que je ne puis, naturellement, toucher ici qu'en passant. Mais aussi bien tous les arguments personnels que j'aurais à faire valoir contre un emploi trop fréquent du procédé de l'hypnose ne vaudraient-ils pas, en éloquence expressive, la simple mention du fait que voici ! J'ai eu l'occasion de connaître, dans ma carrière déjà longue, un assez grand nombre de médecins qui, s'étant convaincus de la réalité pratique et de la très grande efficacité de l'hypnose, ont usé plus ou moins largement de ce procédé dans leur clientèle ; et je suis certain que, aujourd'hui encore, tous ces confrères ont gardé leur conviction première en ce qui concerne l'importance des avantages thérapeutiques du procédé, dans tous les cas où celui-ci se laisse appliquer véritablement ;

mais, avec tout cela, j'ai vu la plus grande partie de ces médecins renoncer, tôt ou tard, par degrés ou brusquement, à se servir d'un moyen de traitement dont ils continuaient à reconnaître l'efficacité. C'est donc que, derrière l'efficacité manifeste, incontestable, de l'hypnose, ils auront découvert des inconvénients, des dangers, qui d'abord leur avaient échappé, et qui leur ont paru, en fin de compte, plus redoutables encore que sont considérables les avantages correspondants.

Et que si l'on me demandait de dire au juste ce que sont ces graves inconvénients ou dangers du sommeil hypnotique, je me bornerais à répondre en indiquant l'un d'entre eux, — le plus grave de tous et le plus inévitable, à mon avis. C'est, à savoir, que je tiens pour très fâcheux qu'un être humain, ne fût-ce que pendant quelques instants, et seulement d'une façon partielle, se dépouille profondément de sa personnalité entre les mains d'autrui. Non pas, bien entendu, que je mette en doute la parfaite loyauté, ni l'intention éminemment charitable de cet « autrui » à qui l'hypnotisé confie spontanément la direction provisoire de son *moi*, lorsqu'il s'agit d'un malade ayant affaire à son médecin ! J'admets, au contraire, que nulle « direction » ne saurait être plus désirable, et pour la santé du malade et pour son intérêt ultérieur en toute façon. A ce point de vue, il est excellent qu'un homme faible ou vicieux, par exemple, connaissant et déplorant l'existence, en soi, d'obtacles funestes à l'accomplissement de ce qu'il juge devoir lui être utile, obtienne de son médecin que celui-ci consente à supprimer en lui, — par un moyen, en somme, facile, — le mauvais effet des obstacles susdits, de manière à pouvoir marcher ensuite plus librement dans la bonne voie. Ce n'est pas l'élément extérieur, pour ainsi dire, qui m'inquiète, dans l'usage de l'hypnose :

c'est cet élément intérieur qui consiste, pour une personne quelconque, à cesser un moment tout à fait d'être soi, — si même elle le fait de son plein gré et afin de substituer, à sa propre volonté, celle de l'homme à la fois le plus sage et le plus désireux de lui rendre service. Il y a là une abdication passagère de notre vie individuelle qui, dans quelques circonstances qu'elle se produise, risque toujours de nous laisser un peu amoindris. On se rappelle les vieux contes allemands où des personnages à court d'argent, et d'ailleurs accoutumés à tenir pour absolument insignifiante leur possession naturelle d'une ombre ou d'un reflet, consentent à se priver de ces apanages « de nul prix » en échange de quelques ducats. Ils se sont imaginé que l'absence de leur ombre sur le chemin, ou de leur reflet dans un miroir ne les empêcherait nullement de mener leur existence normale, parmi les autres hommes : mais à peine ont-ils consenti au marché diabolique, que tout de suite ces malheureux s'aperçoivent de l'impossibilité où ils seront, désormais, de vivre de la même vie que leur entourage. Le privilège dont ils se sont démunis avait beau leur paraître sans valeur ; en réalité, leur condition d'hommes exigeait qu'ils possédassent un reflet et une ombre. A chaque instant leur arrivent des ennuis, résultant de leur désastreux marché ; et trop heureux se trouve celui des deux personnages qui, à la fin du conte, réussit à rentrer en possession de son ombre perdue !

Je ne puis songer aux effets de l'hypnose, tels que j'ai eu l'occasion de les observer à mainte reprise, sans que me reviennent à l'esprit ces deux personnages. Là aussi, dans le sommeil hypnotique, l'hypnotisé se dépouille de quelque chose d'insignifiant en apparence ; ni lui ni l'hypnotiseur ne s'imaginent que cette abdication momentanée de son *moi* puisse avoir pour lui, dans la suite, des conséquences fâcheuses. Et cependant ces conséquences, aussi difficiles à définir qu'à prévoir, n'en sont pas moins très réelles. Comme je le disais, presque toujours ce renoncement d'un instant à sa liberté individuelle entraîne, pour celui qui s'y soumet, une certaine diminution durable. Il n'est décidément pas bon que l'homme se relâche, si peu que ce soit, de présider lui-même à sa vie intérieure ; et mieux vaut présider à celle-ci d'une manière inégale et médiocre, plutôt que d'en laisser la direction à la main la plus ferme et la plus amicale.

De telle sorte que, malgré les précieux avantages que semblerait nous offrir, dans certains cas, l'emploi de l'hypnose, je ne puis décidément pas recommander au psychothérapeute un mode d'action qui aura encore, je crois bien, à être longuement étudié et contrôlé avant de prendre une place « officielle », si je puis ainsi dire, dans notre thérapeutique. Tout au plus trouverons-nous parfois profit à faire naître, chez les malades, une espèce d'état intermédiaire entre la pleine conscience et le sommeil hypnotique : un état où, sans « endormir » les malades, nous parviendrons à détendre momentanément leur volonté propre, pour y substituer un consentement quasi passif à telle ou telle de nos suggestions. Mais cela même ne doit jamais être pour nous qu'un procédé tout exceptionnel ; et c'est toujours seulement par un emploi méthodique et délibéré de la « conversation médicale » que nous aurons chance d'appliquer à nos malades, d'une manière à la fois efficace et sûre, les diverses méthodes de notre traitement psychothérapique.

FIN

BIBLIOTHÈQUE NATIONALE

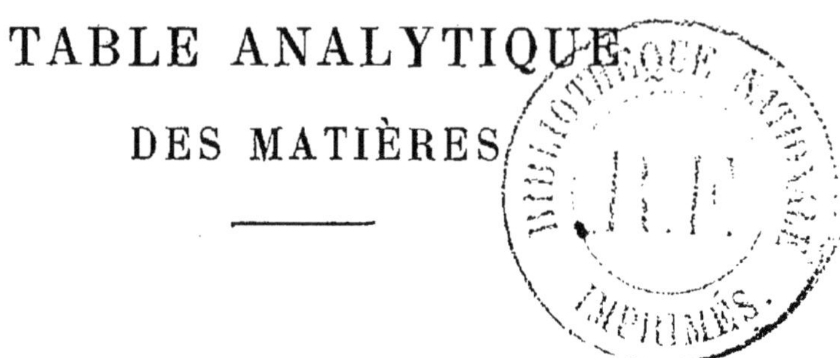

TABLE ANALYTIQUE DES MATIÈRES

INTRODUCTION

PREMIÈRE PARTIE

LA PSYCHOTHÉRAPIE DES MALADIES ORGANIQUES

CHAPITRE PREMIER

LES MÉTHODES GÉNÉRALES

DEUXIÈME PARTIE

LA PSYCHOTHÉRAPIE DE LA « MALADIE »

CHAPITRE PREMIER

LA « MALADIE »

CHAPITRE II

L'EXAMEN PSYCHOTHÉRAPIQUE DANS LA « MALADIE »

CHAPITRE III

L'AFFIRMATION OPTIMISTE DANS LE TRAITEMENT DE LA « MALADIE »

CHAPITRE IV

LE DIVERTISSEMENT DANS LE TRAITEMENT DE LA « MALADIE »

CHAPITRE V

LA SUPPRESSION DES OBSTACLES DANS LE TRAITEMENT DE LA « MALADIE »

TROISIÈME PARTIE

LES PROCÉDÉS DE LA PSYCHOTHÉRAPIE

CHAPITRE PREMIER

DE LA CONVERSATION PSYCHOTHÉRAPIQUE

CHAPITRE II

LA SUGGESTION HYPNOTIQUE

BIBLIOTHÈQUE NATIONALE
RF
IMPRIMÉS

EVREUX, IMPRIMERIE CH. HÉRISSEY, PAUL HÉRISSEY, SUCC^r

www.ingramcontent.com/pod-product-compliance
Ingram Content Group UK Ltd.
Pitfield, Milton Keynes, MK11 3LW, UK
UKHW012003240726
13965UKWH00001B/119